Stossier · Powell

Viva Mayr!

Die Autoren

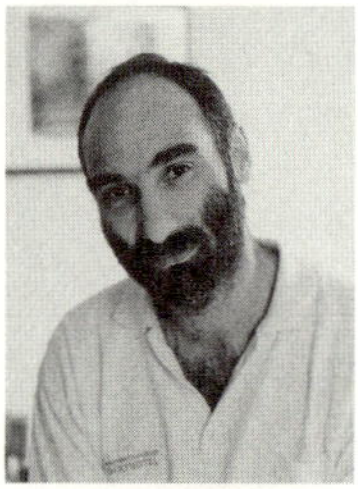

Dr. med. Harald Stossier ist erfolgreicher Mayr-Arzt und ärztlicher Leiter des Gesundheitszentrums VIVA am Wörthersee, Österreichs modernstes Zentrum für Moderne Mayr Medizin.

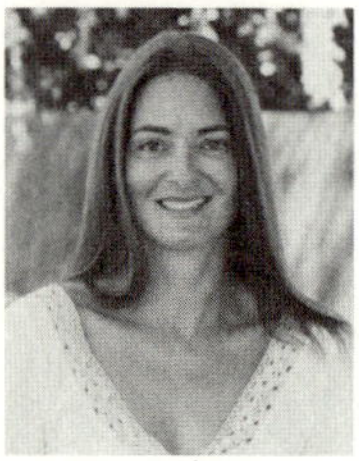

Helena Frith Powell ist Journalistin und Autorin. Sie stammt aus London und hat dort unter anderem für die Sunday Times, The Telegraph und Grazia geschrieben. Derzeit lebt sie mit ihrem Mann Paul und ihren drei Kindern in Abu Dhabi. Was sie dort erlebt, berichtet sie in ihrem Blog auf www.helenafrithpowell.com

Dr. med. Harald Stossier
Helena Frith Powell

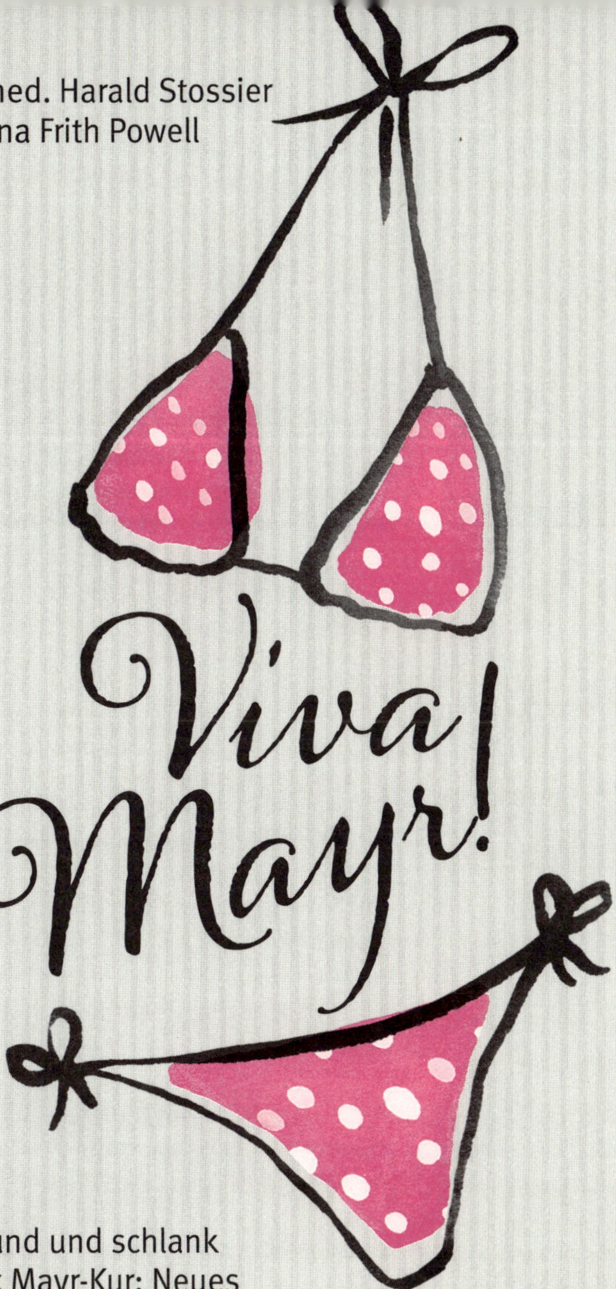

Viva Mayr!

Gesund und schlank dank Mayr-Kur: Neues Lebensgefühl und flacher Bauch in nur 14 Tagen

TRIAS

Tagesmenü

Was es an den einzelnen Tagen Leckeres zu essen und trinken gibt, erfahren Sie auf den Menükärtchen zu Beginn jedes Kapitels. Alle Rezepte finden Sie am Ende des Buches in einem separaten Kapitel zusammengefasst – guten Appetit und Viva!

Vorwort

Ich möchte es nicht versäumen, mich bei all jenen Personen zu bedanken, die mich bei der Realisierung dieses Buches unterstützt haben. Mein besonderer Dank gilt meiner Gattin Christine für ihre Geduld und fachliche Unterstützung, Carolyn Kohl für ihr Engagement das Buch zu verbreiten, Susanna Abbot and Charlie Viney für ihr Vertrauen in das gesamte Projekt. Nicht zuletzt geht mein besonderer Dank an Florian Klinger, Chefkoch im Viva Mayr, der die Rezepte dieses Buches entwickelte. Seine Kenntnis für Lebensmittelqualität und Zubereitung und seine Vorliebe für guten Geschmack wird durch alle diese hervorragenden Gerichte ausgedrückt.

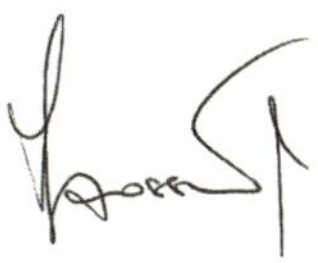

Dr. Harald Stossier

Eine Einstimmung:

Die Mayr-Kur begleitet mich schon lange – gerade Schauspieler schwören auf sie. Sie ermöglicht ein lustvolles Abnehmen und belebt alle Sinne.

Meine Lebensfreude steigt und nie schlafe ich besser, als während der Mayr-Kur. Vor allem natürlich, wenn ich sie in einer Oase der Ruhe mache, wie beispielsweise bei Dr. Stossier am Wörthersee.

Bei der Mayr-Kur geht es nicht nur darum, einige Kilos loszuwerden. Die Kur ist eine gesunde Erneuerung des Körpers und unseres Bewusstseins, verantwortlich für ihn zu sein.

Ich wünsche Ihnen eine anregende Lektüre - es lebe die Mayr-Kur. Viva!

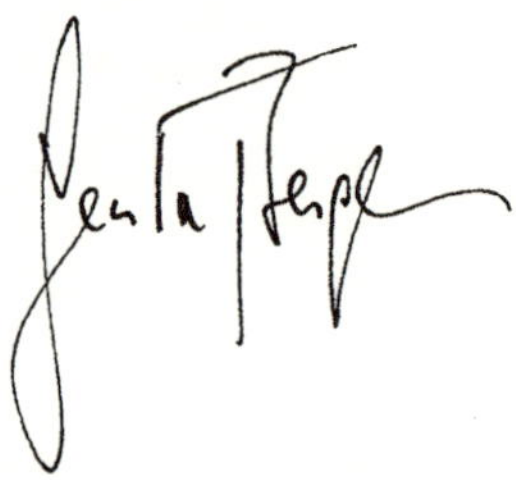

Ihre
Senta Berger

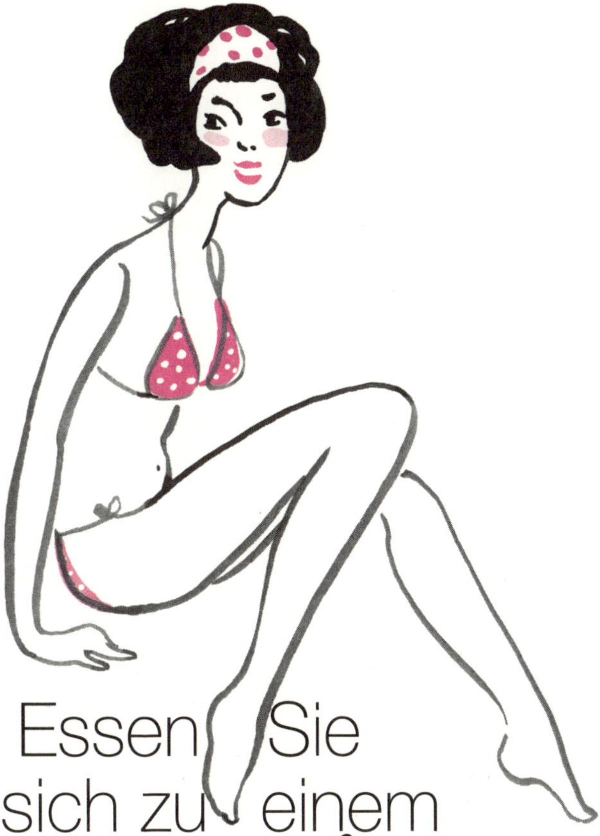

Essen Sie sich zu einem *gesünderen, schlankeren* Ich!

Der Start in ein neues Ich

Glückwunsch – dies ist Ihr erster Schritt zu einem gesünderen, schlankeren, jünger aussehenden, attraktiveren und vitaleren Persönlichkeit. Ich weiß, was Sie jetzt denken: Das sagen alle Diät-Ratgeber. Manche davon wollen Ihnen sogar weismachen, dass Sie allein durch den Kauf des Buches schon gesünder und schlanker werden. »Dieses Buch wird Ihr Leben verändern«, prahlen sie.

Wir alle wissen, dass sie nicht die Wahrheit sagen können, aber es ist dasselbe wie mit einer sündhaft teuren Gesichtscreme, die verspricht, die Jahre zurückzudrehen – wir wollen es einfach glauben. Wir geben uns der verzweifelten Hoffnung hin, dass unser Leben zu ändern sei – oder dass wenigstens unsere Hüften schmaler werden –, indem wir ein Buch lesen, eine Creme auftragen oder neue Dessous kaufen.

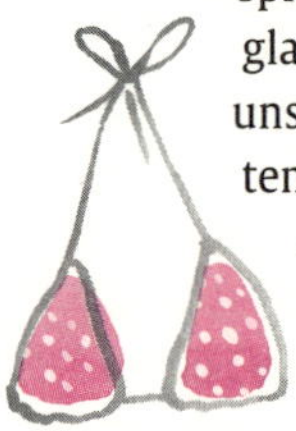

Die schlechte Nachricht ist, dass es meistens nicht so einfach ist. Es gibt keine Zauberformel, die ein Leben verändert. Aber die gute Nachricht ist, dass die Viva-Mayr-Diät so dicht an eine Wunderkur herankommt, wie es nur möglich ist. Es ist schlicht und einfach die beste Diät – und die, die sich am leichtesten umsetzen lässt. Ganz ohne Kalorienzählen, ohne peinlich genaues Abwiegen der Nahrungsmittel, ohne wochenlanges Schlürfen von Gemüsesuppe. Es ist eine einfache Ernährungsumstellung, die Sie von Grund auf verändern wird. Ich garantiere Ihnen: Wenn Sie der Viva-Mayr-Diät folgen, werden Sie nicht nur abnehmen, sondern sich so gut fühlen wie seit Jahren nicht mehr.

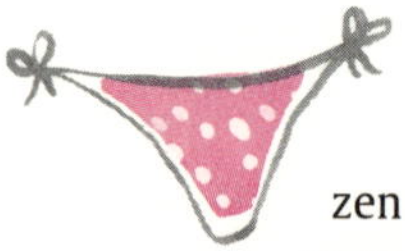

Bei der Viva-Mayr-Diät geht es nicht nur um das, was Sie essen, sondern auch um Ihr restliches Leben. Es geht darum, wie kleine

Veränderungen im täglichen Leben einen großen Unterschied für Ihr Wohlbefinden machen. Manche Veränderungen sind so winzig, dass Sie sie kaum wahrnehmen werden. Andere hingegen sind etwas anspruchsvoller. Doch wenn Sie die in diesem Buch beschriebene 14-Tage-Diät absolviert haben, werden Sie überzeugt sein – das verspreche ich Ihnen!

Überlegen Sie, was Sie erreichen möchten. Warum haben Sie dieses Buch gekauft? Sie wollen abnehmen? Sie wollen sich besser fühlen? Besser aussehen? Gesünder leben? Ich wette, dass das Abnehmen bei 99 Prozent der Käuferinnen der Hauptgrund war. Fast jede Frau glaubt, abnehmen zu müssen. Aber Tatsache ist – wie Sie mit der Viva-Mayr-Diät erfahren werden –, dass Gewichtsabnahme untrennbar mit all den anderen genannten Faktoren wie Gesundheit und gutem Aussehen zusammenhängt. Eines führt zum anderen. Und warum nicht gleich alles zusammen in Angriff nehmen? Multitasking eben …

Vergessen Sie alle Mode-Diäten, die Rohkost-Diät, die Blutgruppen-Diät, die »Was haben wir noch nicht ausprobiert, um den Leuten ihr Geld aus der Tasche zu ziehen?«-Diät. Versuchen Sie es mit der Viva-Mayr-Diät – denn sie ist nachhaltig, logisch und absolut einfach durchführbar.

Wo bitte geht's zur schlanken Taille?

Wo also beginnen? Das Buch ist in 14 Tage unterteilt, und an jedem Tag liegt der Schwerpunkt auf einem anderen Thema der Viva-Mayr-Diät. So steht zum Beispiel am Tag drei das Kauen im Mittelpunkt, einer der wichtigsten Bausteine der Viva-Mayr-Diät. Wir alle kauen – aber die meisten von uns nicht genug.

Sie können das ganze Buch in einem Rutsch lesen und dann zum Anfang zurückkehren, um die Stellen, auf die Sie sich konzentrieren möchten, noch mal zu lesen. Oder Sie lesen es kapitelweise über die 14 Tage verteilt, angefangen beim ersten Kapitel. Am Ende des Buches ab Seite 240 finden Sie alle Rezepte, die Sie für ein neues, schlankeres Ich brauchen; damit kommen Sie durch die ersten 14 Tage und legen den Grundstein für Ihren neuen Lebensstil.

Die Viva-Mayr-Diät endet nicht nach 14 Tagen – dies ist nur das Einstiegsprogramm. Tatsächlich wird Viva Mayr Sie durch die Art der Ernährung verändern und Ihr Leben lang begleiten. Haben Sie Ihr Essverhalten erst einmal umgestellt, werden Sie sicher nicht zu Ihren alten Gewohnheiten zurückkehren wollen. Viva Mayr ist so anders als alle anderen Diäten, weil es unsere Betrachtungsweise des Essens grundlegend verändert und die Nahrung so einsetzt, dass unser Körper seinen Optimalzustand erreicht.

Was ist Viva Mayr?

Ironischerweise stammt Viva Mayr aus Österreich, dem Heimatland der Sachertorte – der wohl größten, fett machendsten Kalorienbombe aller Zeiten. Alles begann mit dem österreichischen Arzt Dr. Franz Xaver Mayr (1875–1965), einer Medizin-Legende. Als Erster bewies er den direkten Zusammenhang zwischen einer gesunden Verdauung und dem körperlichen Wohlbefinden sowie äußerlicher Attraktivität. Er entwickelte die berühmte F.X. Mayr-Kur, der noch heute Tausende von Menschen folgen. Dr. Harald Stossier, der medizinische Leiter von Viva Mayr, war zehn Jahre lang ärztlicher Leiter an der ursprünglichen Mayr-Klinik, bevor er seine Vorstellung einer modernen Mayr-Medizin verwirklichen konnte.

Dr. Stossier ist ein außergewöhnlicher Mann. Hätte er in der Welt das Sagen, gäbe es keinen einzigen übergewichtigen Menschen.

Dieser Mann könnte die Welt verändern. Nicht durch Politik oder gute Taten, sondern indem er uns beibringt, uns richtig zu ernähren. Dr. Stossier betont, dass man lediglich sein Essverhalten verändern muss, um ein langes, gesundes und schlankes Leben zu führen. Er begann seine Karriere als Elektroingenieur, doch nach einigen Jahren wurde ihm klar, dass seine wahre Berufung auf einem anderen Gebiet liegt. Auf den Vorschlag seiner Frau Christine hin, begann er ein Medizinstudium. Schon früh begriff er, dass ihm die traditionelle Medizin zu eng gesteckt war.

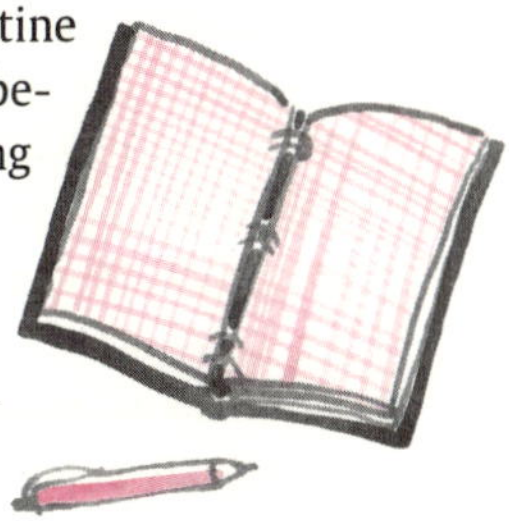

»Schnell wurde mir klar, dass ich nicht einer dieser typischen Medizinstudenten war, die Bücher lasen und auswendig lernten. Ich fühlte sehr stark, dass mein Platz in der Komplementärmedizin sein würde«, erzählt er mir, während er in der Nachmittagssonne an einem Tisch in der Viva-Mayr-Klinik am Wörthersee sitzt – jenes Zentrum, das er auf Basis seiner Philosophie von Gesundheit und Wohlbefinden aufgebaut hat. »Nach dem Medizinstudium hatte ich die Möglichkeit, mit Dr. Erich Rauch, der bei Dr. Mayr studiert hatte, zusammenzuarbeiten. Für Dr. Rauch war die Darmreinigung ein echtes medizinisches Anliegen. Mir kam das absolut logisch vor, und schnell begriff ich, wie wichtig diese Botschaft für jeden von uns ist.«

Ich weiß nicht, ob ich bereit bin, mit jemandem, den ich kaum kenne, über Darmreinigung zu sprechen – doch ganz offensichtlich ist dieser Punkt der Schlüssel zur Gesundheit. Und viele Menschen bezahlen viel Geld, um nach Österreich zu kommen und dieses Thema in aller Ausführlichkeit mit ihm zu diskutieren. Sind diese Menschen alle leicht verrückt – oder sollte ich mich von meinen Hemmungen verabschieden?

Dr. Stossiers Klinik ist eine Oase der Ruhe. Patienten ruhen auf Sonnenliegen und beobachten die Boote auf dem See; nur für die Beratungsgespräche bei Dr. Stossier, für die Anwendungen und Mahlzeiten müssen sie sich erheben. Es ist weder die luxuriöseste noch die teuerste Klinik der Welt; bei meinen Aufenthalten dort lernte ich Leute kennen, die sich jeden Ort dieser Welt hätten leisten können. Doch sie haben sich für Dr. Stossier und seine österreichische Klinik entschieden, weil sie der Meinung sind, er könne ihr Leben verändern. Und bei den meisten Menschen, die ich dort traf, war das tatsächlich der Fall.

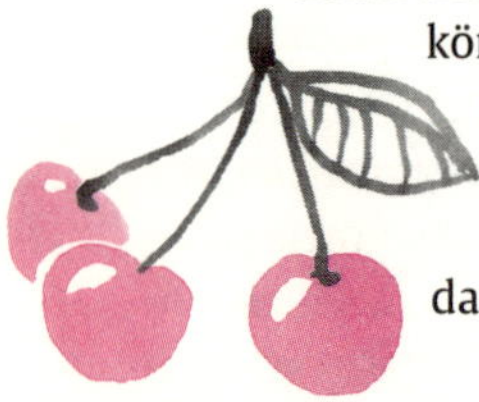

An einem Donnerstagnachmittag im August kam ich in der Viva-Mayr-Klinik an – völlig ausgehungert. Vielleicht macht mir diese Art von Kliniken, von Abnehmorten – oder allein schon der Gedanke an eine Diät – einen Mordshunger. Wenn ich gleich nach dem Weihnachtsessen an die Diät denke, die ich am 1. Januar beginnen möchte, überfällt mich ein derartiger Hunger, dass ich direkt noch einmal zu den Kartoffeln greife – die sich zu den 17 anderen gesellen, die ich gerade verzehrt habe.

Am Flughafen teilte ich mir mit Brenda, einer Dame aus London, ein Taxi. Sie war zum Abnehmen hergekommen. »Ich muss mit dem Essen aufhören«, erzählte sie mir während der Fahrt durch die österreichische Landschaft. »Können Sie das nicht auch in London?«, fragte ich. »Nein, ich muss dazu gezwungen werden. Ich brauche eine Art Zwangsjacke und eine Zelle. Nur so funktioniert es bei mir.« »Wenn es für Sie allzu schlimm wird, habe ich ein paar Bio-Kekse dabei«, erwiderte ich lächelnd. Brenda erblasste. »Bitte versprechen Sie, dass Sie mir keinen davon geben«, flehte sie mich an, während sie meine Hand ergriff. Ich versprach es ihr. Umso besser – alle für mich.

Um vier Uhr nachmittags kamen wir an. Mit einem Blick auf den Zeitplan stellte ich erleichtert fest, dass es um sechs Uhr Abendessen gab. Nicht mehr lange also bis zum nächsten Fresschen. Ich verabschiedete mich von meiner neuen Freundin und sah mich vor Ort um. Mein Zimmer hatte Seeblick – es war ein herrlicher Nachmittag, und die Menschen lagen in der Sonne. Auf dem See lief jemand Wasserski.

Die Zimmereinrichtung war modern und komfortabel. Mit dem Ohrensessel würde ich in kürzester Zeit Freundschaft geschlossen haben – bei all den Büchern, die mir Dr. Stossier als Hintergrundlektüre schon hatte bereitlegen lassen. Ich schaute das Willkommenspaket durch. Darin wurde erklärt, wann und wie das Bittersalz einzunehmen war (allein der Gedanke daran machte mich nervös; war das nicht das Zeug, mit dem meine Großmutter mich früher bestraft hatte?), Selbiges für das sogenannte Basenpulver sowie eine Liste der unterschiedlichen Beratungsgespräche. Das erste sollte schon eine halbe Stunde später stattfinden, bei dem »freundlichen Werwolf«, wie Dr. Stossier wegen seiner markanten Eckzähne von einigen Journalisten genannt wird. Ich schlüpfte in meinen Bademantel und die Hausschuhe. Ein toller Anblick. Immerhin war ich aus gutem Grund hier. Und ich war entschlossen, die Sache in Angriff zu nehmen.

Die Klinik ist der vielleicht reinste, klösterlichste Ort, an dem ich jemals gewesen bin. Sie liegt am Ufer des wunderschönen Wörthersees im Süden Österreichs. Alle Zimmer haben große Balkone, das Personal ist superfreundlich; jeder hat ein Lächeln auf den Lippen. Die Tatsache, dass hier viele Prominente ein- und ausgehen, hängen Dr. Stossier und seine Frau, die auch in der Klinik tätig ist, nicht an die große Glocke. »Wir respektieren ihre Privatsphäre«, sagt er.

Seine Frau Christine ist für einige der angebotenen Behandlungen verantwortlich, darunter die Farbtherapie nach Lüscher und medizinische Hypnose. Sie ist eine der warmherzigsten, herzlichsten Menschen, die ich jemals kennenlernen durfte. Sie strahlt regelrecht Gesundheit und Glück aus.

Wenn wir nur alle nach Viva Mayr leben könnten …

Zum ersten Mal traf ich Dr. Stossier in London anlässlich einer Vorbesprechung zu diesem Buch. Der Verleger hatte ausgerechnet mich dafür ausgesucht, weil ich schon zwei Bücher »dieser Art« geschrieben hatte, das heißt solche, die vorwiegend Frauen ansprechen. Eines heißt *Two Lipsticks and a Lover* und handelt davon, wie frau mit ihrer inneren Französin in Kontakt treten kann; das andere, *To Hell in High Heels*, erklärt, wie man das Altern hinauszögern kann. Das Thema schlank, gesund, jung aussehend und einfach hinreißend sein ist also nur die natürliche Fortsetzung. Für internationale Magazine und Zeitungen schreibe ich viel über Schönheit, Gesundheit, Frauen und Diäten – ich bin also langjährige Expertin und weiß, was funktioniert und was nicht.

Bei unserem ersten Treffen in der Kantine des Verlages HarperCollins in London waren Dr. Stossier und ich uns auf Anhieb sympathisch. Es ging um das zentrale Thema dieses Buches. Seit Jahren bin ich überzeugt, dass es einen Zusammenhang zwischen der Verdauung und allem anderen gibt – von unserem Wohlbefinden bis hin zu unserem Hautbild. Seit meiner Kindheit leide ich unter Verdauungsproblemen, die ich nie richtig in den Griff bekommen habe. In dem von Dr. Stossier vertretenen Ansatz sah ich endlich einen Weg, den gesamten Prozess zu verstehen und meinen Lebensstil so zu verändern, dass ich gesünder und schlanker werde. Ich glaube, er war froh, eine Autorin zu finden, die mit all jenen Punkten etwas anfangen kann, an denen er so hart gearbeitet hat, um seit Jahren so viele Menschen davon zu überzeugen.

Ich kam sehr aufgeschlossen und neugierig ins Viva-Mayr-Zentrum. Der wunderbare Nebeneffekt meines Jobs ist, dass ich alles für meine Leserinnen teste. Als ich das Buch übers Altern schrieb, reiste ich rund um den Erdball und testete sämtliche Anti-Aging-Techniken.

Für Viva Mayr musste ich meine persönliche Theorie, dass eine gesunde Verdauung eine Vielzahl anderer Probleme wie Schlaflosigkeit und Völlegefühl löst, auf den Prüfstand stellen. Es funktionierte, und das Verblüffende war, wie schnell es funktionierte. Und: Ich war nicht die Einzige, die von den Ergebnissen beeindruckt war.

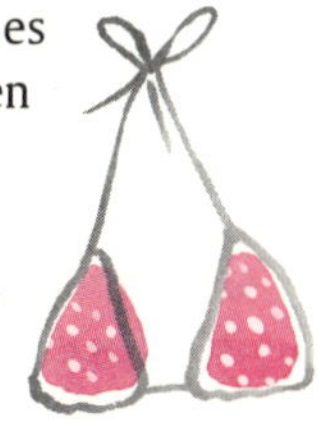

Ein Mann litt seit 15 Jahren unter chronischer Diabetes, bevor er in die Klinik kam. Seit seinem ersten Aufenthalt dort hat er nicht ein einziges Symptom mehr. Eine Dame hatte alle Diäten durch – von Atkins bis zu der bekannten Hunger-Variante, die im Krankenhaus endet. Die Viva-Mayr-Methode war die einzige, die bei ihr funktionierte. Sie wollte zwei Wochen bleiben – und verlängerte um drei weitere Wochen. Jeder, den ich dort traf, schwärmte von Dr. Stossiers Methode. Und das waren Menschen mit den unterschiedlichsten Problemen – von Fettleibigkeit über Diabetes bis hin zu Bluthochdruck. Doch laut Dr. Stossier haben sie alle eines gemeinsam: einen gereizten Darm. Dr. Stossier schätzt, dass rund 90 Prozent von uns mit einem gereizten Darm leben, was zu einer Vielzahl chronischer Erkrankungen führen kann. Mehr noch: Er glaubt, dass fast alle chronischen Erkrankungen mit Darmproblemen zusammenhängen.

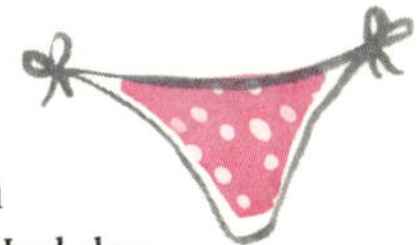

Warum pilgern wir also nicht alle nach Österreich? Kann es sein, dass die meisten Menschen einfach nicht über ihren Darm nachdenken wollen? »Der Grund, weshalb Menschen diesen Zusammenhang nicht sehen wollen, ist die Tatsache, dass sie 20 Jahre glücklich mit ihrem Lebensstil waren. Und plötzlich bekommen sie, sagen wir, Diabetes. Sie meinen, dies sei etwas Neues, was es aber nicht ist. Es ist ein langsamer Prozess, der jahrelang im Verborgenen ablief und der nun in dieser Krankheit gipfelt – auch wenn man vorher glaubte, gesund zu sein. Schauen Sie sich einen Baum an – seine Gesundheit und Stärke kommen nicht von den Blättern; die Blätter sind lediglich

Ausdruck seiner Gesundheit und Stärke. Sie kommt von den Wurzeln, und man kann nicht sehen, ob die Wurzeln krank sind. Unser Darm ist unsere Wurzel; er ist nicht sichtbar, aber von entscheidender Bedeutung für unsere Gesundheit und Stärke. Ist der Darm geschwächt, so ist es auch der restliche Organismus.«

Wie ein Haus, das seine Schwachstelle im Fundament hat, geht es uns jahrelang gut – bis wir eines Tages zusammenbrechen. Der Punkt ist, dass die Grenze fließend ist. Der Weg von gesund nach krank ist lang und voller Unausgewogenheiten und leichter Beschwerden, die wir nicht als echte Krankheit bezeichnen würden. Wir denken nicht oft über die Konsequenzen unseres Handelns auf unsere Gesundheit nach. Doch Gesundsein erfordert eine bestimmte Geisteshaltung, eine bestimmte Einstellung und bestimmte Verhaltensweisen. In der Praxis bedeutet das, dass wir bei jeder kleinen alltäglichen Entscheidung zuerst unsere Gesundheit im Blick haben sollten.

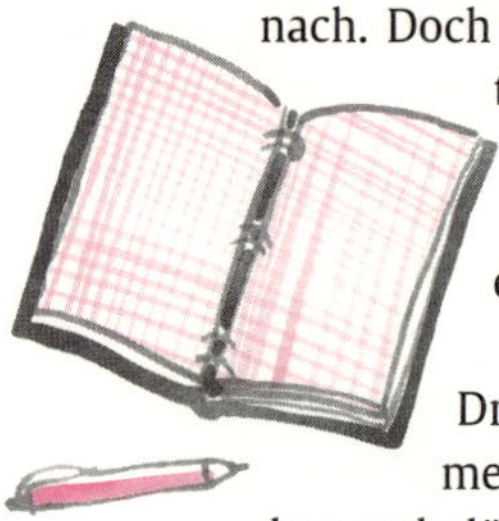

Dr. Stossiers Erfahrung bestätigt auch, dass wir die meisten Krankheiten fernhalten und gesünder, schlanker und glücklicher leben können, wenn wir nur lernen, richtig zu essen. »Wir denken nicht wirklich übers Essen nach«, sagt er. »Wir werfen nur irgendetwas ein und weiter geht's in unserem hektischen Alltag. Wir müssen diese grundlegendste menschliche Tätigkeit neu erlernen.«

Und es stimmt: Bevor ich Dr. Stossier kennenlernte, aß ich einfach nur. Es war mir ziemlich egal, was ich aß – auch wenn ich versuchte, fetttriefende Mars-Riegel und andere Dickmacher zu vermeiden. Das war tatsächlich das einzige Kriterium, das ich an Nahrungsmittel anlegte – dass sie mich nicht dick machen sollten. Davon abgesehen, achtete ich nicht wirklich darauf, was oder wann ich aß. Und doch betrachtete ich mich als recht gesund. Ich machte regelmäßig Sport, betrank mich nicht allzu oft, aß gesund (das glaubte ich jedenfalls) und nahm kein Koffein zu mir. Achtete ich deshalb auf meine Gesundheit? Anscheinend nicht. Denn es gibt etwas, das wichtiger ist all diese Punkte zusammen, das ich aber grob vernachlässigt hatte: nämlich wie ich aß.

Richtig essen – was heißt das eigentlich?

Um zu überleben, müssen wir essen. Menschen nehmen Nahrung auf, verarbeiten sie und scheiden das Endprodukt aus. Für wie raffiniert wir moderne Wesen uns auch halten – Tatsache ist, dass wir Teil einer natürlichen Ordnung sind. Die Arten von Lebensmitteln, die wir zu uns nehmen, und die Weise, wie wir essen, muss dies widerspiegeln. Anders ausgedrückt: Unsere Essgewohnheiten müssen unsere biologischen Wurzeln und Bedürfnisse widerspiegeln – und nicht das, was gerade bequem ist auf dem Weg vom Büro in die Kneipe oder ins Fitness-Center. Es gibt einen richtigen und einen falschen Weg, zu essen, und laut Dr. Stossier ist der Großteil von uns auf dem falschen Weg.

Doch was ist der »richtige Weg«? Zu diesem Thema gibt es zahllose Bücher, Argumente und Thesen. Wir alle stimmen darin überein, dass Ernährung große Bedeutung für unsere Gesundheit und unser Wohlbefinden hat. Die meisten würden sogar unterschreiben, dass die Ernährung eine wichtige, wenn nicht die wichtigste Rolle bei der Gesundheitsprävention spielt. Als Kinder mussten wir unser Gemüse essen, und wir alle wissen, warum. Ärzte halten uns Vorträge über Cholesterinsenkung und gesättigte Fettsäuren. Doch Dr. Stossier sagt, dass die Sache nicht ganz so einfach ist. Auch wenn wir Gemüse essen und gesättigten Fettsäuren aus dem Weg gehen, müssen wir darauf achten, wie und zu welcher Tageszeit wir was essen, um dafür zu sorgen, dass unsere Ernährung den Körper beim Schlankwerden und Gesundsein auf die wirksamste Weise unterstützt.

Ernährung beeinflusst unseren Körper auf vielfache Weise. Über die Nahrung müssen wir eine bestimmte Menge Energie zu uns nehmen, um zu überleben. Art und Menge der Nahrung messen wir in Kalorien. Manch einer weiß aus bitterer Erfahrung, dass Kalorienzählen allein nicht zu Gesundheit und Traumgewicht führt. Ob mit Kalorienzählen oder ohne, die meisten von uns ernähren sich mehr oder weniger erfolgreich. Und: Die meisten von uns sind überzeugt, dass der Großteil der Ernährungsentscheidungen, die wir treffen, gut für uns sind. Wir wissen sehr genau, wann wir »böse« waren, aber wir lassen es uns durchgehen und nehmen uns vor, es morgen besser zu machen.

Und wenn wir es am nächsten Tag nicht besser machen, werden wir dick und beginnen eine Diät. Ich habe an die 100 Diätbücher gelesen, nicht nur um abzunehmen, sondern auch um Verdauungsprobleme wie einen Reizdarm in den Griff zu bekommen, an dem ich nach meiner festen Überzeugung seit meiner Kindheit leide. Nicht ein einziges lieferte mir eine nachhaltige, logische und umsetzbare Lösung.

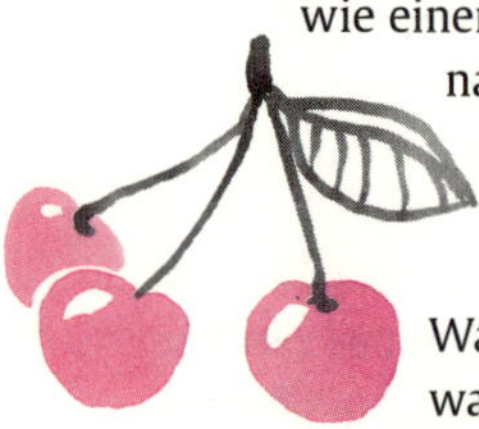

Was all den Diätbüchern, die ich gelesen habe, fehlte, waren logische, klar definierte Richtlinien und fühlbare Erfolge. Keines der Bücher basierte auf echtem medizinischem und wissenschaftlichem Wissen. Die meisten leierten herunter, was verboten ist, erklärten aber nicht, wie man seine Gesundheit optimiert und zugleich abnimmt. Sie erklären, was man nicht essen darf – eine langweilige Lektüre.

Wir alle wissen, dass wir abnehmen, wenn wir keine Milchprodukte, keinen Zucker und kein Weißmehl zu uns nehmen. Aber ist das auch gesund? Können wir das auf Dauer durchhalten? Wie oft kann man mit Freunden essen gehen und nur an einem Salatblatt knabbern, bis die anderen das satthaben und nicht mehr anrufen? Wie oft hat man versucht, alles, was man gerne isst, wegzulassen – nur um wenig später binnen kurzer Zeit die mühsam runtergehungerten Pfunde wieder draufzuhaben? Bei Viva Mayr geht es nicht darum, Bestimmtes wegzulassen und zu hungern. Es geht darum, die Nahrungsmittel und die Ernährung anders zu betrachten, schlechte Gewohnheiten in gute umzuwandeln und auf diese Weise gesund abzunehmen. Und mehr noch: Man sorgt so dafür, dass die verschwundenen Pfunde nicht wiederkommen. Es ist ein lebenslanger Ernährungsweg, doch wenn Sie der Viva-Mayr-Methode folgen, werden Sie nie wieder übergewichtig sein – das ist schlichtweg unmöglich.

Die Viva-Mayr-Methode umfasst gute Ernährung, und gute Ernährung ist die beste Form der gesundheitlichen Prävention. Jeder ist gottlob allein für seine Ernährungsentscheidungen verantwortlich, einfach gesagt: Jeder bestimmt selbst, was in seinen Mund kommt. Gesundheit ist ein tägliches Ziel, und jeder Tag ist der richtige für einen Anfang.

Übernehmen Sie Verantwortung

Gesundheit entsteht durch Ihr eigenes Handeln; jeder ist für sich selbst verantwortlich. Natürlich haben wir keinen Einfluss auf Unfälle, aber davon abgesehen, können wir großen Einfluss auf unsere Gesundheit nehmen. Wir wissen zwar, dass wir uns nach 14 Tequila Slammers nicht gut fühlen. Aber es ist trotzdem unsere Entscheidung. Manchmal braucht man eben 14 Tequilas (okay, vielleicht auch ein paar weniger …).

Schon der griechische Philosoph Hippokrates stellte fest, dass »Gesundheit entsteht, wenn wir sie aktiv suchen«. Diese Prämisse ist ein wichtiger Punkt der Viva-Mayr-Philosophie, die die Suche nach Gesundheit sehr positiv wertet. Gesundheit ist Lebensqualität in all ihren Dimensionen, die von Einem zum Nächsten variieren kann. Wir sollten Gesundheit als natürliche, positive Kraft betrachten, die jeder von uns in sich trägt, und begreifen, dass es an uns selbst liegt, sie zu fördern. Lebensqualität ist ein Parameter, der mehr und mehr ins Interesse der Wissenschaftler rückt. Selbst die Havard University bietet Kurse unter dem Motto »So werde ich glücklich« an.

Das Wort »Diät« leitet sich von dem griechischen Begriff diatia ab, bedeutet aber interessanterweise etwas anderes als das, was wir heute darunter verstehen, nämlich »Lebensweise« oder »Lebensstil«. In der Antike war man um eine gesundheitsbewusste Lebensweise bemüht. Man aß diszipliniert, einschließlich regelmäßiger Fastenperioden. Auch körperliche Betätigung und Spiritualität wurden als wichtiger Bestandteil eines gesunden Lebens betrachtet. Diatia war weit mehr als nur Abnehmen, also als das, was der Begriff »Diät« heute bedeutet. Es war kein schnelles Abspecken, sondern ein lebenslanger Ansatz, der zu dauerhaftem Schlanksein und – wichtiger noch – Gesundheit führte.

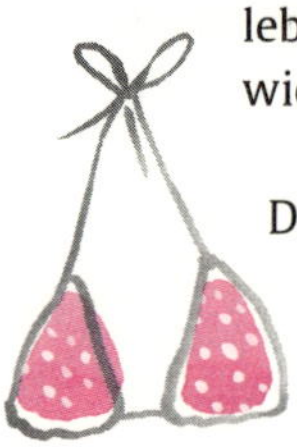

Dr. F.X. Mayr, der österreichische Arzt und Namensgeber von Viva Mayr, sagte: »Ernährung ist das Resultat der Nahrungsmittel, die wir zu uns nehmen, und unseres Verdauungssystems.« Mit anderen Worten: Entscheidend ist, was wir aus dem machen, was wir zu uns nehmen.

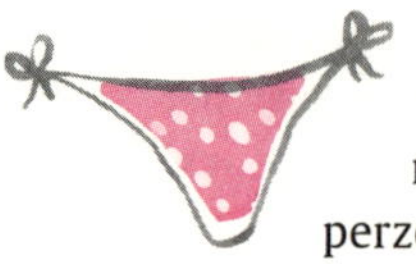

Wenn wir etwas bestimmtes essen – Fisch, Fleisch, Gemüse oder Kartoffeln – gehen die Nährstoffe daraus nicht direkt in unsere Körperzellen über. Die Körperzellen könnten mit den Nährstoffen in dieser Form gar nichts anfangen. Stattdessen verwandelt unser Verdauungssystem die Nahrung in Nährstoffe, die unser Körper absorbieren und in sich aufnehmen kann. Nur so können wir die in der Nahrung enthaltene Energie und die Nährstoffe nutzen. Statt zu sagen »Du bist, was du isst«, würden es Dr. Stossier und andere Mayr-Anhänger so formulieren: »Du bist, was du verdaust.«

Ich freue mich wirklich sehr über dieses Buch. Denn es liefert die Logik, die ich und viele andere so lange gesucht haben, und erklärt die grundlegenden Prinzipien eines schlankeren, gesünderen Lebens. Mein Ziel ist es, Dr. Stossiers breites Wissen und seine enorme Erfahrung leicht verdaulich (entschuldigen Sie das Wortspiel) in 14, den einzelnen Tagen des Programms entsprechenden Kapiteln zu präsentieren. Ich werde erklären, warum eine Veränderung der Essgewohnheiten so wichtig ist, und werde auch zeigen, wie dies am besten gelingt – kinderleicht und schmerzlos, aber mit großem Gewinn.

Dr. Stossier hat mir gesagt, dass ich durch die Veränderung meiner Essgewohnheiten meine Verdauungsprobleme beheben, abnehmen, mich wohler fühlen, besser schlafen und langsamer altern kann; dass ich mehr Energie und eine bessere Haut haben werde; dass ich mich besser auf meine Arbeit werde konzentrieren und größere Krankheiten wie Herzerkrankungen und Asthma werde verhindern können. Ein kleiner Preis für einen solch großen Gewinn. Ich brenne darauf, mehr zu erfahren.

Tag eins

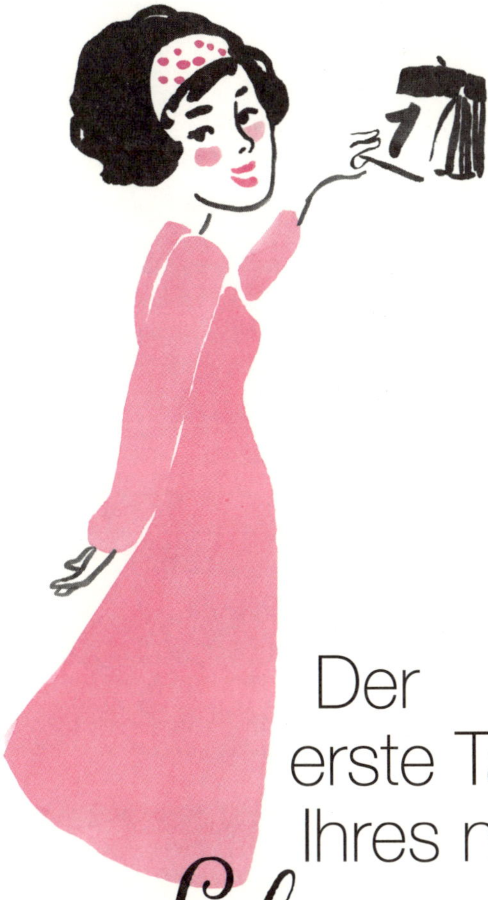

Der erste Tag Ihres neuen Lebens

Tag eins

- Wie Sie sich praktisch und emotional auf den Beginn der Viva-Mayr-Diät vorbereiten
- Wie Sie das berühmte Viva-Mayr-Dinkelbrot backen
- Was auf Ihrer Einkaufsliste stehen muss, damit Sie alles im Haus haben, um loslegen zu können

Tagesmenü

Frühstück

Grüner Tee und Früchtemüsli mit Nüssen

S. 241

Mittagessen

Gemüsesalat mit Hähnchenstreifen,

Beeren-Frischkäse-Creme

S. 241 und 242

Abendessen

Polentabrei mit gedämpftem Gemüse

und Kräutern

S. 242

Der erste Tag vom Rest Ihres neuen Lebens

Dies ist der erste Tag Ihres gesunden, schlanken Lebens. Ein aufregender Tag. Es ist eine Herausforderung, aber der Lohn ist groß. Am Ende der 14 Kapitel werden Sie gesünder und schlanker sein, Sie werden jünger aussehen und sich besser fühlen.

Wenn Sie glauben, nicht mehr durchhalten zu können, denken Sie daran, dass die ersten Tage die härtesten sind – aber es lohnt sich. Sie ändern Ihr falsches Essverhalten, um endlich zu Ihrem Idealgewicht zu kommen, um gesund zu sein und jünger auszusehen. Das ist ein toller Lohn, auch wenn es etwas Anstrengung kostet. Beginnen Sie die Diät wenn möglich an einem Wochenende. Am Samstag fangen Sie mit der guten Ernährung an und am Sonntag mit der Diät selbst.

Kommen wir nun dazu, wie Sie die Sache hier beginnen: Sie gehen shoppen. Toller Start, nicht wahr? Aber leider kaufen Sie keine Schuhe von Louboutin, sondern Lebensmittel. In den kommenden 14 Tagen werden Sie lernen, was Sie essen, wie Sie es essen, wann Sie es essen und wie Sie es zubereiten. Am Ende des Buches finden Sie die Rezepte für jedes Menü; sie sind speziell auf den Schwerpunkt des entsprechenden Kapitels ausgerichtet. Am dritten Tag, an dem es um das richtige Kauen geht, finden Sie ein Menü und Rezepte, die Sie beim richtigen Kauen unterstützen. Heute geht es um die Lebensmittel, die Sie zu Hause haben sollten; außerdem ist die mentale und körperliche Vorbereitung auf die Diät ein Thema.

Geht es Ihnen wie mir? Wenn ich weiß, dass ich bald eine Diät beginnen werden, stopfe ich alles in mich hinein, was ich eigentlich nicht essen dürfte. Das ist natürlich falsch. Es ist nicht gut, mit einem Katzenjammer zu starten. Der Körper lechzt dann nach Zucker und Kohlenhydraten und der Start in die Diät wird umso schwerer. Ein idealer Beginn ist es, am Vortag zu fasten, denn dann genießt man den Geschmack und die Konsistenzen der neuen gesunden Nahrungsmittel umso mehr. Ich weiß aber, dass das nicht für jeden machbar ist, und außerdem sollte man nie ohne ärztliche Aufsicht fasten. Also streichen Sie das Fasten und essen Sie gut (die Rezepte für den heutigen Tag sind einfach und ohne aufwendige Einkäufe zuzubereiten). Backen Sie das Viva-Mayr-Dinkelbrot und bereiten Sie sich seelisch auf Ihr Vorhaben vor.

Jedes Gramm Bemühung lohnt sich

Sie haben sich einiges vorgenommen. Überlegen Sie, was genau Sie erreichen möchten, und schreiben Sie es auf. So würde meine Liste aussehen:

- Abnehmen.
- Besser schlafen.
- Mehr Energie haben.
- Besser aussehen und mich besser fühlen.
- Endlich den Blähbauch und die Verdauungsprobleme loswerden, die mich seit Jahren quälen.

Dies und noch mehr können Sie erreichen, wenn Sie mir in den folgenden 14 Tagen durch die Viva-Mayr-Kur folgen. Denken Sie daran: Viele Menschen zahlen Tausende von Euro, um das, was Sie von mir erfahren, in der Klinik zu lernen. Und mehr noch: Nach den 14 Tagen werden sich Ihre Ernährungsgewohnheiten grundlegend verändert haben; Sie werden ganz anders essen, Sie werden das, was Sie essen, wie Sie essen und auch die Tatsache, wann Sie essen, mit anderen Augen sehen. Viva Mayr ist keine schnelle Lösung, sondern eine langfristige Veränderung. Mit diesem Buch haben Sie für einen Bruchteil der Kosten all das Wissen und die Geheimnisse erworben und können die Kur außerdem ganz bequem zu Hause durchführen. Ich denke, das ist wirklich eine tolle Sache.

Stellen Sie eine Liste mit Ihren Zielen auf und verwahren Sie sie an einem sicheren Ort. Werfen Sie immer mal wieder einen Blick darauf und erinnern Sie sich daran, wofür Sie das tun. Ich verspreche Ihnen, dass Ihre Belohnung enorm sein wird im Vergleich zu dem, was Sie investieren. Die Viva-Mayr-Diät sorgt für kleine Veränderungen, die Großes bewirken, sowohl in Sachen Wohlbefinden und Gesundheit als auch in puncto Gewichtsabnahme. Daran sollten Sie immer denken. Seien Sie wie ein kleines Kind vor Weihnachten: Nur noch ein paar Tage und man sieht die ersten Ergebnisse, nur noch eine Woche und die nächsten Kilos sind weg. Und am »Weihnachtsabend« werden Sie so glücklich mit dem Erreichten sein, dass Sie gar nicht aufhören wollen.

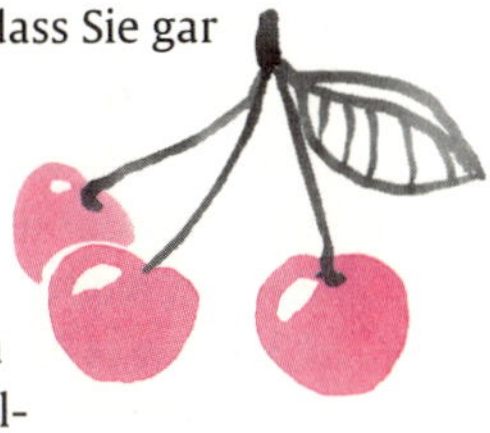

Wie ich bereits sagte, erwarten Sie einige Herausforderungen. Kaffee- und Teesüchtige werden vielleicht unter Kopfschmerzen leiden, wenn sich ihr Körper von den Giftstoffen reinigt. Es mag vielleicht dumm klingen, aber betrachten Sie diese Kopfschmerzen als positives Zeichen. Kopfschmerzen stehen für Fortschritt. Viele, mit denen ich in der Klinik gesprochen habe, sagten mir, dass Tag drei der härteste sei – denn dann beginnt man, die Auswirkungen der Tiefenreinigung zu spüren. Man hat eventuell Kopfschmerzen, fühlt sich müde und vielleicht auch etwas niedergeschlagen. Doch wie schlimm diese Nebenwirkungen auch sein mögen – so schlimm wie das Gefühl, dick zu sein und ungesund zu leben, können sie gar nicht sein. Und wenig später sind die Nebeneffekte auch schon wieder verflogen.

Betrachten Sie immer wieder die Liste Ihrer Ziele, und erinnern Sie sich daran, warum Sie die Viva-Mayr-Kur machen. Erinnern Sie sich daran, dass Sie dieses Buch mit einem Ziel vor Augen gekauft haben

– und Sie werden dieses Ziel erreichen. Niemand wird Sie aufhalten. Es liegt in Ihren Händen, was und wer Sie sein wollen.

Vorräte anlegen

Wie also bereitet man sich am besten auf die Viva-Mayr-Reise vor? Heute ist nicht nur Einkaufstag, sondern auch der perfekte Moment, um all die Chipstüten, Schokoriegel und Eisbehälter zu entsorgen. Sie werden sich also mental und praktisch vorbereiten.

Ihre Einkaufsliste mit allem Wichtigen

In den kommenden 14 Tagen brauchen Sie die folgenden Lebensmittel. Die meisten der Rezepte ab Seite 240 sind für vier Personen berechnet, also ideal, wenn Sie für eine Familie kochen. Kochen Sie nur für zwei oder für sich allein, benötigen Sie entsprechend geringere Mengen. Vor dem Einkauf lesen Sie die Rezepte durch, so dass Sie wissen, was Sie brauchen. Optimal ist es natürlich, wenn Sie Obst, Gemüse und Kräuter täglich frisch kaufen können, ebenso Fleisch und Fisch, sofern Sie nicht einen großen Tiefkühlschrank besitzen.

Getränke

- Grüner Tee
- Granatapfelsaft
- Wasser (wenn Sie Ihr Wasser mit Kristallen energetisieren und reinigen wollen, eignen sich Quarze ausgezeichnet)

Diverses für die Regale

- Stevia (Pulver oder flüssig)
- Bio-Gemüsebrühwürfel
- Steinsalz
- Olivenöl extra vergine
- Leinöl, Hanföl, Walnussöl, Kürbiskernöl (alle kalt gepresst)

- Kokosöl
- Trüffelöl (wer mag)
- Balsamessig
- Honig, Ahornsirup
- Apfelessig
- Johannisbeerpüree bzw. -fruchtmark (Cassispüree)
- Backpulver
- Weinstein
- Bio-Sojasauce
- Rosinen oder Sultaninen
- grüne Oliven
- Dörrobst wie Aprikosen und Pflaumen

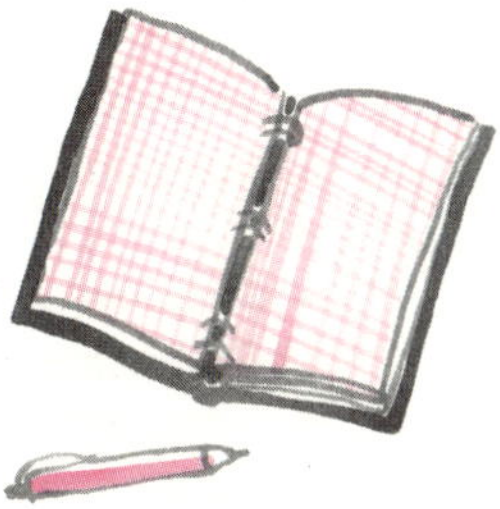

Milchprodukte und Eier

- Bio-Eier
- Butter
- Ziegenfrischkäse, Schafsfrischkäse
- Sauerrahm
- Sojadrink, Reisdrink, Haferdrink
- Schlagsahne, Crème double
- Parmesan, Hüttenkäse
- Schafs-, Ziegen- oder Kuhmilch-Joghurt mit Lebendkulturen (weglassen, wenn Sie Intoleranzen oder Allergien gegen Milch, Milchproteine oder Laktose haben)
- Ziegen- oder Schafsmilch (auch Kuh-Vollmilch ist okay, wenn Sie keine Allergien haben)

Obst und Gemüse

- Äpfel
- Beeren (zum Beispiel Erdbeeren, Himbeeren, Brombeeren, Blaubeeren – was immer Sie bekommen)
- Granatäpfel
- Orangen
- Zitronen

- Limetten
- Bananen
- Papayas
- Mangos
- Spinat
- Zwiebeln
- Rettich
- Stangensellerie
- Karotten
- Fenchel
- Kartoffeln
- Kohlrabi
- reife Rispentomaten
- Mini-Pflaumentomaten
- Kürbis oder Butternut-Squash
- Salat (gemischte Blattsalate, alles ist möglich)
- Gartenkresse
- gemischte Sprossen (zum Beispiel Alfalfa, Mungobohnen, Rettich, Sojabohnen)
- Zucchini
- Pastinaken
- Avocado
- Artischocken
- Brokkoli
- Knollensellerie
- Rucola
- Auberginen
- Steckrüben
- Schalotten
- frische Rote Bete
- frischer Meerrettich (oder küchenfertige Meerrettich-Sauce)
- außerdem alle saisonalen Obst- und Gemüsesorten

Fisch und Fleisch sowie Fleischersatz

- Forellenfilets, geräucherte Forellenfilets
- Putenbrust ohne Knochen und Haut
- Putenbrust, aufgeschnitten
- Lammlende
- Lachsfilets
- Rinderfilet
- Bio-Seidentofu (oder Hanf-Tofu, wenn Sie welchen bekommen)
- Saiblingskaviar

Körner, Hülsenfrüchte, Nüsse und Saaten

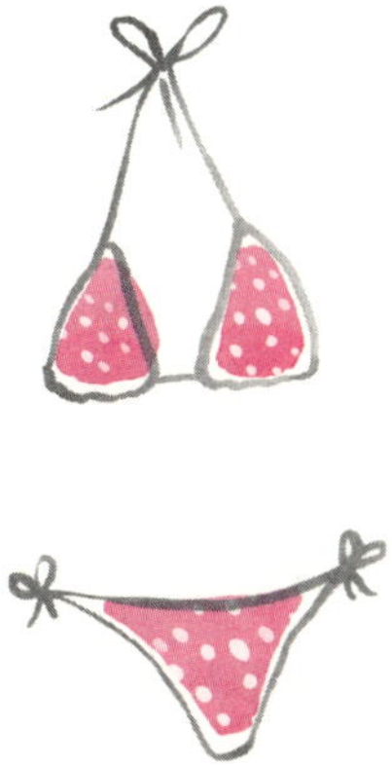

- Walnüsse
- Kürbiskerne
- Mandeln
- ganze Leinsamen
- Kichererbsen (getrocknet)
- Sesamkörner
- Amaranth-Samen
- Haferflocken
- Buchweizenmehl
- Hirse
- Maisflocken
- Dinkelmehl
- Reisflocken
- Sojamehl
- Polenta
- Polentamehl (findet man in italienischen Feinkostgeschäften, Bioläden und guten Supermärkten)
- Risottoreis

Kräuter und Gewürze

Tipp: Manche der getrockneten Kräuter finden Sie im Bio-Laden

- frischer Ingwer
- frische Zitronenverbene

- frischer Dill
- frischer Kerbel
- frischer Estragon
- frischer Liebstöckel
- frischer Koriander
- frischer Thymian
- frischer Rosmarin
- frischer Majoran
- frische Minze
- frische Petersilie
- frischer oder getrockneter Fenchel
- frisches Zitronengras
- frisches Basilikum
- Zimtstangen
- gemahlene Nelken
- gemahlener Ingwer
- gemahlener Zimt
- Muskatnuss
- Wermut
- getrocknete Kümmelsamen
- getrocknete Schafgarbe
- getrockneter Schachtelhalm
- getrocknete Birkenblätter

Also: Keine Doughnuts und keine fetttriefenden Mars-Riegel – wer hätte das gedacht. In Sachen Zucker und Süßem sieht die Liste eher traurig aus, aber denken Sie daran, dass sich Ihre Geschmacksknospen schon in wenigen Tagen umstellen und Sie gar keine Lust mehr auf Süßes haben werden. Sie werden sehr gut ohne all dies leben können, und mit einer guten Ernährung werden Sie sehr schnell viel besser aussehen und sich wesentlich besser fühlen.

Selbst kreativ werden

Anstatt die im Menüplan vorgeschlagenen Rezepte zu kochen, können Sie auch eigene Gerichte kreieren. Aber vielleicht ist es sinnvoll, sich einige Tage an die Rezepte zu halten, damit Sie verstehen, worauf es bei der Viva-Mayr-Küche ankommt. Auf Seite 240 finden Sie einige Tipps zur Viva-Mayr-Küche. Außerdem wird im Laufe dieses Kapitels erklärt, welche Nahrungsmittel Sie brauchen und warum Sie sie brauchen. Sie können aber durchaus mit den oben aufgeführten Nahrungsmitteln experimentieren und auch andere einbringen. Die Zauberwörter heißen frisch, bio (wenn möglich), abwechlungsreich und vollwertig. Kaufen Sie also unterschiedliche Vollkornprodukte, frisches, leuchtend bunt gefärbtes Obst und Gemüse, frisches, mageres Fleisch und Fisch in nicht allzu großen Mengen, hochwertige Saaten und Kerne, viel frische Kräuter, Bio-Eier und Milchprodukte – möglichst von Ziege und Schaf, oder aber Kuhmilchprodukte. Das Wichtigste sind kalt gepresste Öle, die Sie für die Viva-Mayr-Diät täglich brauchen (siehe ab Seite 50).

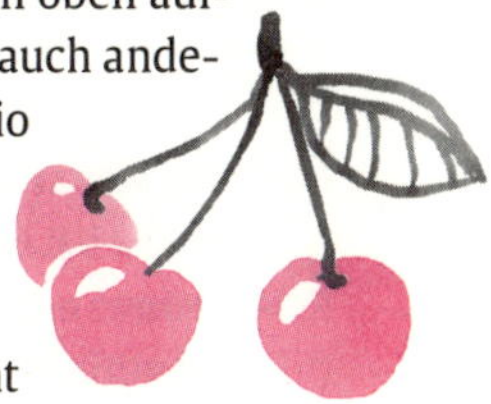

Ein Löffelchen voll Zucker

Auf meine Frage nach dem besten Zucker hatte Dr. Stossier eine klare Antwort. »Kein Zucker ist der beste Zucker.« Aber das ist natürlich völlig unmöglich und absolut ausgeschlossen. Wie kann man ohne Zucker leben? Ich meine, selbst wenn man wollte – wie könnte man Zucker umgehen? Gibt es so etwas wie zuckerfreie Kekse? »Ich weiß, dass es schwierig ist«, gibt Dr. Stossier zu. »Aber Tatsache ist, dass in den Nahrungsmitteln, die wir zu uns nehmen, ohnehin schon genug Zucker enthalten ist. Wir nehmen so viele unterschiedliche Arten von Kohlenhydraten zu uns, dass wir darüber hinaus nichts brauchen.«

Ich frage ihn, ob brauner Zucker besser ist. Ganz offensichtlich nicht. Wie verrückt ist das denn? Seit 20 Jahren verwende ich braune Zuckerklumpen statt weißem Würfelzucker, weil ich glaube, das sei gesünder. Ich habe gar keinen weißen Zucker mehr im Haus; ich mache alles mit braunem Zucker, sogar backen – was nicht immer einfach ist, denken Sie nur an einen weißen, luftigen Biskuitkuchen. »Brauner Zucker ist oft nur weißer Zucker, der braun gefärbt wurde, weil er so natürlicher und gesünder aussieht«, erklärt der Arzt. »Natürlicher Zucker würde nicht einmal wie Zucker schmecken. Wenn Sie es gerne süß mögen, probieren Sie stattdessen lieber Stevia.«

Ich habe Stevia pur ausprobiert und auch in einer Schokomousse. Es schmeckt köstlich und ist süß genug. Sie können Stevia online, im Reformhaus oder Bio-Laden kaufen. Aber machen Sie sich klar, dass die Lust auf Süßes ein Zeichen dafür ist, dass Ihr Körper Energie zur Verdauung Ihrer Nahrung braucht. Das bedeutet, dass Sie Ihrem Körper nicht die besten Voraussetzungen für eine gute Verdauung gegeben haben – und das wiederum sollte Sie nachdenklich machen. Entweder essen Sie das Falsche zum falschen Zeitpunkt, oder Sie kauen nicht genug (siehe Seite 69), nehmen zu viele Proteine zu sich (siehe Seite 55) oder sind beim Essen zu gestresst (siehe Seite 177).

Obst ist besser als Zucker. Statt Ihr Müsli zu zuckern, geben Sie einfach Obst darüber. Ein ideales Frühstück besteht aus Müsli mit Obst, gefolgt von Eiern (keine fettigen Spiegeleier, wohlgemerkt, was meine Tochter sehr verärgern wird, denn für sie gibt es nichts Schöneres, als den Tag mit ein, zwei Spiegeleiern zu beginnen) und etwas rohem Gemüse. In der Viva-Mayr-Klinik bekam ich eine Avocado mit Leinöl zum Frühstück – das ist erstaunlich lecker und einer der nahrhaftesten Wege, in den Tag zu starten. Wenn Sie sich nicht vorstellen können, ohne Doughnuts, Schokoriegel oder süße Softdrinks durch den Tag zu kommen, tun Sie mir wenigstens einen Gefallen und verzichten Sie drei Tage lang darauf. Denn schon nach dieser kurzen Zeit wird diese schlechte Angewohnheit gebrochen sein;

Ihre Geschmacksknospen werden nicht mehr danach verlangen, und Süßes, Fettes, Ungesundes wird der Vergangenheit angehören.

Krempeln Sie die Ärmel hoch

Wenn Sie Ihre Einkäufe verstaut haben, ist es Zeit, das Dinkelbrot zu backen. Dinkelbrot ist eines der Dinge, für die die Viva-Mayr-Klinik so berühmt ist – oder auch berüchtigt! Keiner, der dort eincheckt – ganz gleich, ob Filmstar, Immobilienmagnat oder Profifußballer –, kommt um das Dinkelbrot herum.

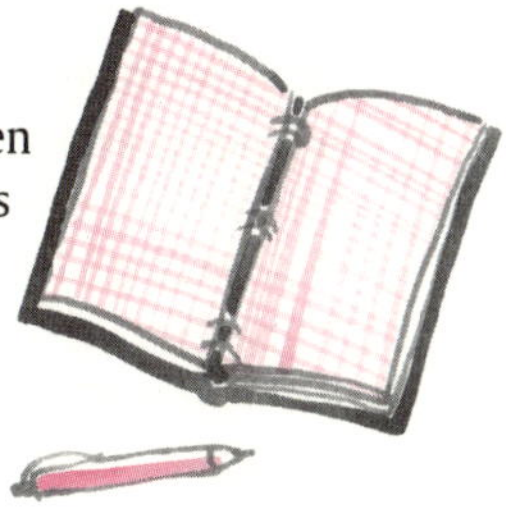

Wenn Sie es zum ersten Mal zwischen den Zähnen haben, sind Sie möglicherweise entsetzt, denn es schmeckt, nun, ziemlich fad. Ich kann mir gut vorstellen, wie so mancher Prominenter, der durchaus Besseres gewohnt ist, reagiert, wenn man ihm ein Schüsselchen Gemüsebrühe und etwas, nun ja, schales Brot serviert. Doch der entscheidende Punkt ist, dass es uns das richtige Kauen lehrt. Und Tatsache ist, dass ich während meines Klinikaufenthalts regelrecht süchtig nach dem Geschmack wurde. Frisch gebacken ist es köstlich – wenn man es richtig kaut.

Dinkelbrot kann man leicht selbst backen. Bereiten Sie es immer am Vortag zu. Ich finde es am einfachsten, den ersten Teil der Zubereitung gleich früh nach dem Aufstehen zu erledigen und den zweiten Teil abends nach der Arbeit. Hier ist das Rezept:

Dinkelbrot

Ergibt etwa 15 Stück
Zutaten für den Sauerteig,
Teil eins

125 g Schafs- oder Ziegenmilch-Joghurt · 125 ml Wasser · 125 g Dinkelmehl

Alle Zutaten mit der Küchenmaschine oder dem Handmixer verrühren und 8 Stunden an einem warmen Ort stehen lassen (auf einem luftigen Regalbrett oder über dem Herd, der vorher angeschaltet war). Zunächst ist der Teig noch recht flüssig, verfestigt sich aber während der Ruhezeit.

Teil zwei

750 g Dinkelmehl · 250 ml warmes Wasser · 1 ½ TL Weinstein · ½ TL Stein- oder Meersalz · ½ TL gemahlener Koriander · ½ TL gemahlener · Kreuzkümmel · ½ TL gemahlene Anissamen · ½ TL gemahlene Fenchelsamen · Sauerteig (siehe oben)

Alle Zutaten mit dem Sauerteig vermischen und 8 bis 10 Minuten zu einem glatten Teig verkneten. Manche machen dies gerne per Hand, andere lieber mit dem Handmixer oder der Küchenmaschine und Knethaken. Den fertigen Teig, der relativ fest sein sollte, zu sehr flachen Fladen von jeweils etwa 70 g formen. Diese auf einem dünn gemehlten Brett etwa 45 Minuten leicht aufgehen lassen, dann mehrfach einstechen und im vorgeheizten Ofen bei 190 Grad (Gas Stufe 5) etwa 15 Minuten backen. Die Brote sollten dann goldbraun sein und sich fest anfühlen. Die fertigen Brote einen Tag ruhen lassen – so werden sie noch etwas fester. Sie können sie auch bis zum Verzehr einfrieren. Das Brot hält sich sieben Tage frisch. Dr. Stossier rät allerdings, es nach einem oder zwei Tagen zu verzehren, so ist es optimal, um das Kauen zu trainieren.

Keine Zeit zum Backen?

Wenn Sie keine Zeit zum Backen haben, kaufen Sie einfach ein Roggen- oder Vollwertbrot im Supermarkt oder beim Bäcker bzw. ein Dinkelbrot im Bio-Laden. Dennoch lege ich Ihnen dieses Rezept sehr ans Herz, weil es geschmacklich jedes gekaufte Brot übertrifft. Also: Backen Sie heute, wenn Sie die Lektüre dieses Buches mal kurz unterbrechen, Ihre erste Ladung Dinkelbrot. Und denken Sie daran: Backen Sie das Brot ein, zwei Tage im Voraus.

Kochen nach Viva-Mayr-Art

Sie wissen nun, was Sie essen werden – aber wie sollen Sie die Gerichte zubereiten? Ein Ziel des Viva-Mayr-Kochens ist es, schmackhafte Gerichte zuzubereiten, die zugleich noch alle Nährstoffe enthalten. Manche Methoden sind dazu besser geeignet als andere, weil sie die Nahrung leichter verdaulich machen.

In vielen Fällen muss man die Nahrungsmittel garen, um sie überhaupt verdaubar zu machen. Haben Sie schon mal getrocknete Nudeln gegessen? Die mit Abstand beste Garmethode für Gemüse ist das Dämpfen. Fleisch grillt man, und Fisch kann man pochieren, dämpfen oder grillen. Wenn Sie doch beim Braten enden, verwenden Sie dafür warm gepresste Öle. Besonders gut eignen sich Palm- und Kokosöl, weil sie einen sehr hohen Rauchpunkt haben (zwischen 160 und 180 Grad), was bedeutet, dass man sie erhitzen kann, ohne wertvolle Nährstoffe zu zerstören. Beim Erhitzen von kalt gepressten Ölen entstehen Transfette und hochgiftige Bestandteile, die alle schädlich sind und daher sollte man diese Zubereitung vermeiden. Wenn Sie Öle erhitzen wollen, wählen Sie immer warm gepresste Öle, bei denen sich die Fettsäuren durch das Erhitzen nicht mehr verändern.

Im Gegensatz zu dem, was die meisten anderen Diätbücher Ihnen erzählen, ist Butter völlig in Ordnung. Butter enthält Milchfett, das wiederum einen hohen Anteil essenzieller Fettsäuren beinhaltet – und die brauchen unser Gehirn und das Immunsystem. Aber erhitzen Sie Butter nicht. Höchstens sollte man sie behutsam schmelzen und über Gemüse geben. Starkes Erhitzen zerstört die gesunden Fettsäureketten und beraubt die Butter so ihrer positiven Eigenschaften.

Dr. Stossier meint, dass wir viel mehr mit Kräutern kochen sollten. Kräuter unterstützen die Verdauung, schmecken köstlich und geben allen Nahrungsmitteln ein einzigartiges Aroma. Verwenden Sie Kräuter so reichlich, wie man es in der mediterranen Küche tut. Geben Sie zum Beispiel wie in Griechenland Minze in Salate oder bereiten Sie aus frischem Basilikum aromatisches Pesto zu. Basilikum ist extrem vielseitig und peppt fast alles auf – zusammen mit Olivenöl gibt es gedämpftem Gemüse das gewisse Etwas, im Handumdrehen haben Sie eine schmackhafte und gesunde Mahlzeit. Und Koriander macht den langweiligsten Salat zum Gaumenschmaus. Wenn Sie das nächste Mal Lachs auf den Tisch bringen, bestreuen Sie ihn ausgiebig mit Dill.

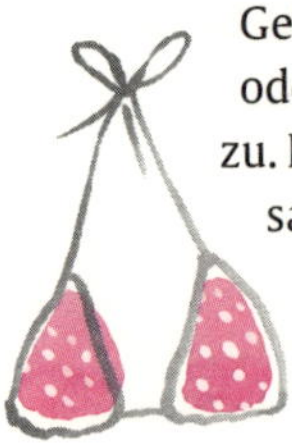

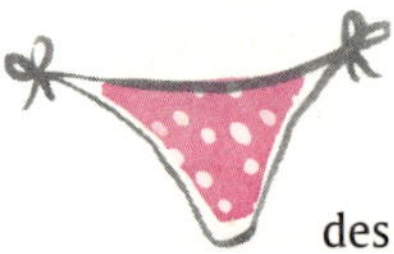

In puncto Kochgeräte ist ein Topf mit Dämpfeinsatz ideal. Wenn Sie noch nicht restlos von den Vorzügen des Dämpfens überzeugt sind, versuchen Sie es und setzen Sie ein Durchschlagsieb auf einen Kochtopf. Beim Dämpfen bleiben die wichtigsten Nährstoffe wie Antioxidanzien, Flavonoide, Vitamine und Mineralstoffe im Gemüse erhalten. Außerdem brauchen Sie für einige Rezepte eine Küchenmaschine oder einen Mixer; wenn Sie ein solches Gerät nicht besitzen und auch nicht anschaffen wollen, machen Sie es wie Ihre Urgroßmutter: mit einer Gabel und ein bisschen Muskelkraft.

Was man nicht essen sollte

Welche Nahrungsmittel sollten wir weglassen? Dr. Stossier ist da pragmatisch: »Ich kann nicht sagen, dass eines besser ist als ein anderes; wir brauchen alles. Jedes Nahrungsmittel hat andere Bestandteile, die unser Körper benötigt«, sagt er. Auf meine Frage, ob er jemals einen Doughnut essen würde, antwortet er lächelnd: »Nicht, wenn ich andere Möglichkeiten habe.« »Und dunkle Schokolade oder Rotwein?«, frage ich ihn hoffnungsvoll. »Die sind doch voller Antioxidanzien, oder etwa nicht?« Dr. Stossier lächelt mich an. »Sie müssten sich schon völlig betrinken, um in den Genuss der im Rotwein enthaltenen Antioxidanzien zu kommen«, sagt er. »Und das wäre es sicher nicht wert. Zur dunklen Schokolade: Wenn Sie gerne ein Stückchen essen wollen – nur zu. Aber reden Sie sich nicht ein, dass sie voller Antioxidanzien sei.«

Auf die Plätze, fertig, los!

Sind Sie bereit für Viva Mayr? Dieser Tag ist eine Vorbereitung auf Ihr neues Ich. Die körperliche Vorbereitung ist eigentlich ganz einfach. Sie arbeiten die Einkaufsliste ab (ohne bei den Doughnuts oder beim Bier schwach zu werden) und legen sich wenn möglich auch einen Kochtopf mit Dämpfeinsatz zu. Beginnen und beenden Sie den Tag mit einer Tasse Tee oder einem Glas warmen Wassers.

Auch wenn wir noch nicht alle Viva-Mayr-Regeln besprochen haben, gibt es einige, die Sie von heute an täglich befolgen werden. Diese sind:

- Kauen Sie so ausgiebig wie möglich.
- Essen Sie nach 16 Uhr nichts Rohes mehr.
- Betätigen Sie sich täglich mindestens 15 Minuten sportlich.
- Nehmen Sie Ihre Mahlzeiten früher ein und verkleinern Sie Ihre Portionen zum Abend hin.

Nehmen Sie sich an Tag eins etwas Zeit für sich. Ich habe drei Kinder und weiß, wie schwierig das sein kann. Aber es ist wichtig, dass Sie sich sowohl physisch wie auch mental vorbereiten. Wie ich bereits erwähnt habe, ist es ein großer Vorteil der Viva-Mayr-Diät, dass Sie die einfach zuzubereitenden Menüs der ganzen Familie vorsetzen können. Sie müssen nicht für jeden separat kochen. Diese Diät ist wirklich nicht kompliziert, und wahrscheinlich werden Sie noch nicht einmal wahnsinnigen Hunger haben. Allerdings werden Sie Ihre gewohnten Verhaltensweisen in etlichen Punkten verändern müssen; zum Beispiel müssen Sie reichlich frühstücken und abends früher essen. Beginnen Sie diese Diät neugierig und aufgeschlossen – und 14 Tage lang werde ich Ihnen erklären, wie Sie sich optimal ernähren können.

Nach dem Einkauf sollten Sie sich einen ruhigen Abend machen und vor dem Zubettgehen ein Glas warmes Wasser oder einen Kräutertee wie etwa Zitronenmelisse, Kamille oder Johanniskraut trinken. Wenn Sie wollen, mit einer Scheibe Zitrone. In Vorbereitung auf Ihr neues Ich müssen Sie Ihr Verdauungssystem reinigen. Morgen ist ein großer Tag.

ZIELE

- Bereiten Sie sich emotional, körperlich und praktisch auf Ihre Viva-Mayr-Erfahrung vor, damit sie ein Erfolg wird.
- Dinkelbrot ist ein wichtiger Bestandteil der Diät – und seine Herstellung kann durchaus therapeutische Qualitäten haben, ganz zu schweigen von dem Kautraining.
- Stellen Sie sicher, dass Sie alle benötigten Nahrungsmittel und Zutaten im Haus haben – das wird Ihnen in jenen Phasen helfen, in denen Sie sich ausgepowert und müde fühlen.

Sally, 49, London

»Mit jeder Schwangerschaft stieg das Übergewicht

Ich habe vier Jungs und schleppe seit der ersten Schwangerschaft Übergewicht mit mir herum, und nach jeder Schwangerschaft wurde es mehr und mehr. Ich habe die verrücktesten Diäten gemacht, die man sich vorstellen kann. Einmal habe ich mich nur von Sellerie ernährt (die Idee war, dass man mit dem Kauen mehr Kalorien verbrennt, als man zu sich nimmt), ein anderes Mal aß ich nichts außer gekochten Eiern und Grapefruit. Jedes Mal hatte ich irrsinnigen Hunger – und musste außerdem für meine Jungs so leckere Dinge wie Schinken-Makkaroni kochen, was meine Misere natürlich nur noch vergrößerte. Dann hörte ich von Viva Mayr und wollte es unbedingt ausprobieren, weil mir diese Diät realistischer als alles andere zuvor erschien. Ich musste mich nicht mehr quälen, indem ich für die Kinder und meinen Mann kochte, denn sie konnten dasselbe essen wie ich.

Ich musste mich nicht mehr quälen, indem ich für die Kinder und meinen Mann kochte, denn sie konnten dasselbe essen wie ich.

Ich startete an einem Wochenende. Zusammen mit den Kindern machte ich Dinkelbrot und wir kauften alles Notwendige ein. Es war wie ein kleines Abenteuer, eine Herausforderung, und wir wollten es gemeinsam durchstehen. Die Kinder mochten das Dinkelbrot nicht, ich schon. Ich versuchte, ihnen langsames Kauen beizubringen, aber bei vier Jungs ist das nicht einfach. Ich bin der Diät treu geblieben und nehme immer noch beständig ab. Außerdem fühle ich mich auch viel besser, wahrscheinlich weil ich meinem Körper endlich mal etwas Gutes tue. Etwas, das nachhaltiger und langfristiger ist alles, was ich bislang ausprobiert habe.

Tag zwei

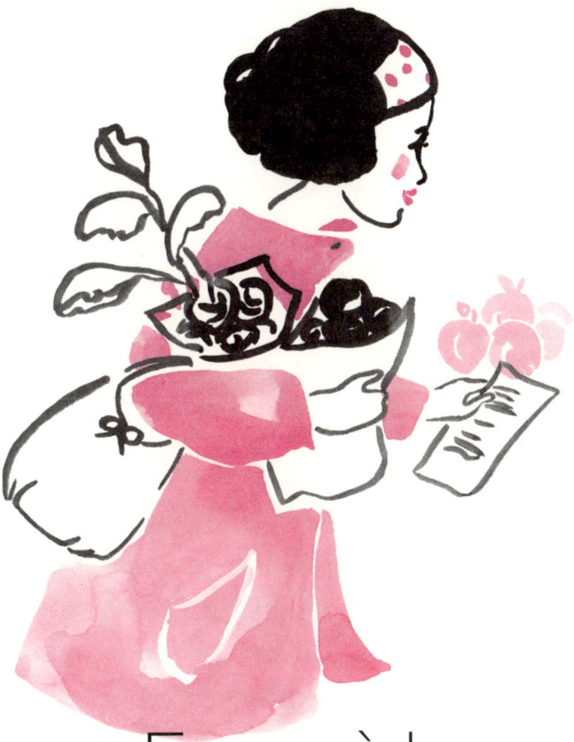

Essen à la *Viva*

Tag zwei

- Wie Sie im Viva-Mayr-Stil essen
- Wie Sie sich mental auf die Viva-Mayr-Diät vorbereiten
- Welche guten Nahrungsmittel Sie ab jetzt in Ihrer Küche haben
- Wie Sie das berühmte Viva-Mayr-Dinkelbrot am besten nutzen

Tagesmenü

Frühstück

Grüner Tee, Dinkelbrot und Rohkost-Sticks mit Kräuteraufstrich

S. 244

Mittagessen

Blattsalate mit Walnüssen, Äpfeln und Leinöl-Dressing, Kartoffel-Gemüse-Gratin mit Spinatsauce

S. 244 und 245

Abendessen

Pochierte Forelle mit Gemüse und Zitronengras

S. 245

Augen auf bei der Lebensmittelwahl

Nachdem Sie das folgende Kapitel gelesen und »verdaut« haben, haben Sie das nötige Werkzeug, das Sie brauchen, um Ihre Essgewohnheiten ein für alle Mal zu ändern. Das ist überhaupt nicht kompliziert. Selbst ich habe es geschafft, und ich habe mein Leben lang alles gegessen, was mir in die Finger kam. Und ich habe nie darüber nachgedacht, was ich zu mir nehme. Bis jetzt. Durch Dr. Stossier habe ich erkannt, dass es fast schon kriminell ist, seine Ernährung dem Zufall, dem Schicksal oder wie auch immer man es nennen mag zu überlassen.

Wie kann ich erwarten, dass mein Körper und mein Gesicht jung bleiben, wenn ich mich nicht richtig ernähre? Auch wenn es bei der Viva-Mayr-Diät sehr wichtig ist, wie man isst (darauf werde ich in den folgenden Kapiteln eingehen), müssen wir zunächst entscheiden, was wir essen.

Eine gute Verdauung beginnt schon mit der Wahl der richtigen Lebensmittel, und eine gute Verdauung steht für Schlankheit, jugendliches Aussehen und eine gesunde Lebensweise. Jeder von uns kann selbst bestimmen, was in seinen Mund kommt. Mit anderen Worten: Wir haben die Wahl. Niemand stopft uns das Essen hinein. Wie Dr. Stossier sagt: »Wenn Sie den Junk-Food-Weg gehen wollen, ist das Ihre Entscheidung. Wenn Sie ein gesünderes Leben führen wollen, ist das ebenfalls Ihre Entscheidung.« Und wir beide wissen, welche Entscheidung er uns empfehlen würde.

Vor Jahren sagte mir ein Ernährungsspezialist, gesunde Ernährung beginne im Supermarkt. Ganz schön einfach, aber irgendwie scheinen wir das auszublenden, wenn die Waren in den Einkaufswagen plumpsen. Wir alle haben unseren schwachen Punkt. Ich habe eine Schwäche für Mürbteigkekse, von der ich Dr. Stossier natürlich nicht erzählt habe – aus Angst, gefeuert zu werden, bevor ich überhaupt mit der Arbeit für dieses Buch angefangen habe. Und als ich mich auf den Aufenthalt in seiner berühmten Viva-Mayr-Klinik vorbereitete, habe ich mich gefragt, ob man mich beim Einchecken wohl durchsuchen würde. Und was passieren würde, wenn man in meinem Gepäck die Packung Bio-Mürbteigkekse finden würde. Immerhin sind sie bio!

Essen liefert unserem Körper Nahrung. Unterschiedliche Nahrungsmittel versorgen uns mit allen lebenswichtigen Substanzen, mit anderen Worten: Sie sichern unser Überleben. Sie enthalten Nährstoffe. Und diese werden von der Qualität der Nahrungsmittel bestimmt, die wir essen. Also was sollten wir essen? Sicher keine Mürbteigkekse. Nicht einmal bio.

Unsere Lebensmittel beinhalten drei Nährstoffgruppen: Proteine (Eiweiß), Kohlenhydrate und Fette. Das habe ich schon unzählige Male gehört, aber nie begriffen, was das bedeutet oder was ich mit diesem Wissen anfangen soll. Außerdem habe ich schon oft gehört, dass unsere Ernährung zu 55 Prozent aus Kohlenhydraten, zu 15 Prozent aus Proteinen und zu etwa 30 Prozent aus Fetten bestehen sollte. Auch Ballaststoffe sind wichtig. Aber was bedeutet das alles?

Kohlenhydrate zählen

»Immer wieder heißt es, wir müssten mehr Kohlenhydrate zu uns nehmen, damit unser Körper Energie produziert«, sagt Dr. Stossier. »Doch diese Richtlinien sind irreführend. Wenn wir viele Kohlenhydrate zu uns nehmen, muss die Bauchspeicheldrüse wesentlich mehr Insulin produzieren, um die Kohlenhydrate in unsere Zellen zu bringen. Insulin wird zur Verstoffwechslung von Kohlenhydraten und zur Nutzung der Energie gebraucht, die Kohlenhydrate uns liefern. Wenn Sie also viele Kohlenhydrate zu sich nehmen, verwandelt der Körper sie zu Zucker. Um den Blutzuckerspiegel unter Kontrolle zu halten, produziert unser Körper das Hormon Insulin. Ist da aber Insulin in unserem Körper, sagt er uns ›Da ist Energie – wir haben genug davon, mach was draus‹. Also verwandelt unser Körper den aus den Kohlenhydraten erwachsenden Energieüberschuss in Fett, das er wiederum als Energiereserve für eine spätere Verwendung einlagert. Keine tolle Situation. Solange in unserem Körper ein hoher Insulinspiegel herrscht, werden auch andere Nahrungsbestandteile wie Proteine oder Fette eingelagert. Dies hat massive Auswirkungen auf unser Gewicht und bedeutet auch, dass wir uns bewegen müssen (siehe Seite 89).

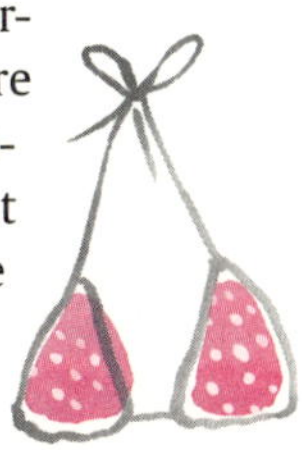

Dr. Stossier schlägt vor, dass wir ungefähr die empfohlene Menge an Proteinen zu uns nehmen sollten, aber mehr vorteilhafte Fette und im Gegenzug die Menge an Kohlenhydraten zurückschrauben sollten – ebenso wie wir ganz allgemein die Menge an Nahrung, die wir zu uns nehmen, reduzieren sollten. »Manche Menschen nehmen täglich 3.700 oder sogar noch mehr Kalorien zu sich«, sagt Dr. Stossier. »Das ist für einen Sportler in der Vorbereitungsphase auf Wettkämpfe ideal, aber es ist viel zu viel für einen normal aktiven Menschen. Abnehmen ist kein Geheimnis, sondern besteht schlicht und einfach darin, die Kohlenhydrate zu reduzieren und die Einnahme ungesättigter Fettsäuren zu erhöhen.«

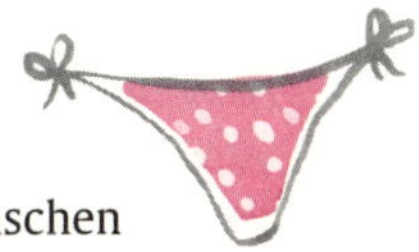

Wenn man sich nun vorstellt, dass so mancher Doughnut oder Schokoriegel fast 400 Kalorien enthält, muss man leider erkennen, wie schnell so viele Kalorien zusammenkommen. Und: Wie soll man auch nach einem aufhören, wenn das Zeug in 12er-Packungen verkauft wird?

Tatsache ist, dass wir alle viel zu viel essen. Ich weiß ganz genau, dass ich das tue. Und es gibt keinen Grund, sich nach einem riesigen Frühstück ein 3-Gänge-Mittagessen und ein ebenso opulentes Abendessen einzuverleiben, aber dazu später mehr. Jetzt nur so viel: Seitdem ich Dr. Stossier kenne, lasse ich ab und zu das Abendessen ausfallen oder ersetze es durch einen kleinen Snack wie Haferkekse mit Frischkäse. Und wissen Sie was? Ich bin nachts noch nicht verhungert …

Es überrascht nicht, dass Dr. Stossier empfiehlt, auf Schokoriegel und Doughnuts zu verzichten und sich besser an Bio-Nahrungsmittel zu halten (siehe Seite 58). Plötzlich komme ich mir mit meinen Bio-Mürbteigkeksen wieder richtig clever vor.

Dr. Stossier liegt nichts daran, unsere Ernährung in Prozentwerte aufzudröseln. Wenn wir uns auf frisches Obst und Gemüse (manches davon roh und zum richtigen Zeitpunkt) sowie auf hochwertige Proteine und Fette konzentrieren, so glaubt er, haben wir gar keinen so großen Hunger, als dass wir uns mit Kohlenhydraten vollstopfen müssten – und schon gar nicht mit den ungesunden Arten von Kohlenhydraten, die aus Weißmehl und viel Zucker bestehen. Wenn Sie sich nach Viva Mayr ernähren, ist es wichtig, die Menge an Kohlenhydraten ganz einfach durch kleinere Portionen zu senken und außerdem Vollkornprodukte zu wählen, die nachhaltig sättigen.

Fette

Auch Fette sind für unsere Gesundheit sehr wichtig und deshalb ein entscheidender Bestandteil der Viva-Mayr-Diät. Aber Fette haben sehr unterschiedliche Zusammensetzungen. Und natürlich sollte man bei einer gesunden Ernährung die ungesunden gesättigten Fette vermeiden – das sind vor allem gehärtete Fette, die sogenannten Transfette, die eine Reihe gesundheitlicher Probleme verursachen, zum Beispiel Herzerkrankungen und Fettleibigkeit. Frische Vollmilch, Sahne und Butter sind völlig in Ordnung, weil es sich um natürliche Produkte handelt, die gesunde Fette enthalten. Vermeiden Sie hingegen fettes Fleisch und alles, was auf der Packung mit »gehärtet« angegeben ist – viele Margarinen enthalten gehärtete Fette. Die hochwertigsten Fette finden sich in kalt gepressten, nativen Pflanzenölen. Diese Fette tragen nicht nur zu Ihrer Gesundheit bei, sondern auch zu Ihrem allgemeinen Wohlbefinden. Und paradoxerweise helfen Sie Ihnen beim Abnehmen – das würde man von Fetten normalerweise nicht erwarten!

Essenzielle Fette

Öl ist ein wichtiger Bestandteil gesunder Ernährung, und deshalb sollten Sie keine Kompromisse in Sachen Qualität machen. Am besten sind kalt gepresste Öle, vorzugsweise aus erster Pressung und wenn möglich in Bio-Qualität. Und: Öl ist kein Dickmacher. Ungesättigte Fettsäuren machen in ihrer Reinform nicht dick.

Öle wie Lein- und Olivenöl sind ein fester Bestandteil der Viva-Mayr-Diät und gehören täglich auf den Speiseplan. Das mag seltsam erscheinen, weil die meisten von uns Öle für gesundheitsschädlich weil dickmachend halten, aber warten Sie mal ab. Diese Öle sind reich an Fettsäuren, die in vielerlei Hinsicht sehr gesund sind; man nennt sie Omega-Öle. Bislang kennen wir drei Typen von Omega-Ölen, nämlich Omega 3, Omega 6 und Omega 9. Jedes ist wichtig, doch entscheidend ist die Ausgewogenheit zwischen diesen Typen. So sind beispielsweise entzündliche Prozesse wie Arthritis, Entzündungen des Verdauungsapparates und sogar Multiple Sklerose das Ergebnis eines Ungleichgewichts zwischen Omega 3 und Omega 6. Omega-3-Öle sind in Leinöl, Hanföl und Fischöl (also in Fischen aus kalten, tiefen Meeren wie Hering, Lachs und Kabeljau bzw. Dorsch) enthalten. Setzen Sie diese Fische so oft wie möglich auf Ihren Speiseplan. Verschiedene Studien machen einen Omega-3-Mangel für

Herzerkrankungen verantwortlich. Eskimos haben mit die niedrigsten Herzerkrankungsraten, bedingt durch ihren hohen Omega-3-Fettsäuren-Konsum. Damit Omega-3-Fettsäuren sich positiv auswirken, muss man sie regelmäßig zu sich nehmen.

Gute Omega-6-»Ölquellen« sind Geflügel, Vollkornprodukte, Eier, Nüsse, die meisten Pflanzenöle, Sonnenblumen- oder Kürbiskernöl und sogar die Acai-Beere. Bei den derzeitigen Essgewohnheiten nehmen wir ausreichend Omega-6-Fettsäuren zu uns; für ein ausgewogenes Gleichgewicht ist es deshalb wichtig, den Verzehr von Omega 3 zu erhöhen. Aus diesem Grund werden Lein- und Hanföl in der Viva-Mayr-Ernährung so ausgiebig verwendet – denn Omega 3 ist sehr wichtig für Gesundheit und Wohlbefinden. Omega 3 kann den Cholesterinspiegel und das Risiko einer kardio-vaskulären Erkrankung senken, vor bestimmten Krebsarten schützen, das Blutzuckergleichgewicht verbessern und das Immunsystem unterstützen. Gute Omega-9-Quellen sind Olivenöl, Oliven, Avocados, Mandeln, Sesamkörner und -öl sowie die meisten Nussarten. Omega-9 ist streng genommen kein essenzielles Öl, weil unser Körper es in kleinen Mengen selbst herstellen kann.

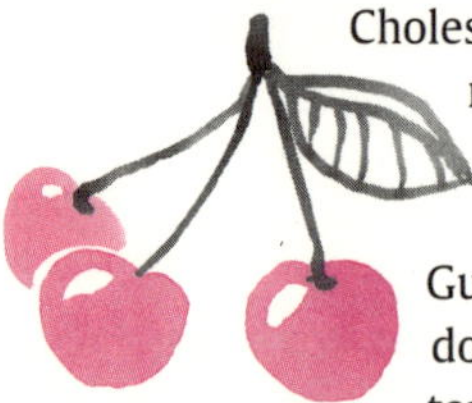

Diese Omega-Fette, auch ungesättigte Fettsäuren genannt, halten Sie außerdem schlank. Je mehr Sie davon zu sich nehmen und je weniger gesättigte Fettsäuren Sie aufnehmen, desto weniger unerwünschte Kilos werden Sie am Bauch und auf den Hüften ansammeln. Der Grund dafür: Unser Körper tendiert dazu, ungesunde Fette rund um den Bauch zu lagern, was zu der unschönen »Apfel«-Form führt. Man hat herausgefunden, dass Omega-Fette (vor allem Omega 3) die Fettverbrennung im Körper unterstützen. Kurz: Wenn Sie die ungesunden gesättigten Fette in Ihrer Nahrung durch ungesättigte Fette ersetzen, werden Sie in Ihrer Körpermitte nicht nur weniger Kilos einlagern, sondern im Gegenteil

Ihren Körper bei der Verbrennung des vorhandenen Fetts unterstützen.

Fettsäuren sind auch für den Gehirnstoffwechsel unverzichtbar. Unser Gehirn besteht aus konzentrierten Fettsäuren, insbesondere aus Omega-3-Fetten. Im Gehirn bilden sie Moleküle, die als Übermittler fungieren. Je mehr Übermittler am Werk sind, desto aktiver der Denkprozess. Deshalb ist Fisch so gut fürs Gehirn. Unsere Konzentrationsfähigkeit, unsere Energie und die Funktionstüchtigkeit unseres Nervensystems hängen also auch von der Menge der gesunden Öle ab, die wir zu uns nehmen. »Wir haben als Kinder täglich einen Teelöffel Lebertran bekommen«, sagt Dr. Stossier. »Und heute fehlen vielen von uns die wichtigen Omega-3-Fettsäuren.« Ich persönlich bin glücklicherweise nicht mit Lebertran aufgewachsen – aber vielleicht wäre ich damit gesünder groß geworden?

Was kommt in den Einkaufskorb?

Kalt gepresste, native Pflanzenöle sind zu Beginn der Viva-Mayr-Diät der wichtigste Punkt auf Ihrer Einkaufsliste. Um die drei Omegas abzudecken, brauchen Sie drei Arten von Ölen. Ungesättigtes Pflanzenöl wie Olivenöl versorgt Sie mit Omega 9; Hanf- oder Leinöl liefert Omega-3-Fettsäuren, und Sonnenblumen-, Nuss- oder Kürbiskernöl sind eine wunderbare Omega-6-Quelle. Nehmen Sie von einem dieser Öle wechselweise täglich zwei Esslöffel ein und achten Sie darauf, mindestens dreimal pro Woche zusätzlich Lein- oder Hanföl zu sich zu nehmen. Wenn Sie keinen Fisch essen, empfiehlt sich die Einnahme von Fischöl als Nahrungsergänzung.

Das ist nicht so schwierig, wie es sich anhört. Verwenden Sie Öle so selbstverständlich wie Salz und Pfeffer – geben Sie sie über alles, was Sie essen. Sie können auch morgens zwei Esslöffel davon schlucken oder Sie in Ihre Suppe oder das Müsli rühren. Manche Öle schmecken etwas gewöhnungsbedürftig, aber gar nicht so schlecht.

Auf Seite 284 finden Sie ein Rezept für einen köstlichen Kräuteraufstrich, der mit Öl zubereitet wird. Auf Brot ist er wunderbar zum Frühstück, zum Mittagessen oder als Snack zwischendurch. Die einzige Regel, die man bei all diesen Ölen befolgen muss: nicht erhitzen! Denn bei hohen Temperaturen werden sie gesundheitsschädlich. Ab 60 Grad verwandeln sie sich in ungesunde Transfette. Aber Sie können die Öle wunderbar über warme Gerichte geben. Zum Kochen benutzen Sie Öle wie Oliven-, Sonnenblumen- oder Nussöl in der warm gepressten Variante (siehe Seite 39).

Kalt gepresste Öle müssen vor Licht, Luft und Wärme geschützt werden, da sie extrem empfindlich sind. Man sollte sie in dunklen Glasflaschen aufbewahren, idealerweise an einem kühlen Ort, zum Beispiel im Kühlschrank. Olivenöl verfestigt sich zwar bei Kälte, wird aber bei Raumtemperatur bald wieder flüssig. Als Schutz vor Licht werden manche Öle auch in Blechdosen angeboten. Achten Sie auf das Verfallsdatum oder besser noch auf das Pressdatum, wenn es angegeben ist. Ist die Flasche einmal geöffnet, sollten kalt gepresste Öle zügig innerhalb von 3 Monaten verbraucht werden, andernfalls werden sie ranzig und verlieren ihre positiven Eigenschaften. Ranziges Öl muss entsorgt werden. Es schmeckt nicht mehr gut und schadet mehr, als es nutzt.

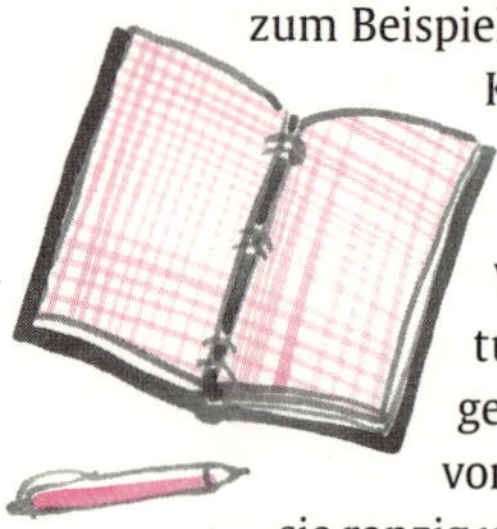

Auch Nüsse, Kerne und Saaten sollten Sie immer auf Lager haben, da sie Omega-Fettsäuren in ihrer natürlichen Form enthalten und außerdem vor konzentrierten Antioxidanzien nur so strotzen (siehe Seite 217). Geben Sie Sonnenblumenkerne, Sesamkörner und Kürbiskerne über alle Gerichte – von gegrilltem Lachs, Haferbrei und Salaten bis hin zu Sandwiches, Puddings und sogar Obst schmeckt das köstlich und gibt Biss. Wenn Sie zwischendurch einen kleinen Snack brauchen, sollten Sie immer ein paar Nüsse oder Samen dabei haben – statt der einschlägigen Schokoriegel. Auch wenn Dr. Stossier sagt, dass man bei Viva Mayr gar keine Snacks braucht …

Erst denken – dann essen

Gewöhnen Sie sich an, über alles nachzudenken, was Sie in Ihren Mund stecken. Ist es wirklich gut für mich? Wenn nicht, weglassen. Wenn Sie das nicht zu 100 Prozent schaffen, dann reichen auch 90 Prozent – das hat jedenfalls eine meiner Freundinnen vorgeschlagen.

Wie sieht's mit den Proteinen aus?

Proteine sind ein wichtiger Nahrungsbestandteil, aber Sie sollten nicht zu viel davon zu sich nehmen. Dr. Stossier meint, dass wir höchstens jeden zweiten Tag Fisch und andere tierische Eiweiße wie Käse und Fleisch als Hauptmahlzeit zu uns nehmen sollten. Pflanzliche Eiweißquellen wie Hülsenfrüchte, Getreide und Nüsse sind gute Alternativen, da diese weniger Eiweiß enthalten und so einer übermäßigen Zufuhr entgegenwirken.

»Viele Menschen fokussieren sich viel zu sehr auf die Proteine, weil sie glauben, nur Proteine würden Kraft geben«, sagt Dr. Stossier. »Doch ein Überschuss an Proteinen kann im Darm – wenn das Eiweiß nicht mehr vollständig verdaut wird - zu Fäulnis und Verwesung führen. Dies wird dann oft zum Ausgangspunkt von Krankheiten«. Dr. Stossier erklärt, dass Fäulnis entsteht, wenn Proteine überwiegend von unseren Darmbakterien metabolisiert werden anstelle von unseren eigenen Verdauungsenzymen. Dies ist Teil eines gestörten Verdauungsprozesses (mehr dazu ab Seite 137), der zur Entstehung von Giftstoffen (Toxinen) im Körper führt. Diese Giftstoffe müssen von unseren Stoffwechselorganen (wie Leber und Nieren) entsorgt werden; andernfalls werden sie im Bindegewebe zwischen Blutstrom und Zellen eingelagert. Sind diese Blutbahnen blockiert, gelangt kein Blut mehr in die Zellen. Umgekehrt können die von den Zellen produzierten Abfallprodukte nicht mehr abtransportiert werden, sondern werden eingelagert. Dies führt zu einem Übermaß an Giftstoffen, das wiederum Herzinfarkte, Schlaganfälle, rheumatische Erkrankungen, Diabetes und viele andere Erkrankungen verursachen kann. So leben wir nicht nur mit vielen Giftstoffen im Körper, sondern setzen auch unsere Stoffwechselorgane unter enormen Druck – und unter Druck können sie ihren Job nicht mehr richtig ausführen. Keine Sorgen, wenn Sie das alles noch nicht richtig verstehen – weiter hinten im Buch folgen noch einige Erklärungen. Aber hier schon mal die gute Nachricht: Sie können dafür sorgen, dass es nicht zu Fäulnisprozessen kommt.

Zur Vermeidung größerer Toxineinlagerungen und für eine bessere Verdauung empfiehlt es sich, weißes Fleisch wie Pute, Kalb und Hühnchen zu bevorzugen, gefolgt von Lamm und anschließend rotem Fleisch. Schweinefleisch bildet das Schlusslicht in dieser Liste. Jeder Fisch ist prima; Aal ist zwar etwas fetter – aber wie oft isst man schon Aal? Merken Sie sich auch, dass Frischkäse leichter verdaulich ist als Hartkäse (ab Seite 284 finden Sie Rezepte für köstliche Frischkäseaufstriche). Allerdings trifft dies nicht zu, wenn Sie an einer Laktoseintoleranz leiden. Warum? Weil in Milch ein Zucker namens Laktose enthalten ist. Mit dem Altern produziert unser Körper immer weniger jenes Enzyms, das wir zur Verdauung von dieser Laktose brauchen. Das bedeutet, dass die Verdauung von Milch, Joghurt, Topfen (Quark) und auch Weichkäse immer schwieriger wird. Ziegen- und Schafsmilch enthalten gleich viel Laktose wie Kuhmilch, sind also diesbezüglich nicht anders zu bewerten. Aber in diesen Fällen kann Käse problemlos gegessen werden, da im Käse keine Laktose mehr vorkommt. Hülsenfrüchte (zum Beispiel Linsen, Bohnen und Erbsen) sowie Nüsse und Getreide (Vollkornprodukte bevorzugen) enthalten ebenfalls genügend Eiweiß. Sie sehen: Selbst wenn Sie kein Steak essen, bekommen Sie mehr Proteine ab, als Sie denken.

Ballaststoffe nicht vergessen

Ballaststoffe sind ein unverzichtbarer Teil unserer Ernährung, sie sind der Besen, der unser Verdauungssystem durchfegt, den Müll wegkehrt und die Nahrung transportiert. Eine gute Verdauung kann Fäulnis vorbeugen und sorgt außerdem dafür, dass Giftstoffe nicht ewig im Darm abhängen, von wo aus sie ins Blut gelangen, sondern rasch entsorgt werden. Ballaststoffe sorgen auch dafür, dass die Verdauung im richtigen Tempo abläuft und der Körper genug Zeit hat, die Nährstoffe aus der Nahrung zu absorbieren. Worin sind Ballaststoffe enthalten? In vollwertigen, frischen Nahrungsmitteln wie Gemüse, Obst und Vollwertprodukten, aber auch in Nüssen und Samen. Und davon bekommen Sie bei der Viva-Mayr-Diät ausreichend.

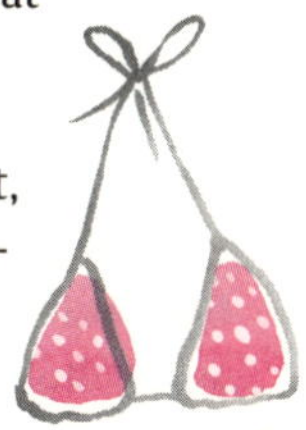

Wer Vollwertprodukten raffinierte Lebensmittel vorzieht, wird ausreichend mit Ballaststoffen versorgt. Zum Beispiel enthalten weißes Brot und Nudeln nur sehr wenig Ballaststoffe, Vollwertbrot hingegen sehr viel. Weißes Brot zählt zu den Nahrungsmitteln, die Dr. Stossier »leere Nahrung« nennt; sie enthält nur wenig Nährstoffe und nutzt unserem Körper nicht viel.

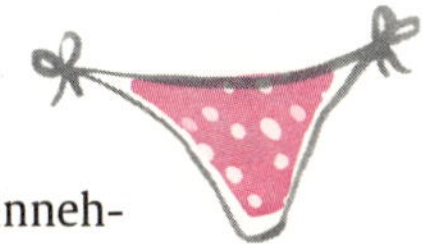

»Ist es nicht verrückt, wenn Leute weißes Brot essen und anschließend Ballaststoffergänzungsprodukte einnehmen?«, fragt er, beinahe wütend. Langsam verstehe ich, warum er den Spitznamen »freundlicher Werwolf« trägt – er hat absolut werwolfsähnliche Eigenschaften. Während er mit seiner Kritik fortfährt, stelle ich erleichtert fest, dass gerade nicht Vollmond ist. »Warum essen sie nicht einfach Vollwertbrot – und schon ist die Sache erledigt.«

Also: Achten Sie darauf, Vollwertmüsli, Vollwertnudeln, Vollwertbrot, Vollwertgetreide etc. zu verwenden – wann immer möglich.

Grünes essen … und Rotes, Gelbes, Violettes …

Beim Einkauf sollten Sie unbedingt leuchtend buntes Obst und Gemüse ansteuern. Die intensive Färbung verrät uns, dass diese Sorten eine Vielzahl von Antioxidanzien enthalten (siehe auch Seite 217); außerdem sind frisches Obst und Gemüse reich an Vitaminen und Mineralstoffen und liefern Ballaststoffe. Um Antioxidanzien wird es etwas später gehen – für den Moment verrate ich schon einmal, dass sie dazu beitragen können, die degenerativen Effekte des Alterns zu vermindern. Also her damit! Aber: Obst und Gemüse, das nicht in einer natürlichen Umgebung kultiviert wurde, enthält weniger Antioxidanzien. Mit der Viva-Mayr-Diät bekommen Sie jedenfalls reichlich frisches Obst und Gemüse. Entscheidend ist dabei, wie und wann Sie es essen.

Auf »bio« setzen

Der Grund, auf Bio-Lebensmittel zu setzen, liegt darin, dass wir Menschen unsere Energie aus der Nahrung ziehen – Energie, die von der Sonne produziert wird. Professor Fritz Popp (ich schwöre, dass dies sein echter Name ist …) war der Erste, der diese Energie gemessen hat; er nannte sie »Biophoton«, zusammengesetzt aus den griechischen Begriffen für »Leben« und »Licht«. Eine Tomate, die ein Maximum an Sonne abbekommen hat, besitzt mehr von jener Energie, die wir brauchen, als eine im Winter im Gewächshaus gereifte Tomate. Denn eine natürlich angebaute Tomate muss jede Menge Antioxidanzien bilden, um sich selbst vor den negativen Auswirkungen der Sonne zu schützen. Es handelt sich dabei um dieselben Antioxidanzien, die auch in unserem Körper eine Schutzfunktion übernehmen. Jüngste Forschungsergebnisse legen übrigens nahe, dass Gesichtscremes, die Antioxidanzien enthalten, die Haut besser schützen.

»Nehmen Sie beispielsweise eine Orange«, sagt Dr. Stossier. »Sie bezieht ihre Nährstoffe aus dem Boden. Der Orangenbaum wächst und bringt seine Früchte unter dem Einfluss von Sonnenlicht und einer natürlichen Umgebung hervor. Die Frucht enthält die Lebenskraft oder »Energie« einer Pflanze, und beim Verzehr der Frucht nehmen wir ihre Energie in uns auf. Diesen als »Biophotonen« bezeichneten Wert kann man messen.« Biophotonen sind also die Maßzahl für die Vitalität eines Lebensmittels. Studien haben bewiesen, dass Bio-Nahrung viel mehr dieser Biophotonen enthält als herkömmliche Lebensmittel. Bio-Lebensmittel geben uns also mehr Vitalität als andere Produkte; deshalb sollten Sie wann immer möglich zu Bio-Qualität greifen.

Der Verzehr natürlich produzierter Lebensmittel ist nicht nur gesünder, sondern spiegelt auch unsere eigene Beziehung zur Natur wider. Leider lassen es manche Produktionsprozesse gar nicht zu, dass in Obst und Gemüse Energie in Form von Biophotonen entsteht (wenn beispielsweise kein natürliches Sonnenlicht vorhanden ist), oder vorhandene Biophotone werden durch die Produktionsprozesse zerstört (etwa durch Bestrahlung zur Haltbarmachung oder durch Erhitzen von Nahrung in der Mikrowelle).

Es gibt noch viel mehr gute Gründe für Bio-Produkte, beispielsweise nachhaltige Landwirtschaft, der Verzicht auf ungesunde Pestizide, Pflanzenvernichtungsmittel, Wachstumshormone und andere Chemikalien, der Verzicht auf Gentechnik – all diese Faktoren vermindern oder vernichten die Vitalität der Lebensmittel.

Biologische Ernährung ist jedoch nicht der wichtigste Aspekt der Viva-Mayr-Philosophie. Falls Sie keinen Zugang zu Bio-Produkten haben, können Sie dieses Manko durch andere Punkte ausgleichen. »Solange Sie richtig kauen, können Sie eigentlich nichts Falsches essen – abgesehen von solch offensichtlich wertlosen Dingen wie Junk Food und Süßigkeiten«, sagt Dr. Stossier. »Essen ist nicht gut oder schlecht, Essen ist Essen; es ist neutral. Es ist immer die Frage, was wir aus der Nahrung beziehen können. Deshalb müssen wir unsere

Essgewohnheiten unter die Lupe nehmen. Die Qualität der Produkte ist nicht der wichtigste Punkt, aber wenn es uns gelingt, den Verzehr von industriell verarbeiteten Lebensmitteln zu reduzieren, ist das ein guter Erfolg.«

Mürbteig-Kekse scheinen also aus dem Rennen zu sein. Vielleicht höchstens selbst gemachte? »Sie haben wenig Ernährungswert«, sagt Dr. Stossier lächelnd. Okay, mag sein, aber vieles andere spricht für sie … Bei der Viva-Mayr-Diät geht es nicht um Bevormundung,

ZIELE

- Essen Sie weniger – denn wir alle essen mehr, als wir eigentlich brauchen.
- Nehmen Sie mehr kalt gepresste Öle und weniger Kohlenhydrate zu sich. Das Ergebnis sind eine bessere Verdauung und ein guter Gesundheitszustand.
- Setzen Sie nur jeden zweiten Tag tierische Eiweiße (Fleisch und Fisch) auf Ihren Speiseplan.
- Denken Sie immer daran, dass gute Ernährung im Supermarkt beginnt. Bilden Sie sich nicht ein, Sie könnten den einmal gekauften Schokokeksen zu Hause widerstehen.
- Machen Sie einen Bogen um »leere« Lebensmittel – es gibt keinen Grund, weißes Brot zu essen und anschließend Ballaststoffergänzungen einzunehmen.
- In die Pfanne gehört nur warm gepresstes Öl. Native oder kalt gepresste Öle werden durch starkes Erhitzen gesundheitsschädlich.
- Kaufen Sie wann immer möglich Bio-Qualität – aber machen Sie sich keinen Stress, wenn es mal nicht geht.
- Machen Sie sich klar, dass es nur wenige Tage dauert, schlechte Gewohnheiten für immer zu durchbrechen.

sondern darum, das Richtige zum richtigen Zeitpunkt zu essen und dadurch die Verdauung optimal zu unterstützen – was wiederum zu einer gesünderen, schlankeren, jugendlicheren Erscheinung führt. Und tatsächlich: Was Sie essen, ist nicht annähernd so wichtig wie der Zeitpunkt, zu dem Sie es essen. Versuchen Sie trotzdem, sich Tag für Tag an den vorgeschlagenen Menüplan zu halten, oder probieren Sie einige der alternativen Rezepte (ab Seite 240). Vielleicht macht es Ihnen ja Spaß, mit bislang unbekannten Zutaten zu experimentieren. Das Ziel ist jedenfalls eine Veränderung Ihrer Essgewohnheiten – und Sie werden sich besser fühlen als jemals zuvor.

Rachel, 28, Stevenage

» Ich war ein echter Junk-Food-Junkie

An keinem McDonald's konnte ich vorbeigehen, ohne dass mir das Wasser im Mund zusammenlief. Das Frühstück aß ich unterwegs – entweder einen Doughnut oder ein Mandelcroissant oder etwas ähnlich Süßes. Ich war gierig nach Zucker. Mit Unmengen von Kaffee hielt ich mich wach. Zu Mittag aß ich bei McDonald's oder Pizza Hut. Und abends war mir schlecht. Aber ich hatte ich mich daran gewöhnt. Nach Feierabend gab es reichlich Wein. Diesen Lebensstil führte ich, seit ich 18 war und studierte. Vielleicht kann der Körper das in jungen Jahren gerade noch so verkraften, aber je älter ich wurde, desto schlechter ging es mir. Und natürlich nahm ich auch zu. Aber Sport konnte ich auch nicht machen, weil ich mich so schrecklich fühlte.

Letztes Silvester kam die Wende. Nachdem ich jedes Kleid aus meinem Kleiderschrank anprobiert hatte und sich bei jedem ein grauenhafter Höscheneinschnitt abzeichnete, wurde mir klar, dass mein Hintern mein großes Problem war. Ich ging aus, betrank mich und fasste einen Entschluss: Ich würde meine Essgewohnheiten verändern und Sport treiben. Ein Freund von mir war in der Viva-Mayr-Klinik und erzählte mir von der Diät. Von dem reichhaltigen Frühstück, vom richtigen Kauen, von Bio-Ernährung und vom Weglassen all jener Sachen, die ich so gerne aß.

Die erste Woche war die schlimmste. Ich war regelrecht auf Entzug. Ich gierte danach, mich hemmungslos vollzustopfen, aber ich hatte mir selbst das Versprechen gegeben, nicht schwach zu werden. Ich begann den Tag mit Müsli und fürchtete, mich jeden Moment übergeben zu müssen. Ich musste das Zeug 40 Mal kauen, um es überhaupt runterzubekommen. Auch Obst aß ich morgens, obwohl es schrecklich bitter schmeckte nach all den Doughnuts mit Zuckerguss, die ich gewohnt war. Mittags gab's Salat oder Ähnliches. Am Ende des zweiten Tages hatte ich fürchterliches Kopfweh und fühlte mich schwach und hungrig. Ich motivierte mich selbst, indem ich mir vorstellte, wie ich wieder mühelos in all meine Kleider passen würde – und schon ging es mir besser. Und Tatsache: Ich sah auch gleich viel besser aus. Meine Haut wurde fast über Nacht reiner und klarer und meine Augen strahlten wieder.

Die erste Woche war die schlimmste. Ich war regelrecht auf Entzug.

Am dritten Tag wachte ich voller Energie auf und freute mich (jedenfalls beinahe) auf mein Müsli. Der Gedanke, auf dem Weg ins Büro keinen Doughnut zu verschlingen, deprimierte mich nicht mehr. Zum Mittagessen genoss ich meinen Rucolasalat mit Parmesan und einem Stück gegrilltem Fleisch. Tatsächlich glaube ich, dass Tag drei der Wendepunkt war. Ich war wirklich erstaunt, wie schnell das alles ging – wie schnell zehn Jahre schlechter Essgewohnheiten fast über Nacht der Vergangenheit angehörten. Zwar hatte ich immer noch irrsinnige Lust auf Junk Food, aber die sichtbaren Ergebnisse meiner Diät stärkten mir den Rücken. Klar, im Supermarkt musste ich die Augen schließen, wenn ich an den Chips vorbeiging, aber ich schaffte es und war richtig stolz auf mich.

Fast wie ein Drogensüchtiger sagte ich mir, dass mein Körper erst nach vier Wochen Junk-Food-Entzug gereinigt sein würde. Und für das Ende jenes Monats versprach ich mir eine Belohnung. In den ersten Tagen der Diät war diese Belohnung das einzige Licht am Ende des Tunnels, aber erstaunlicherweise hatte ich am Ende der vier Wochen nicht mehr die geringste Lust auf Junk Food. Nachdem der Monat vorbei war, ging ich zu McDonald's – aber von dem Geruch, der mich früher in Entzücken versetzt hatte, wurde mir nur noch schlecht!

Ich bin keine Heilige ich lebe noch nicht so gesund, wie ich gerne würde, aber ich habe abgenommen. Das ist jetzt vier Monate her, und ich bin noch nicht wieder schwach geworden. Ich bin glücklicher, gesünder, schlanker und entschlossener als je zuvor, mich auch in Zukunft nach Viva Mayr zu ernähren.

Tag drei

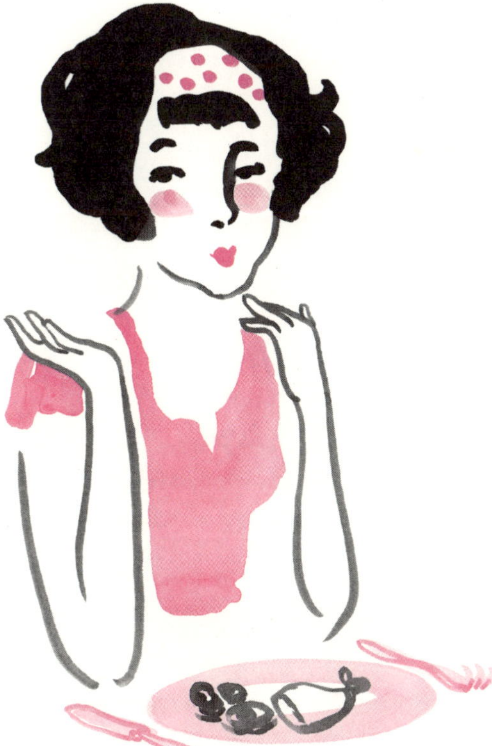

Die Kunst des *Kauens*

Tag drei

- Warum Sie langsam essen und die Nahrung richtig kauen sollten
- Wie Sie die Nahrung richtig kauen
- Warum Kauen das Wichtigste für Ihre Verdauung und Ihre Gesundheit ist

Tagesmenü

Frühstück

Rosmarintee, Dinkelbrot, Gemüseaufstrich und eine halbe Avocado

S. 284

Mittagessen

Zucchinisuppe und gegrilltes Hühnchen auf Bratkartoffeln und Gemüse

S. 247

Abendessen

Buchweizen-Blinis mit Gemüsewürfeln

S. 248

Kauen, kauen, kauen

Heute steht das Kauen im Mittelpunkt; richtiges Kauen ist eine der wichtigsten Säulen der Viva-May-Diät und wahrscheinlich sogar das entscheidende Element. Wenn Sie dieses Buch eine Sache lehrt, dann sollte es das richtige Kauen sein.

Das richtige Kauen ist der Schlüssel zur Viva-Mayr-Methode und auch der Schlüssel zum schnellen Abnehmen wie zu Gesundheit und Wohlbefinden. Je mehr Sie kauen, desto weniger essen Sie, denn Ihr Gehirn sendet Signale aus, die besagen, dass Sie schon genug gegessen haben. Und das bedeutet, dass Sie schneller schlank werden. Es bedeutet natürlich auch, dass Sie weniger essen, weil die Nährstoffe effektiver vom Körper aufgenommen werden und Ihr Körper nach weniger Nahrung verlangt. Und mehr noch: Wenn Sie effizienter und länger kauen, wird Ihr Körper die Nährstoffe besser aufnehmen. Das wiederum bedeutet, dass Sie wesentlich mehr aus der Nahrung entnehmen, die Sie essen; und dies wiederum unterstützt Ihre Gesundheit auf allen Ebenen.

Okay, das ist schon alles. Das ist das A und O der Viva-Mayr-Diät. Dies ist die morgendliche Routine, der Sie heute, für den Rest der Diät und hoffentlich auch für den Rest Ihres Lebens folgen werden. Sind Sie bereit? Schon heute Abend werden Sie sich toll fühlen – denn es fühlt sich toll an, sein Ziel zu erreichen und endlich etwas Gutes für seinen Körper und seine Gesundheit zu tun.

Sie beginnen den Tag mit einem Glas Wasser – das Wasser sollte heiß bis lauwarm sein. Trinken Sie es eine halbe Stunde vor dem Frühstück (das gibt Ihnen die Möglichkeit, den Rest dieses Kapitels zu lesen oder zu duschen). Im nächsten Kapitel werden Sie einige Dehnübungen kennenlernen, doch heute sollten Sie nur behutsam versuchen, mit den Fingern Ihre Fußspitzen zu erreichen und sich danach Wirbel für Wirbel langsam wieder aufzurichten. Dann strecken Sie Ihre Arme hoch in Richtung Decke und beugen sich anschließend wieder vorsichtig hinunter zu Ihren Fußspitzen.

Kauen wir die Sache einmal durch …

Jetzt fühlen Sie sich schon etwas biegsamer und frischer – Zeit, sich dem Kauen zu widmen. Dr. Stossier meint, dass man richtiges Kauen mit etwas Konzentration in drei Wochen erlernen kann. Vielleicht sogar schneller. Beginnen wir mit diesem Frühstück. Vielleicht stehen Sie ja etwas früher auf, so dass Sie sich für diese wichtige Mahlzeit mehr Zeit nehmen können.

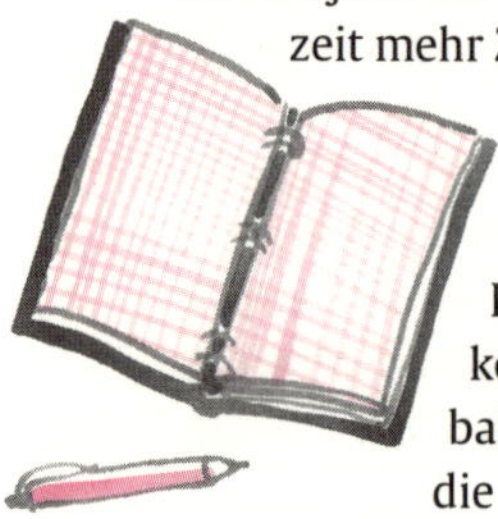

Beginnen Sie mit dem gestern zubereiteten Dinkelbrot. Wenn Sie nicht das berühmte Viva-Mayr-Dinkelbrot gebacken haben, haben Sie sicher Dinkel- oder Roggenbrot beim Bäcker gekauft. Diese ballaststoffreichen Vollkorn-Brotsorten sind gut für die Verdauung und ermuntern zum ausgiebigen Kauen, da sie fester sind als helles Brot. Wenn auch das nicht geklappt hat, kaufen Sie im Supermarkt ein hochwertiges Vollwertbrot.

Geben Sie ein kleines Stück Brot in den Mund und beginnen Sie, es langsam zu kauen. Machen Sie das möglichst lange. Bei mir war es nach sieben Kaubewegungen in all seine Bestandteile zerfallen. Dann ein weiteres Stückchen in den Mund nehmen und erneut kauen. Mit der Zeit wird es Ihnen immer leichter fallen, das Brot so lange im Mund zu behalten, und wahrscheinlich schmecken Sie bald die Süße, die entsteht, wenn die Kohlenhydrate in Zucker aufgespalten werden. Bewegen Sie das Brot im Mund hin und her. Diese Kauübung begleitet Sie durch das ganze Frühstück und alle weiteren Mahlzeiten des Tages. Alle eignen sich wunderbar dafür!

Sie werden bald feststellen, dass die Viva-Mayr-Diät keine »Weglass-Diät« ist. Es geht nicht darum, auf bestimmte Lebensmittel wie beispielsweise Milch- oder Weizenprodukte zu verzichten, sondern darum, zu lernen, wie man sie so isst, dass sie leicht zu verdauen sind und Ihnen keine Probleme machen.

Genießen Sie jeden Bissen

Nehmen Sie ein Stückchen Dinkelbrot oder anderes Brot in den Mund und speicheln Sie es ein. Denken Sie daran, dass es sich vollständig aufgelöst haben muss, bevor Sie es schlucken. Denken Sie darüber nach, was Sie da gerade essen und welche wertvollen Nährstoffe damit in Ihren Körper gelangen. Zum Frühstück können Sie etwas grünen oder Kräutertee nippen, aber kein Wasser (warum, das erkläre ich Ihnen später).

Zu Ihrem Brot essen Sie etwas Kräuteraufstrich. Wenn Sie den Bissen gut gekaut haben, geben Sie den Aufstrich in den Mund und vermischen ihn mit dem Speichel, der sich gebildet hat. Erst schlucken, wenn die Nahrung flüssig ist.

Und jetzt dasselbe mit dem Rührei. Wenn Sie möchten, toasten Sie Ihr Dinkelbrot und richten das Rührei darauf an. Denken Sie daran: Das echte Geschmackserlebnis kommt erst, wenn Sie ausgiebig gekaut haben. Kauen und bewegen Sie das Brot und das Rührei im Mund hin und her und schlucken Sie erst, wenn Sie mindestens 30 Mal gekaut haben. Vielleicht schmecken Sie ein völliges Durcheinander aller Elemente, aber es ist wichtig, Brot und Eier *wirklich* zu schmecken. Das ist eine tolle Erfahrung und wird Sie motivieren. Später im Buch, wenn es dann Müsli zum Frühstück gibt, sollten Sie dieselbe Empfindung haben – die Süße der Beeren schmecken, die knusprige Konsistenz der Körner und Nüsse wahrnehmen und das runde Aroma der Milch genießen.

Das Ziel: 40 Mal kauen

Dr. Stossier sagt, dass er jeden Bissen 30 bis 40 Mal kaut – bei jeder Mahlzeit. Zu Beginn des Kautrainings ist es hilfreich mitzuzählen. Zunächst gelingen Ihnen vielleicht nur 15 Kaubewegungen, aber Sie werden sich steigern. Dr. Stossier legt größten Wert darauf, dass das Kauen extrem wichtig ist und ohne ausgiebiges und richtiges Kauen nichts funktionieren wird. »Wenn Sie mangelhaft kauen, dürfen Sie nicht erwarten, dass dann der Magen die Arbeit übernimmt, die zuvor nicht erledigt wurde. Kauen erfolgt ausschließlich im Mund und nicht in anderen Organen des Verdauungsapparates«, sagt er. Ich frage ihn, ob seine Kinder seinem Beispiel folgen. »Sie sind mehr oder weniger darauf trainiert«, antwortet er mit einem Lächeln. Und genau das ist es: ein Training. Sie können es trainieren – genau so wie Sie Ihre 20 Sit-ups jeden Morgen trainieren.

An der Technik feilen

Auch beim Mittag- und beim Abendessen sollten Sie sich aufs Kauen konzentrieren und versuchen, jeden Bissen möglichst 30 bis 40 Mal durchzuarbeiten. Am Anfang werden Sie noch mitzählen müssen. Es wird Ihnen wie eine Ewigkeit vorkommen (so ging es mir auch), denn Sie schlucken das Essen normalerweise wahrscheinlich fast unzerkaut. Doch schon nach einem Tag werden Sie eine Veränderung feststellen. Zuerst erschien es mir fast unmöglich, so viel zu kauen, doch zwei Tage später war mir das Kauen schon in Fleisch und Blut übergegangen. Und noch ein paar Tage später konnte ich es gar nicht fassen, dass ich jahrelang mein Essen eingeworfen und geschluckt hatte, ohne überhaupt ans Kauen zu denken.

Spüren Sie vor dem Schlucken, wie sich das Essen im Mund anfühlt. Sind da noch größere Stücke? Und vor allem: Schmeckt das Essen anders? Schlucken Sie nichts, was noch eine erkennbare Form besitzt. Sorry, wenn das etwas eklig klingt, aber es ist wichtig. Kann man die Nahrung noch identifizieren, wird Ihr Magen viel Arbeit haben, sie in eine verdaubare Form zu bringen. Kauen Sie immer ausgiebiger, bis die Nahrung in Ihrem Mund eine flüssige Form angenommen hat. Erst dann schlucken Sie. Das ist eine echte Herausforderung, aber denken Sie daran, dass dies gut für Ihre Gesundheit und Ihre schlanke Linie ist. Anfangs ist es noch etwas schwierig, dies in Gesellschaft zu tun, es sei denn, es macht Ihnen nichts aus, sich mit vollem Mund zu unterhalten.

Dr. Stossier sieht das Essen fast wie eine Meditation. »Wann haben Sie zum letzten Mal darüber nachgedacht, was Sie essen?«, fragt er. »Wann haben Sie sich zuletzt auf den Geschmack, die Form, die Farbe und die Konsistenz jedes einzelnen Bissens konzentriert? Denken Sie mal darüber nach und zollen Sie dem Essen und dem Koch den verdienten Respekt.«

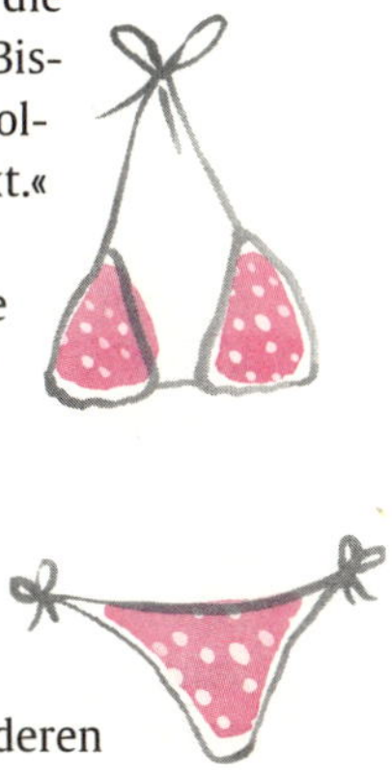

Vermeiden Sie alles Deprimierende und Stressende beim Essen. Wie Sie bei Tag elf erfahren werden, ist es wichtig, in einer stressfreien Umgebung zu essen. Dies erfordert Motivation und Geduld. Sagen Sie nicht »Kann ich nicht«. Genau so wie eine Frau niemals zu schlank und ein Mann niemals zu reich sein kann, kann man niemals genug kauen. Das habe ich in Dr. Stossiers Viva-Mayr-Klinik gelernt, indem ich die anderen Patienten beobachtete.

Auch wenn man das Kauen sehr gut zu Hause lernen kann, war ich froh, dass ich die Sache in Österreich mit dem »richtigen Biss« angehen konnte.

Kauen Sie sich schlank

Es ist erstaunlich, dass eine so simple Sache wie das richtige Kauen einen so verblüffenden Effekt haben kann. Auch wenn Dr. Mayr als erster Mediziner die volle Bedeutung des Kauens erkannte, wusste schon ein gewisser Horace Fletcher – geboren 1849 und auch bekannt als »Great Masticator« (Der Große Kauer) – um die Wichtigkeit sorgfältigen Kauens. »Nature will castigate those who don't masticate« (Die Natur wird jene bestrafen, die nicht richtig kauen) hieß sein Motto und er vertrat die Ansicht, dass jeder Bissen 32 Mal gekaut werden müsse. Das mache den Menschen nicht nur stärker, glaubte er, sondern reduziere auch die benötigte Nahrungsmenge. Es hört sich verrückt an, aber mit dieser Theorie, die er im Rahmen von Vortragsreisen propagierte, wurde dieser Mann zum Millionär.

Während Dr. Stossier meine entzündeten Gedärme behandelte, um die dort vorhandene Stauung zu lösen, erklärte er mir, warum das Kauen aus physiologischer Sicht so wichtig ist. Erstens: Wenn wir uns die Zeit zum Kauen nehmen, essen wir weniger. Und laut Dr. Stossier essen wir ohnehin alle viel zu viel. »Ausgiebiges Kauen sendet Signale ans Gehirn, die sagen, dass wir genug gegessen haben«, sagt er. »Sie nehmen also automatisch weniger Nahrung zu sich und nehmen dadurch ab.« Das leuchtet ein, denn der Mensch ist ein Gewohnheitstier. Irgendwo tief in unserem Unterbewusstsein muss etwas dem Gehirn mitteilen, dass wir genug gegessen haben – und dieses Etwas wird darüber gesteuert, wie oft wir gekaut haben.

Der zweite Grund hat damit zu tun, dass unser Verdauungssystem bei unseren Lippen beginnt. Mit unseren Lippen fühlen wir die Nahrung und erforschen ihre Konsistenz und über die Lippen senden wir Signale an unser Gehirn, die ihm mitteilen, was es zu erwarten hat. Während wir den Geschmack genießen, leistet unser Gehirn harte Arbeit. Während wir kauen, arbeitet das Gehirn an der Entschlüsselung der Inhaltskomponenten, und das wiederum liefert unserem Verdauungsapparat (insbesondere der Bauchspeicheldrüse und der Leber) wichtige Informationen für die Vorbereitung der Verdauungssäfte, die – was auch immer nach unten unterwegs sein mag – verdaut werden müssen. Eiweiße erfordern andere Verdauungssäfte als Kohlenhydrate oder Fette. Kauen ist also deshalb so wichtig, weil es dem Verdauungsapparat vorab wichtige Hinweise darauf gibt, das passende »Programm« für die folgende Verdauung zu starten. Und dies wiederum entlastet das Verdauungssystem.

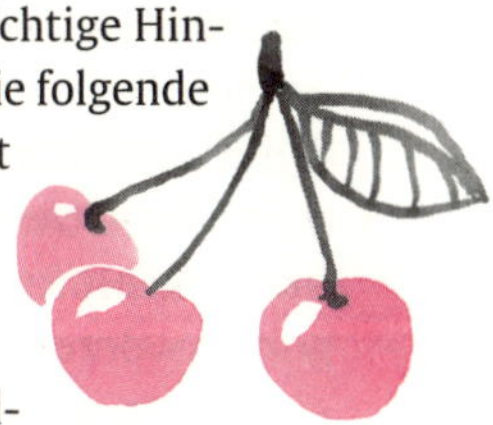

Auch der Mund ist ein wichtiger Teil des Verdauungssystems. Mit den Zähnen zerkleinern, zermalmen und zerhacken wir die Nahrung in kleine Stücke. Unzureichendes Kauen bedeutet, dass der ganze nachfolgende Verdauungsapparat viel mehr Mühe hat, die Nahrung zu verstoffwechseln. Und außerdem bekommen wir gar nicht mit, wie gut das Essen schmeckt.

Ein weiterer Grund für gutes Kauen ist die vermehrte Speichelproduktion. Über Speichel habe ich noch nie wirklich viel nachgedacht – und ich reiße mich auch jetzt nicht gerade darum. Und gesprochen habe ich über Speichel seit meinen Schultagen, als die ersten Geschichten über Knutschereien mit den Jungs losgingen, auch nicht mehr. Auch damals war Speichel kein wirklich tolles Thema. Aber heute kann es das durchaus sein. Speichel ist ein sehr wichtiger Bestandteil unseres Verdauungssystems. Er wird durch das Kauen mit den Speisen vermischt und gibt schon hier den Startschuss für die so wichtige Verdauung. Speichel enthält nämlich Enzyme, die zur Aufspaltung von Kohlenhydraten benötigt werden; so beginnt die Verdauung von Stärke und Zucker bereits im Mund. Wenn Sie beispielsweise Brot oder Nudeln lange kauen, werden Sie irgendwann ein süßliches Aroma bemerken – dann nämlich, wenn die Kohlenhydrate in Zucker aufgespalten werden. Fällt Ihnen dieser süßliche Geschmack nicht auf, haben Sie noch nicht lange genug gekaut.

Der Verdauungsprozess beruht auf der fein aufeinander abgestimmten Zusammenarbeit aller beteiligten Organe. Eine Funktion hängt dabei von der anderen ab. Wurde ein Schritt in einer bestimmten Phase nicht korrekt absolviert, kann dies in der nächsten nicht kompensiert werden. Das Kauen findet im Mund statt, und wird dieser Schritt nicht richtig ausgeführt, kann dies später nicht nachgeholt werden. Das stellt für den nachfolgenden Verdauungsprozess natürlich ein Problem dar. Es ist höchste Zeit, dass wir unsere persönlichen Essgewohnheiten auf die Anforderungen der Natur abstimmen – umgekehrt funktioniert es nicht! Gut gekaut ist halb verdaut – so bringt es der »freundliche Werwolf« auf den Punkt.

»Wenn Sie einen Bio-Salat kaufen und ihn in null Komma nichts runterschlingen, ziehen Sie keinen Nutzen daraus«, sagte Dr. Stossier, während er in der Darmsprechstunde meinen Bauchbereich behandelt. »Unter Umständen ist dann ein Big Mac mit einem einzigen Salatblatt gesünder, wenn sie ihn sehr ausgiebig kauen.« Das war für mich eine absolut verblüffende Neuigkeit.

»Wir multiplizieren also den Nährwert allein durch richtiges Kauen um ein x-Faches?«, fragte ich. Er nickte. »Ja, es macht gar keinen Sinn, Geld für Bio-Lebensmittel auszugeben, wenn wir sie nicht lange genug kauen. Dann können Sie ebenso gut industriell verarbeitete Lebensmittel essen.«

Kauen mit Köpfchen

Kauen ist auch aus einem anderen Grund sehr wichtig. Ursprünglich dachten wir, dass die Anzahl der Gehirnzellen festgelegt ist und nicht erhöht werden kann und dass es die *Anzahl* der Zellen ist, die die Hirnleistung bestimmt. Diese Annahme stellte sich als falsch heraus. Heute wissen wir, dass Gehirnzellen Verbindungen zu anderen Zellen bilden und durch diese Verbindungen Informationen schicken können. Diese Verbindungen lassen sich nicht nur in jungen Jahren, sondern das ganze Leben lang herstellen. Wir bilden also ständig neue Nervenverbindungen, sogenannte Synapsen, die unser Gehirn aktiv halten. Je mehr wir sie nutzen, desto besser die Verbindung. Und umgekehrt: Je weniger wir sie nutzen, desto mehr verkümmern sie. Deshalb sollten wir uns bemühen, wann immer möglich *neue* Verbindungen zu schaffen, indem wir Dinge auf eine andere Weise tun oder Dinge tun, die wir noch nie gemacht haben. Wenn Sie beispielsweise moderne Musik verabscheuen, sollten Sie sie sich doch von Zeit zu Zeit antun, um neue Verbindungen und Pfade zu ermöglichen. Die Bildung neuer Wege im Gehirn ist eine nicht zu unterschätzende Vorbeugungsmaßnahme gegen degenerative Erkrankungen wie etwa Alzheimer.

Das zweite Gehirn

»Wir haben im Verdauungsapparat ein zweites Gehirn«, sagte Dr. Stossier. »Dort befindet sich nämlich exakt dieselbe Anzahl von Nervenzellen wie in unserem Gehirn.« Und dieses »darmassoziierte Nervensystem« verwendet dieselben Überträgerstoffe wie das Gehirn. Mehr noch, als wichtigste Erkenntnis der modernen Hirnforschung wissen wir, dass das Gehirn so arbeitet wie wir es benützen – und auf Grund der zahlreichen Ähnlichkeiten zwischen dem Nervensystem und dem Verdauungsapparat, können wir diese Erkenntnisse auch für diesen anwenden. Denn auch unser Verdauungsapparat arbeitet wie wir ihn benützen. Die Pflege der Esskultur hat also einen entscheidenden Einfluss auf unsere Verdauungsarbeit: Essen wir langsam, kauen wir unsere Speisen ausreichend und geben dem Verdauungsapparat Zeit zum Verdauen, so wird dieses Verhalten ein anderes Ergebnis der Verdauung ergeben als schnelles, hastiges Hinunterschlingen der Speisen. Eine Pflege der Esskultur mit ausgiebigem Kauen ist also das beste Training für die Verdauung, und es liegt in unserer Hand es zu nutzen.

Alte Gewohnheiten durchbrechen

Laut Dr. Stossier kann man sich in drei bis vier Wochen schlechte Kaugewohnheiten abgewöhnen. Und das ist gar nichts, gemessen an der langen Zeit, in der man das Essen viel zu schnell hinuntergeschlungen hat. Bei meinem Mann hat es mich schon lange gestört, dass er viel zu schnell isst – selbst bevor ich Dr. Stossier getroffen habe. Als wir uns noch nicht lange kannten, fragte ich ihn, warum er so schlänge. »Weil ich mit zwei älteren Brüdern aufgewachsen bin«, antwortete er mir. »Wenn ich nicht schnell genug gegessen habe, war alles weg.« Ich habe versucht ihm zu erklären, dass seine Brüder sicher nicht hinter der nächsten Ecke lauern und nur darauf warten, ihm seine Bratkartoffeln wegzunehmen. Aber es nutzte nichts, gegen die alte Gewohnheit war kein Kraut gewachsen. Doch jetzt, wenn er dieses Buch lesen wird, wird alles anders!

Weniger ist mehr

Nach der Sprechstunde bei Dr. Stossier war ich hungriger als jemals zuvor. Voll Vorfreude betrat ich den Speisesaal. Brenda, meine Freundin aus dem Taxi, war schon da und kaute an etwas herum, das wie ein Stück trockenes Brot aussah. Da sie aber sehr fröhlich wirkte, ging ich davon aus, dass es etwas anderes sein musste. Man führte mich an einen Zweiertisch, den ich mit einem jungen Mädchen namens Annie teilen würde.

Auf der Speisekarte zeigte man mir eine Auswahl sogenannter »Aufstriche«, und ich entschied mich für Lachs-Avocado. Ich stellte mir Avocado und Räucherlachs, fein aufgeschnitten und hübsch mit Zitronenscheiben garniert vor und vielleicht noch mit Olivenöl beträufelt. Dann reichte man mir ein Stück Brot – es sah reichlich trocken und altbacken aus. Ich biss hinein – und es *war* trocken und altbacken. Aber ich war so hungrig, dass ich es aufaß.

Dann tauchte Annie auf – jung, hübsch, schlank. Warum war sie hier? War sie eine Spionin, die Dr. Stossier geschickt hatte, um zu verhindern, dass ich etwas Bestimmtes aus meiner Handtasche hole, zum Beispiel die Mürbteig-Kekse, die in der Tasche meines Bademantels lauerten? »Mir ging es monatelang richtig schlecht«, erzählte sie mir. »Dann stellte sich heraus, dass ich Candida habe. Jetzt bin ich auf Kartoffel-Diät.« »Nur Kartoffeln?« »Ja, nur Kartoffeln. Jedenfalls in den ersten Tagen. Und Sie?« »Ich darf im Moment eigentlich alles essen, glaube ich. Ich habe gerade Lachs und Avocado bestellt«, antwortete ich. Annie blickte überrascht. Dann wurde eine Schüssel gekochter Kartoffeln gebracht, garniert mit einem Dillzweig. »Sie sollten mit dem Brot übrigens etwas langsamer tun«, sagte sie, als sie nach ihrer Gabel griff. »Man soll jeden Bissen 40 Mal kauen.«

Oh, natürlich! Darüber hatte ich ja gerade erst einen Vortrag gehört. Das war sie also, die erste Herausforderung, der erste Schritt in ein neues, schlankes, gesundes Leben. Ich biss ein Stückchen Brot ab und kaute es. Nach sieben Mal kauen war es weg – schon auf dem Weg runter zum gigantischen Stau in meinem Dünndarm. Oder war es der Dickdarm? Es fehlten doch noch 33 Mal kauen. Was, zum Teufel, war hier los?

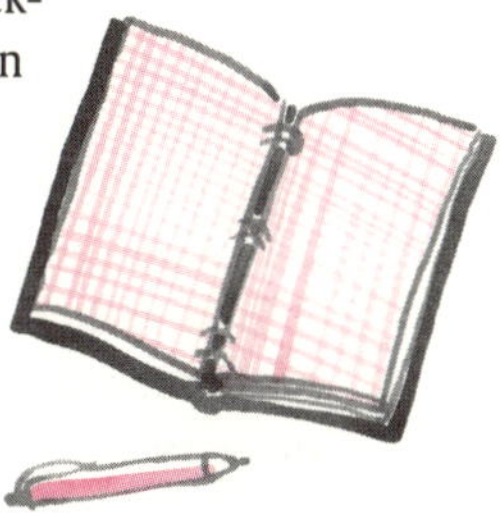

»Daran muss man sich erst gewöhnen«, tröstete mich Annie, die ihre verlockenden Kartoffeln noch nicht angerührt hatte. »Sie müssen den Bissen im Mund hin und her bewegen. Das braucht etwas Übung.« »Und wenn ich gleich einen größeren Bissen nehmen würde?«, schlug ich vor. »Nein«, sagte Annie, während sie langsam ein Stück Kartoffel kaute. »Sie sollen kleine Stücke abbeißen.«

Ich versuchte es noch einmal. Diesmal ging es schon ein bisschen besser. Ich schaffte 16 Mal kauen, bis sich der Bissen komplett aufgelöst hatte. Ich freute mich auf den Lachs wie selten, das schwöre ich Ihnen. Ich hatte das trockene Brot (das übrigens ein Dinkelfladen war und einen himmlisch würzigen Nachgeschmack hat) fast vollständig weggekaut – und hatte immer noch Hunger. Die Bedienung brachte mir etwas, das aussah wie Frischkäse in einem Eierbecher, und stellte es vor mir ab.

»Nein, nein«, protestierte ich. »Ich habe Lachs und Avocado bestellt. Dies hier muss für Annie sein.« Die Bedienung warf mir einen strengen Blick zu. »Annie bekommt nur Kartoffeln. Das hier ist Ihr Aufstrich.« Okay, ich habe verstanden. Es handelte sich also um einen Frischkäseaufstrich mit Lachs und Avocado. Toll. Und das sollte ein Abendessen sein? Kurz erwog ich, Annie eine Kartoffel zu stibitzen, aber das wäre fies gewesen. Und da ich mir mit ihr in den kommenden sechs Tagen den Tisch teilen würde, war das vielleicht keine so gute Idee. Glücklicherweise hatte ich ja noch meine Mürbteig-Kekse zum Nachtisch.

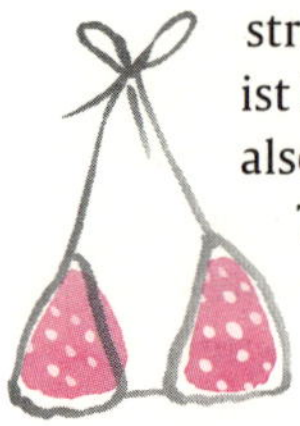

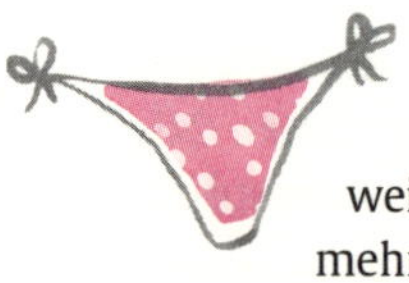

Ich nahm einen Happen Aufstrich – er war köstlich: weich, cremig, lecker. Ärgerlicherweise hatte ich kein Brot mehr dafür. Annie kaute sich noch immer durch ihre Kartoffeln. Ich hatte noch nie jemanden so viel kauen sehen – aber langsam dämmerte mir, dass wir genau aus diesem Grund hier waren.

Das berühmt-berüchtigte Viva-Mayr-Dinkelbrot

Wenn Ihr Mittagessen aus einer Gemüsesuppe und Dinkelbrot besteht, achten Sie darauf, dass Sie gut kauen und die folgenden Punkte berücksichtigen:

- Kauen Sie einen Bissen Dinkelbrot 30 bis 50 Mal.
- Nehmen Sie einen Löffel Suppe dazu und kauen Sie den Nahrungsbrei weiter, bis er völlig eingespeichelt ist.
- Schlucken Sie den Bissen hinunter.

- Wiederholen Sie diesen Vorgang bis ein angenehmes Sättigungsgefühl eingetreten ist und beenden so die Mahlzeit mit einem guten Körpergefühl.

Tipp

Anstelle der Gemüsesuppe kann auch ein Aufstrich gegessen werden, Rezepte dazu finden Sie auf Seite 284

Der Sinn und Zweck des Dinkelbrots besteht, wie mir Dr. Stossier später erklärte, darin, das Kauen neu zu erlernen und zu trainieren. Und es ist nicht nur eine Gesundheits-, sondern auch eine Geschmacksfrage. Aromen entfalten sich im Mund nur, wenn ausreichend Speichel gebildet wurde. Speichel stellt chemische Verbindungen zu den Nahrungsmitteln her; erst dann können unsere Geschmacksknospen Aromen wahrnehmen. Die Geschmacksknospen sind spezielle Bereiche im Mund, hauptsächlich auf der Zunge, aber auch in den Schleimhäuten der Wangen und der Kehle. Nehmen die Geschmacksknospen eine chemische Reaktion wahr, leiten sie diese Information über das Nervensystem zu einem zentralen Ort weiter, der die Geschmacksempfindung mit unseren Erfahrungen verknüpft. Auf diese Weise erkennen wir, dass uns ein Gericht gut schmeckt, welche Aromakomponenten vorhanden sind – süß, sauer, bitter oder salzig – und sogar, ob ein Lebensmittel verdorben ist und ausgespuckt werden sollte.

Also: Wenn Sie Ihr Essen genießen wollen, müssen Sie gut kauen. Weshalb sollte man das Doppelte für eine Bio-Tomate ausgeben, wenn man ihren Geschmack gar nicht richtig würdigt und auch die Nährstoffe nicht optimal aufnimmt? Doch auch zwischen Kauen und Abnehmen besteht ein Zusammenhang. Wer sein Essen wirklich schmeckt, isst nicht so viel Ungesundes, Schlechtes. Und mehr noch: Selbst Junk Food verliert dann seinen Reiz. Wer sein Essen gut kaut, weiß gesunde, frische Nahrungsmittel, die gut schmecken und den Körper schlank halten, doppelt zu schätzen.

Top-Tipps fürs richtige Kauen

- Atmen Sie ein, schalten Sie einen Gang runter und entspannen Sie sich.
- Legen Sie nach jedem Bissen das Besteck ab.
- Versuchen Sie mal, Ihre Mahlzeit mit Stäbchen zu essen. Sie werden automatisch langsamer essen und kleine Happen nehmen.
- Warmes Essen tragen Sie auf vorgewärmten Tellern auf; sonst kühlt es zu schnell ab.
- Wenn Sie glauben, genug gekaut zu haben, schieben Sie den Bissen in einen anderen Mundbereich und kauen Sie ihn erneut.
- Machen Sie eine Pause zwischen zwei Bissen.
- Nehmen Sie sich für jede Mahlzeit mindestens eine halbe Stunde Zeit.
- Beobachten Sie mal die Menschen um sich herum – wie schnell sie das Essen hinunterschlingen. Das allein wird Sie zum Umdenken bringen.
- Essen Sie mal mit verbundenen Augen, versuchen Sie zu erraten, was Sie essen, und beschreiben Sie, wie es schmeckt.
- Konzentrieren Sie sich auf das Essen, das Sie in Ihren Mund nehmen und nehmen Sie Geschmack und Konsistenz bewusst wahr.
- Schlucken Sie nicht, bevor der Bissen flüssig ist.

Kauen macht satt

Schon bei meiner ersten Viva-Mayr-Mahlzeit habe ich Fortschritte gemacht. Erstaunlicherweise hatte ich nach diesem dürftigen Abendessen keinen Hunger mehr. Ich beschloss, mir meine Mürbteig-Kekse für später aufzuheben. Auf dem Weg in mein Zimmer traf ich Dr. Stossier und berichtete ihm, wie froh ich war, mit dem Kautraining begonnen zu haben.

»Das wird bald ganz automatisch gehen«, ermunterte er mich. »Bald werden Sie sich gar nicht mehr vorstellen können, jemals anders gekaut zu haben. Vor allem, wenn Sie die lange Liste der Vorteile sehen.«

Und nach drei Tagen intensiven Kauens spürte ich die Vorteile tatsächlich am eigenen Leib. Ich fühlte mich schlanker (ich aß weniger), dynamischer, und ich hatte nicht mehr dieses schreckliche Völlegefühl und den Eindruck, viel zu viel gegessen zu haben und nur noch den Wunsch zu haben, mich nach dem Essen hinzulegen. Ich habe erfahren, wie Kauen zum festen Bestandteil einer Mahlzeit werden kann, und ich bin froh, dass ich das erkannt habe, bevor es meinem Magen richtig schlecht ging. Die Mürbteig-Kekse habe ich übrigens nicht angerührt – ich hob sie für den Notfall auf.

Die Vorteile richtigen Kauens

Durch ausgiebiges Kauen wird mehr Speichel produziert, und der Speichel ist auch anders zusammengesetzt. Dies wiederum sind optimale Voraussetzungen für die folgende Verdauung. Denn die vermehrte Speichelproduktion liefert dem Gehirn Informationen über die Nahrung und den im Folgenden erforderlichen Verdauungsprozess.

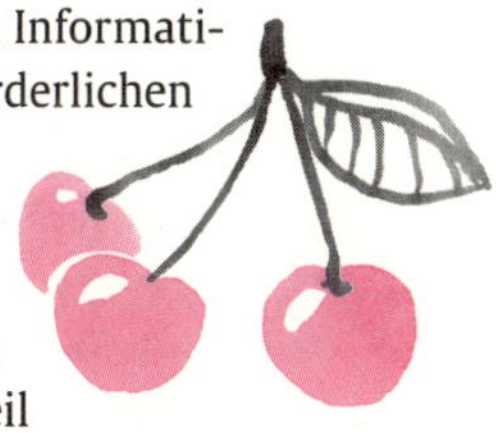

Durch ausgiebiges Kauen entfaltet sich der Geschmack der Nahrungsmittel besser. Sie werden ganz automatisch gesündere Nahrung essen, weil sie einfach besser schmeckt. Kauen ist ein gutes Training für die Kiefermuskulatur – das wirkt altersbedingten Hängebäckchen entgegen. Durch ausgiebiges Kauen ziehen Sie das Optimum aus den Nahrungsmitteln, was dazu führt, dass Sie weniger essen.

Viva Mayr im Alltag

Auch nach dem Klinikaufenthalt habe ich meine neue »Kau-Praxis« beibehalten. Natürlich kommt es vor, dass ich einfach keine Zeit zum ausgiebigen Kauen habe, aber ich bemühe mich wirklich, dem Kauen Priorität einzuräumen.

Ich achte außerdem darauf, gut zu frühstücken. Selbst wenn ich in Eile bin, nehme ich mir die Zeit, mit dem Mixer einen frischen Obst- oder Gemüsesaft zuzubereiten, den man nicht kauen muss und den ich im Auto auf dem Weg ins Büro langsam trinken kann. Natürlich wäre es besser, sich an den Tisch zu setzen, aber manchmal geht das eben nicht. Wenn ich wirklich hungrig bin, erwische ich mich manchmal dabei, wie ich das Essen herunterschlinge, aber ich realisiere dann ziemlich schnell, was schiefläuft, und reiße mich am Riemen. Tatsache ist: Andere beim Schlingen zu beobachten ist ausgesprochen lehrreich. Es ist ungefähr so, als hätte man gerade das Rauchen aufgegeben und beobachtete andere dabei, wie sie sich gierig das Gift in die Lungen pumpen. Da denkt man sich doch nur: »Wie können sie sich das bloß antun?« Genauso geht es mir, wenn ich Leute dabei beobachte, wie sie das Essen in sich hineinschaufeln. »Ihr armes Verdauungssystem«, denke ich dann, und nicht selten bin ich kurz davor, aufzustehen und ihnen zu erklären, wie sehr sie sich dadurch selbst schaden. Aber wahrscheinlich würden sie mir doch nur mit vollem Mund entgegenhalten, dass ich mich um meinen eigenen Kram kümmern solle.

ZIELE

- Kauen Sie jeden Bissen, bis der Nahrungsbrei flüssig ist.
- Kauen nutzt in vielerlei Hinsicht, was letztlich zu mehr Gesundheit und weniger Kilos führt.

Erst vor ein paar Tagen wurde mir wieder einmal klar, wie wichtig das ganze Kauthema ist. Wir hatten einige Freunde zum Essen eingeladen und ich machte frische Pasta. Als Halbitalienerin habe ich eine ganz besondere Beziehung zu Pasta und esse immer die doppelte Menge dessen, was ich eigentlich vertrage. Immer nehme ich zwei-, drei- oder sogar viermal nach. Stellen Sie sich mein Entsetzen vor, als meine wunderbaren selbst gemachten Fettucine Alfredo vor meinen Augen immer weniger wurden. Als Gastgeberin musste ich mich natürlich höflich zurückhalten. Da gab es nur eine Möglichkeit: kauen! Ich kaute nach allen Regeln der Kunst. Dr. S. wäre stolz auf mich gewesen. Ich hätte ihn wahrscheinlich sogar »überkaut«. Als meine Freundin neben mir mit ihrer ersten Portion fertig war und sich die zweite auflud, hatte ich erst die Hälfte meines Tellers gegessen. Und als mein Teller endlich leer war (und übrigens auch die große Pastaschüssel in der Tischmitte), war ich pappsatt. Das war für mich eine Premiere und ein wichtiger Meilenstein in meinem neuen Viva-Mayr-Leben.

Rebecca, 47, Edinburgh

» Bei den ersten Kau-Versuchen bekam ich Lachkrämpfe

Meine Mutter hat mir immer gesagt, dass ich mein Essen gut kauen soll – und ich habe es immer ignoriert. Während des Essens war ich im Gedanken immer schon beim nächsten Bissen und bei der nächsten Aktivität. Ich hätte auch so weitergemacht, wenn ich nicht zufällig einen Artikel über richtiges Kauen gelesen hätte und darüber, wie viel Schaden wir uns durch schlechtes Kauen zufügen. Ich interessierte mich für das Thema und stieß auf den Viva-Mayr-Ansatz, der mir logisch erschien. Also begann ich zu kauen. Bei den ersten Versuchen, 40 Mal zu schaffen, bekam ich Lachkrämpfe. Nach sieben Mal kauen war der Bissen verschwunden. Wie sollte ich jemals 40 Mal oder auch nur 20 Mal schaffen? Aber ich hielt durch und entdeckte, dass es viel leichter ging, wenn man den Bissen im Mund hin und her schiebt; so optimiert man die Kaumöglichkeiten und sorgt dafür, dass der Nahrungsbrei am Ende auch wirklich flüssig ist. Wenn man sich wirklich darauf konzentriert, ist es viel einfacher. Es ist fast schon ein meditativer Prozess – man richtet seine ganze Aufmerksamkeit auf das Kauen und sonst gar nichts. Deshalb übt man anfangs auch besser allein – oder höchstes mit jemandem, der weiß, was los ist.

Nach sieben Mal kauen war der Bissen verschwunden. Wie sollte ich jemals 40 Mal oder auch nur 20 Mal schaffen?

Ich erinnere mich an das erste Essen als »Kauerin« mit Freunden. Ich war so viel langsamer als alle anderen, dass es mir schon peinlich war. Aber als ich den anderen dann erklärte, warum und weshalb, stieß ich auf großes Interesse. Und genau das ist es – es macht absolut Sinn. Ich meine, warum sollte sich der Magen mit unzerkautem Essen rumschlagen? Das ist nicht sein Job, das ist der Job unserer Zähne. Ich habe keine Ahnung, wann oder warum wir das Kauen verlernt haben, aber wir haben es verlernt – ich zumindest. Jetzt habe ich das Kauen wiederentdeckt und bin begeistert. Ich bin schlanker, dynamischer und glücklicher als je zuvor. Und ich schwöre auf den Anti-Aging-Effekt! Meine Freundinnen finden, dass ich besser als vorher aussehe – vielleicht ist es ja das Extra-Training, das meine Wangenmuskulatur durch das Kauen bekommt!

Tag vier

Aktiv werden

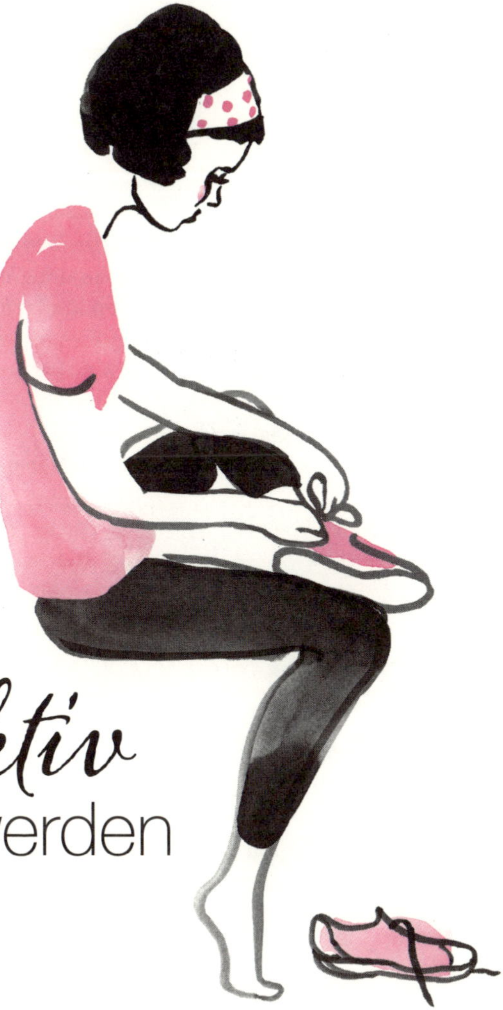

Tag vier

- Warum Sport so wichtig für Ihre Verdauung, Figur und Gesundheit ist
- Wie die richtige Ernährung Ihr Sportprogramm noch effektiver macht
- Welche Übungen Sie schlank und fit halten
- Welche Werkzeuge Sie brauchen, um nie wieder faul und träge zu werden

Tagesmenü

Frühstück

Malventee, Granatapfelsaft und Viva-Müsli mit Frischkäse und frischem Obst

S. 250

Mittagessen

Brokkolisuppe, Wildlachs mit Spinat und Karottenpüree

S. 250 und 251

Abendessen

Ofenkartoffeln mit frischem Kräuter-Dip

S. 252

Der Verdauung Beine machen

Eine gute Verdauung (und für Dr. Stossier ist die Verdauung natürlich der Anfang aller Dinge) erfordert Bewegung. Willkürliche Muskelbewegungen wie Laufen oder Radfahren unterstützen die Stimulation der unwillkürlichen Muskelbewegungen, darunter auch jene Muskelbewegungen im Körperinneren, die den Nahrungsbrei durch den Verdauungstrakt transportieren – und das ist enorm wichtig für eine gesunde Verdauung.

Wenn wir uns bewegen, versorgen Nährstoffe aus der Nahrung unsere Muskeln mit Energie. Das Verhältnis von Energiezufuhr und Bewegung (die diese Energie verbraucht) wirkt sich unmittelbar auf unser Körpergewicht aus. Wenn wir uns im Verhältnis zu der aufgenommenen Nahrungsmenge ausreichend bewegen, bleiben wir fit und schlank. Wenn nicht, wird die unverbrauchte Energie in unserem Fettgewebe eingelagert.

Doch interessanterweise geht es bei der Gewichtsabnahme nicht einfach nur darum, von morgens bis abends wie besessen zu trainieren – das kann nämlich auch genau den gegenteiligen Effekt haben. Wenn man es mit dem Sport übertreibt, produziert der Körper viele Säuren (auch Milchsäure), die die Gewichtsabnahme blockieren können. Dies wird vom Stoffwechsel als »Stress« interpretiert und über eine Aktivierung der Stressregulation kommt es zu einer Wasserretention (= Zurückhaltung von Wasser), auch um den Säureeffekt durch »Verdünnung« ausgleichen zu können. So gesehen kann weniger mehr sein.

Ich muss zugeben, dass ich den Muskelkater nach einer knackigen Gymnastikstunde durchaus genieße – er gibt mir das Gefühl, wirklich etwas getan zu haben. Und tatsächlich habe ich lange Zeit die Qualität der Gymnastikstunde an dem Ausmaß des Muskelkaters am nächsten Tag gemessen. Aber irgendwann wurde mir klar, dass die Schmerzen die Folge einer Milchsäureansammlung sind – und das kann wohl nicht gut sein, oder? Klar habe ich immer noch Muskelkater, wenn ich zu viel trainiere oder etwas Neues ausprobiere. Nachdem ich mit Vertical Flex angefangen habe (wie man es diplomatisch nennt; Pole Dancing wäre wohl treffender), konnte ich mich eine Woche lang nicht bewegen. Aber normalerweise spüre ich meine Muskeln nicht, weil sie es gewohnt sind, auf dem Niveau zu arbeiten, das ich ihnen abverlange.

Um die Bildung von Milchsäure zu vermeiden (mehr darüber an Tag zwölf), muss man dem Körper laut Dr. Stossier genug Sauerstoff und Basen zuführen. Mit diesem einfachen Trick gelingt es: Versuchen Sie, bei jeder Übung einen Satz aus elf Wörtern laut aufzusagen. Wenn Sie dabei nicht außer Atem kommen, hat Ihr Körper genug Sauerstoff. Zusätzlich nach dem Training ein Glas Basenpulver und der Muskelkater gehört der Vergangenheit an.

»Steter Tropfen höhlt den Stein«, pflegte meine Großmutter zu sagen, und Dr. Stossier bestätigt, dass Regelmäßigkeit in Sachen Sport und Bewegung der Schlüssel zum Erfolg ist, nicht die Intensität. Er schlägt vor, jeden zweiten oder dritten Tag 30 bis 40 Minuten Sport zu treiben. (Ich persönlich meine, man sollte es sich jeden Tag vornehmen, denn wenn man täglichen Sport anpeilt, schafft man es im Endeffekt drei oder viermal pro Woche.) »Das Leben ist ein Rhythmus«, sagt Dr. Stossier. »Und regelmäßige Bewegung ist viel nützlicher als unregelmäßige, auch wenn diese vielleicht viel intensiver ist.«

Richtiges Essen verstärkt Trainingseffekte

Sport hält Herz und Lungen gesund, unterstützt den Muskeltonus und die Mobilität der Gelenke – und trägt natürlich dazu bei, unser Gewicht zu kontrollieren (oder, bei Übergewicht, zu reduzieren). Aber bestimmte Lebensmittel können die Trainingseffekte unterlaufen – während andere sie verstärken. Hier erfahren Sie, was Sie essen können, um optimalen Nutzen aus Ihren sportlichen Aktivitäten zu ziehen.

Zuallererst sollten Sie die Kohlenhydrate zurückfahren. Wer viele Kohlenhydrate zu sich nimmt, muss mehr Insulin produzieren, um den Zuckerstoffwechsel zu regulieren. Je mehr Kohlenhydrate wir zu uns nehmen, desto mehr Zucker ist in unserem Körper unterwegs und desto mehr Insulin muss die Bauchspeicheldrüse herstellen, um damit klarzukommen. Überschüssiger Zucker wird in den Muskeln oder der Leber in Form von Glycogen eingelagert bzw. in Fett verwandelt. Solange der Blutzuckerspiegel hoch ist, ist der Körper nicht in der Lage, die Glycogeneinlagerungen aufzubrauchen oder Fett zu verbrennen. Deshalb ist ein niedriger Blutzuckerspiegel von Vorteil – und den erreicht man, indem man weniger Kohlenhydrate zu sich nimmt.

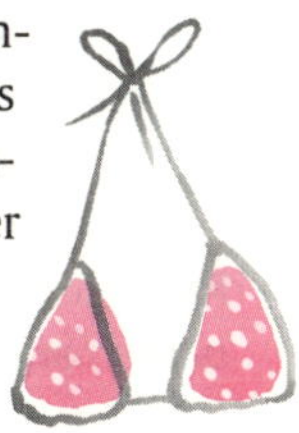

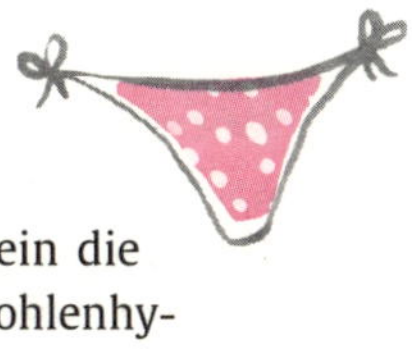

Unter Ernährungswissenschaftlern herrscht allgemein die Meinung, dass unsere Ernährung zu 55 Prozent aus Kohlenhydraten bestehen sollte. Dr. S. meint, dass dies für viele Menschen zu viel sei und zu einem überhöhten Blutzuckerspiegel führe, der das Abnehmen deutlich erschwert.

Auch Stress beeinflusst unseren Blutzuckerspiegel und kann das Abnehmen schwierig machen. Am Tag elf nehmen wir den Stress besonders unter die Lupe; heute stellen wir lediglich fest, dass unser Körper auf stressige Situationen mit einem Anstieg des Blutzuckerspiegels reagiert. Es spielt dabei keine Rolle, was den Stress auslöst. In jedem Fall blockiert Stress den Stoffwechsel. Ganz gleich, ob private oder berufliche Probleme – das Abnehmen wird dadurch schwieriger. Versuchen Sie nicht, den Stress durch übermäßigen Sport oder Hungern zu bekämpfen – das artet nur in noch mehr Stress aus. Und es besteht die Gefahr, dass Ihr Stoffwechsel genau entgegengesetzt reagiert. Dr. Stossier hat mir von Patienten berichtet, die zugenommen haben, weil sie sich ein strenges Sportprogramm auferlegt haben, während sie unter Stress standen. Um Fett zu verbrennen, muss man den Stress reduzieren. Mit anderen Worten: Lassen Sie sich nicht von Ihrem Übergewicht stressen – nichts könnte kontraproduktiver sein!

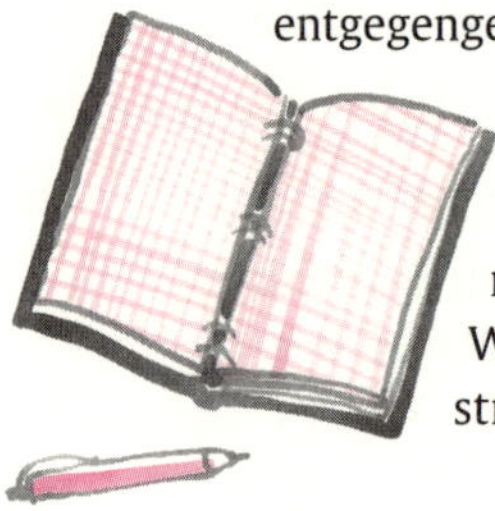

»Da so viele Stolpersteine die positiven Effekte des Sports auf Ihr Gewicht zunichte machen können, müssen wir sichergehen, das Richtige zu tun, damit Sie Ihr Ziel erreichen«, sagt er. »Unser Ansatz basiert auf dem Wissen, dass Muskeln Fett in Energie verwandeln können. Aber dazu muss man den Blutzuckerspiegel relativ niedrig halten, da zuallererst der Zucker verstoffwechselt wird. Deshalb ist es so wichtig, den Kohlehydratanteil unserer Ernährung zu senken.«

Wie schon bei Tag zwei erwähnt, macht Öl an sich nicht dick, ist aber sehr wichtig für die Regulation des Körpergewichts. Ungesättigte Fettsäuren (wie die in nativem Olivenöl zum Beispiel) mobilisieren das im Gewebe eingelagerte Fett und aktivieren den Fettstoffwechsel. So haben sie einen ähnlichen Effekt wie Sport und können die durch Bewegung angestoßene Fettverbrennung unterstützen. »Ungesättigte Fettsäuren verstoffwechseln Fett und verwandeln es so in Energie – und das hilft beim Abnehmen«, sagt Dr. Stossier.

Auch Eiweiße spielen im Zusammenhang mit Sport und Abnehmen eine wichtige Rolle – aber in ganz anderer Hinsicht. Eiweiße werden in erster Linie nicht zur Energieproduktion gebraucht, sondern zum Aufbau unserer Körperstrukturen wie Muskeln und Knochen. Wenn Sie Ihre Muskeln lange nicht trainiert haben, reduzieren sich der Muskeltonus und die Kraft. Um Ihre Leistungsfähigkeit zu verbessern, werden Sie etwas mehr Proteine als gewöhnlich zu sich nehmen müssen (Fleisch, Fisch oder Käse). Aber Vorsicht: nicht übertreiben! Nur Arnold Schwarzenegger braucht täglich Riesenmengen Proteine – Sie nicht!

Wer anfängt, Sport zu treiben, baut Muskeln auf und verbrennt zur gleichen Zeit Fett, so dass die Waage anfangs noch keine Gewichtsabnahme zeigt. Aber lassen Sie sich nicht entmutigen (oder stressen), denn schon bald wird sich das Muskel-Fett-Verhältnis verbessern. Wenn Sie erst einmal die Muskelmasse aufgebaut haben, die Sie für Ihre neue körperliche Aktivität benötigen, wird sich der Fettverbrennungsprozess auch auf der Waage bemerkbar machen. Ist dieser Prozess in Gang gekommen, können Sie Ihr Traumgewicht erreichen. Wichtig ist, dass Sie sich regelmäßig bewegen. Wenn Sie nur unregelmäßig Sport treiben, werden sich Ihre aktiven Muskeln reduzieren und Sie lagern wieder Fett ein. Deshalb ist es wichtig, eine Routine aufzubauen – und das können Sie auf unterschiedliche Weise erreichen.

Tun Sie, was Ihnen Spaß macht

Dr. S. schlägt vor, dass Sie den Sport betreiben, der Ihnen Spaß macht – andernfalls werden Sie schnell wieder aufgeben. »Wenn Sie Sport treiben, weil Sie es müssen, ist schon wieder Stress im Spiel«, sagt er. Wir alle kennen das »Ich muss unbedingt ins Fitness-Center«-Gefühl – vergessen Sie es! Natürlich sollten Sie Sport machen, aber das kann alles Mögliche sein, von Pole Dancing (ist ausgezeichnet für den Oberkörper, kann ich nur empfehlen) bis hin zum Laufen mit dem Hund. Jede Form von regelmäßiger Bewegung (jeden zweiten bis dritten Tag) ist nützlich. Und: Verausgaben Sie sich beim Sport. Wenn eine Übung wirksam sein soll, muss schon etwas Schweiß fließen. Dr. S. empfiehlt folgende Sportarten:

- Aerobic (bzw. aerobe Übungen)
- Nordic Walking (Stöcke unterstützen dabei das gleichzeitige Training von Ober- und Unterkörper)
- Radfahren
- Laufen oder Joggen
- Schwimmen
- Wandern (besonders querfeldein in der Natur)
- Reiten
- Trainingseinheiten mit einem Personal Trainer
- Krafttraining
- Pilates, Yoga, Gymnastik
- Ballett
- Mannschafts- und Ballsportarten aller Art

All das wirkt, wenn Sie es regelmäßig tun, wenn Sie es richtig tun und wenn Sie Spaß dabei haben. Neben dem Sportprogramm kön-

ZIELE

- Beginnen Sie, jeden zweiten oder dritten Tag Sport zu machen. Sie sollten dabei leicht ins Schwitzen kommen, aber noch elf Wörter laut aussprechen können, ohne völlig außer Atem zu sein.
- Reduzieren Sie Ihre Kohlenhydratzufuhr; nehmen Sie mehr hochwertige Öle zu sich und essen Sie auch etwas mehr Eiweiß, wenn Sie Muskeln aufbauen müssen.
- Regelmäßiger Sport, den Sie überall und zu jeder Zeit ausüben können, ist das Geheimnis, das uns schlank und fit hält – und uns jünger aussehen und fühlen lässt.

nen Sie zusätzlich viel mehr Bewegung in Ihren Alltag bringen. Nehmen Sie zwei Stufen auf einmal, schieben Sie den Kinderwagen den Hügel hinauf anstatt den langen, flachen Weg zu nehmen, strecken und beugen Sie sich bei der Hausarbeit ganz bewusst und rennen Sie mit Ihrem Hund, statt langsam zu spazieren.

Ich hatte einen Silver-Cross-Kinderwagen, einen mit riesigen Rädern, wie Sie ihn sicher schon mal in einem alten Film gesehen haben. Meine Schwangerschaftspfunde habe ich dank einer Kombination aus Stillen und Schieben des Silver Cross verloren – besonders hilfreich war dabei ein nahe gelegener Hügel. Bei den ersten Versuchen, den gigantischen Kinderwagen dort hochzuschieben, wäre ich beinahe zusammengebrochen, aber dann setzte ich mir kleinere Ziele – beispielsweise es bis zum nächsten Baum zu schaffen-, bis ich schließlich den Hügel bezwang. Sie brauchen natürlich keinen Silver Cross, um dasselbe zu tun! Machen Sie jeden Spaziergang zum Power-Marsch und spannen Sie dabei Ihre Gesäßmuskeln an. Fordern Sie sich jeden Tag ein bisschen mehr oder nehmen Sie auf Ihren Spaziergang Handgewichte mit.

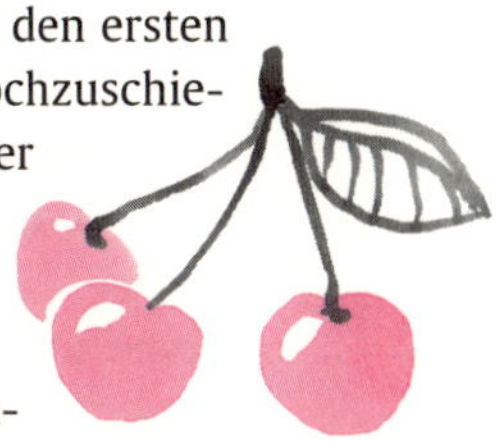

Möglichkeiten, sich körperlich zu betätigen, gibt es immer und überall, und auch die kleinste Anstrengung macht Sie wieder ein bisschen fitter, gesünder, schlanker, attraktiver und jugendlicher. Ich achte jetzt darauf, Sport und Bewegung so selbstverständlich in meinen Tagesablauf einzubauen, wie ich mir die Zähne putze.

Margaret, 54, Brighton

» Keine Sportart habe ich durchgehalten

Hätte ich für jedes »Ich muss endlich mal Sport machen« einen Cent bekommen, wäre ich schon längst reich. Keine Sportart habe ich durchgehalten. Ständig habe ich neue Fitness-Center ausprobiert, bin einen Monat hingegangen und hatte es dann satt. Ich habe es auch mit Ausgefallenerem wie Schlittschuhlaufen und Reiten versucht, aber auch das habe ich nicht durchgezogen. Ich nahm immer mehr zu, wurde immer deprimierter und unmotivierter.

Mit 20 Kilo Übergewicht ging ich in die Viva-Mayr-Klinik. Schon vor dem Frühstück gibt es dort einen Gymnastikkurs. Und: Ich fand es toll. Anfangs dachte ich, ich würde bei all der Gymnastik vor dem Frühstück vor Hunger umkippen, aber es ging mir wunderbar. Ich fühlte mich frisch und dynamisch. Zu Hause trinke ich jetzt jeden Morgen nach dem Aufstehen mein warmes Wasser und mache Gymnastik. Manchmal habe ich nur zehn Minuten Zeit, aber an anderen Tagen nehme ich mir mehr Zeit. Tatsache ist, dass ich jeden Tag etwas mache, ohne Ausnahme.

Mit 20 Kilo Übergewicht ging ich in die Viva-Mayr-Klinik.

Ich habe jetzt 13 Kilo abgenommen und noch sieben Kilo vor mir, und ich bin sehr zuversichtlich. Jetzt, wo ich schon so viel abgenommen habe, bin ich sogar noch motivierter, Sport zu treiben. Ich nehme einmal pro Woche an einem Pilateskurs teil und habe gelernt, dass der Schweiß nicht in Strömen fließen muss, um abzunehmen oder den Muskeltonus zu verbessern. Manche Pilatesübungen sind wirklich anstrengend, auch wenn man praktisch still am Boden liegt. Ich kann jedem nur raten anzufangen, oder, wie es in der Nike-Werbung so schön heißt: »Just do it!« Wer einmal angefangen hat, wird begeistert sein von den Resultaten.

Tag fünf

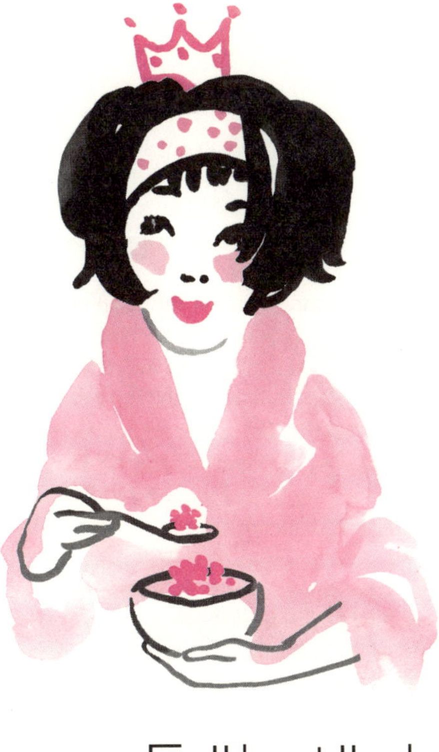

Frühstücken wie eine *Königin*

Tag fünf

- Was Sie wann essen müssen, um sich gesund und wohlzufühlen und abzunehmen
- Wie Sie das richtige Kauen zur Routine machen
- Wie wichtig ein reichhaltiges Frühstück ist

Tagesmenü

Frühstück

Grüner Tee, Haferbrei mit frischem Obst und Leinöl, Dinkelbrot mit Avocado-Aufstrich

S. 253 und 285

Mittagessen

Gemüse-Risotto mit Oliven, Basilikum und Parmesan

S. 253

Abendessen

Reis-Burger mit Rote-Bete-Ragout und Spargel

S. 254

Ein royaler Start in den Tag

Heute gibt es ein sehr reichhaltiges Frühstück – und gut frühstücken sollten Sie an jedem Tag der Viva-Mayr-Diät sowie an jedem Tag Ihres restlichen Lebens, wenn Sie auch weiterhin von Ihrer Ernährungsumstellung profitieren wollen.

Und genau das ist das Prinzip: Nach einem großen Frühstück werden die Mahlzeiten im Lauf des Tages immer bescheidener. Mit Anfang zwanzig machte ich monatelang eine Diät, nahm aber kein einziges Kilo ab. Es war im Grunde genommen keine echte Diät; der »Trick« bestand darin, das Frühstück wegzulassen. Nach dem Aufstehen trank ich eine Tasse Tee und ging mit leerem Magen ins Büro. Zu Mittag aß ich ein Käse-Sandwich mit Kraut – aber Bauch und Schenkel wurden nicht dünner. Ich verstand die Welt nicht mehr. Wie konnte ich eine ganze Mahlzeit auslassen und trotzdem nicht abnehmen?

Laut Dr. Stossier hätte ich statt des Frühstücks besser das Abendessen weggelassen. Der alte Spruch »Frühstücke wie ein König, iss mittags wie ein Edelmann und abends wie ein Bettler«, ist einer der Kernsätze der Viva-Mayr-Philosophie. Wie alles im Leben hat auch unser Verdauungssystem seinen Rhythmus. Biologische Rhythmen halten uns am Leben. Dank dieser Rhythmen regenerieren sich die Zellen, was wiederum unser Leben verlängert. Man kann sagen, dass wir Menschen dank der natürlichen Rhythmen unserer Körperprozesse so alt werden. Unser Leben ist zwar endlich, aber die Natur tut alles, um uns durch Anpassung und positive Selektion auf jeder Ebene (einschließlich der zellularen und molekularen) jung und gesund zu halten. Gesunde Moleküle beispielsweise vibrieren rhythmisch. Alte, kranke Moleküle hingegen verlieren diese Fähigkeit; der Körper baut sie ab und ersetzt sie durch neue. Das ist eine Form der Selbstheilung, die uns so alt werden lässt.

Im Schlaf regenerieren wir uns und wachen voll neuer Energie auf. Nicht nur wir, sondern auch unser Verdauungssystem ist morgens am aktivsten. »Wir haben nicht rund um die Uhr dieselbe Verdauungskapazität«, sagt Dr. Stossier. »Ebenso wie unser Körper und unser Geist ermüdet auch unser Verdauungsapparat gegen Abend. Morgens können wir so gut wie alles verdauen. Deshalb sollten wir morgens reichlich essen, vor allem auch schwerer verdauliche Rohkost.«

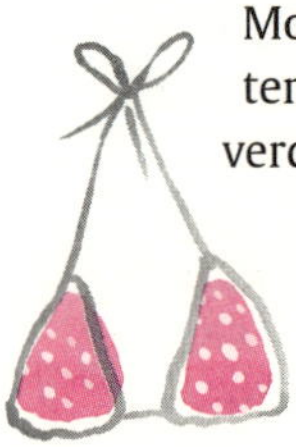

Wer abnehmen will, muss die Rhythmen seines Verdauungsapparates kennen und die Nahrungszufuhr entsprechend steuern. Bei mir lief es früher genau entgegengesetzt. Anstatt das Frühstück ausfallen zu lassen, hätte ich morgens die größte Mahlzeit zu mir nehmen und zum Abend hin die Essensmengen verkleinern sollen. Aber bitte machen Sie nicht dasselbe wie eine Freundin von mir: ein riesiges Frühstück, ein gewöhnlich großes Mittagessen und ein gewöhnlich großes Abendessen. »Die Viva-Mayr-Sache funktioniert nicht«, sagte sie mir eines Tages – nachdem sie vier Wochen wie eine Verrückte gegessen hatte. Sehr witzig.

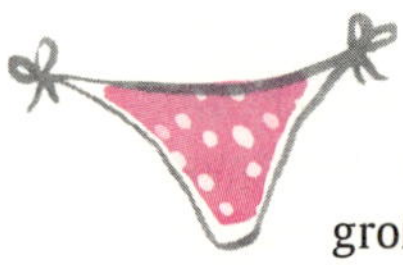

Wenn man mit Viva Mayr gesünder leben will, darf man das Frühstück nicht mehr als schnelle Abfütterungsarie betrachten, nach der man ins Büro flitzt und den Tag abspult wie gewohnt. Das Frühstück sollte sehr ernst genommen werden. Schluss mit der üblichen Schüssel Müsli. Natürlich sollen Sie brav Ihr Müsli essen, aber auch Rohkost, da das Verdauungssystem jetzt am aktivsten ist. Also: Geben Sie Obst ins Müsli – und zwar möglichst viel. Oder essen Sie davor Obst.

Heute werden Sie frühstücken wie eine Königin. Denken Sie daran, dass Sie zum Frühstück alles essen können, was Sie wollen. Ich esse immer etwas Rohes zum Frühstück, und wenn es nur ein paar

Trauben oder ein Apfel oder Saft ist. Natürlich hat man es morgens am eiligsten – man bringt schnell die Kinder in die Schule und muss selbst pünktlich im Büro sein. Praktisch betrachtet ist es nicht die ideale Tageszeit für eine gemütliche, ausgiebige Mahlzeit. Klar, dass die meisten froh sind, wenn sie es schaffen, eine Portion Fertigmüsli hinunterzuschlingen, bevor der Tag so richtig losgeht. Tatsache ist, dass Sie ein bisschen früher aufstehen müssen, wenn Sie nach Viva Mayr leben wollen. Hört sich abschreckend an? Dann lesen Sie weiter. Im nächsten Kapitel erfahren Sie nämlich, dass das späte Abendessen ab jetzt der Vergangenheit angehört – was den netten Nebeneffekt hat, dass Sie morgens viel fitter sind!

Aufstehen und loskauen

Der morgendliche Ablauf wird für Sie wichtiger sein als früher. Fangen Sie gleich heute damit an und halten Sie das in den folgenden 14 Tagen durch. Danach wird es Ihnen in Fleisch und Blut übergegangen sein. Sie werden die neue Routine mühelos durchhalten, weil Sie merken, dass es Ihrem Körper guttut, genau dann die Nahrung zu bekommen, die er in diesem Moment braucht. Stellen Sie sich eine Pyramide vor. Die Basis entspricht der Nahrungsmenge, die Sie morgens essen dürfen; nach oben verjüngt sich die Pyramide, sprich: Zum Abend hin verkleinern sich die Essensmengen.

Ich kann mir vorstellen, dass Sie gerade einen »Ich hab nichts zum Anziehen«-Moment durchleben. »Was zum Teufel soll ich essen?«, höre ich Sie jetzt fragen. »Und wo soll ich beginnen?« Ganz einfach: Beginnen Sie wie immer mit einer Tasse heißem oder warmem Wasser. Während Sie in kleinen Schlucken trinken, machen Sie Ihre morgendlichen Dehnübungen und blicken auf den vor Ihnen liegenden Tag. Sie werden Ihre Essgewohnheiten ab jetzt völlig umkrempeln; Sie werden nicht nur ausgiebig kauen, sondern auch frühstücken wie eine Königin.

Im hinteren Teil des Buches finden Sie Rezepte für die Tagesmenüs der ersten 14 Tage und zusätzlich einige »Viva-Mayr-Schmankerl« – die Rezepte liefern Ihnen Anregungen für köstliche, nahrhafte Frühstücke. Wenn Sie das heutige Frühstück nicht mögen, können Sie auch das eines anderen Tages zubereiten – aber vielleicht versuchen Sie einfach mal das, was ich Ihnen vorschlage. Um Sie von Ihren bisherigen Essgewohnheiten abzubringen, gibt es heute etwas, das Sie vielleicht noch nie zum Frühstück gegessen haben, nämlich rohe Tomate und Avocado mit Leinöl und Keimlingen. Das mag zum Frühstück etwas ungewöhnlich erscheinen, aber es ist ideal! Und: Es ist die perfekte Beilage für ein köstliches Omelett, das Ihnen den Start in den Tag erleichtert. Schneiden Sie die Avocado in dünne Scheiben auf und beträufeln Sie diese mit einem Teelöffel Leinöl. Damit können Sie eine oder zwei Scheiben Vollkorn-, Dinkel- oder Roggenbrot belegen. Oder Sie essen das Gemüse zu dem Omelett. Salzen und pfeffern Sie Ihre Mahlzeit nach Belieben. Steinsalz ist wegen des hohen Mineralstoffgehalts der Vorzug zu geben.

Wenn Sie Avocado und Tomate nicht mögen, wählen Sie andere Gemüsesorten aus. Oder Sie entscheiden sich für die spanische Variante: Reiben Sie leicht angeröstetes Brot mit Knoblauch ein, beträufeln Sie es mit Olivenöl und belegen Sie es mit Tomate. Oder wie wär's mit Rohkost: Schneiden Sie Karotten, Sellerie, Gurken oder was immer Sie mögen in Sticks und dippen Sie sie in einen köstlichen Aufstrich wie zum Beispiel die Kräuter-Variante von Seite 284. Wenn Sie morgens überhaupt kein Gemüse runterbringen, machen Sie sich ein Müsli, aber unbedingt mit frischem Obst. Und vor allem: kauen, kauen, kauen.

Abwarten und Tee trinken

Sie werden sich in der nächsten Zeit auch das morgendliche Teetrinken angewöhnen, denn viele Tees unterstützen Ihr Verdauungssystem und sorgen für einen guten Start in den Tag. Hier eine kleine Liste mit Vorschlägen. Wenn Sie eigene Favoriten haben – nur zu. Und werfen Sie auch einen Blick auf die Rezepte ab Seite 280.

Grüner Tee. Aktiviert den Blutkreislauf, hebt den Blutdruck, erhöht die Konzentration, gibt Energie und regt an.

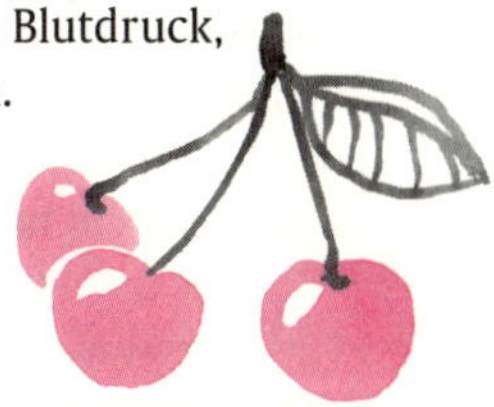

Rosmarintee. Verbessert den Gehirnstoffwechsel, unterstützt die Konzentration, aktiviert den Stoffwechsel. Das Rezept finden Sie auf Seite 102.

Lebertee. Unterstützt die Funktion und Regeneration der Leber. Lebertee schmeckt zwar bitter, aber denken Sie daran, dass alles Bittere der Leber guttut. Nicht zu lange ziehen lassen, sonst ist er schlicht ungenießbar. Während unseres 14-Tage-Programms trinken Sie täglich mindestens eine Tasse davon. Übergießen Sie jeweils einen Teelöffel Schafgarbe, Beifuß und Berberitzenrinde mit kochendem Wasser und folgen Sie der Anleitung auf Seite 280.

Schafgarbentee. Unterstützt die Stoffwechselfunktion der Leber, beugt Kopfschmerzen, Migräne und Schwindel vor und wirkt wohltuend auf Leber, Gallenblase, Magen und Darm. Schafgarbentee ist nicht so bitter wie Lebertee, aber dennoch gewöhnungsbedürftig. Das Rezept finden Sie auf Seite 282.

Frischer Ingwertee. Unterstützt eine gesunde Verdauung, lindert Verdauungsbeschwerden (einschließlich Übelkeit) sowie Arthritis und fördert den Kreislauf. Ingwertee ist mein Lieblingstee; das Rezept finden Sie auf Seite 280.

Wie man Tee zubereitet

Für eine Tasse Tee nehmen Sie einen Teebeutel oder eine kleine Menge getrockneter Teekräuter und geben sie in die Tasse. Mit heißem

Wasser übergießen und 30 bis 60 Sekunden ziehen lassen (außer Ingwertee, siehe Seite 280). Bei Viva Mayr trinken Sie in erster Linie wegen der Flüssigkeitszufuhr Tee, weniger wegen der therapeutischen Wirkung der jeweiligen Kräuter. Wenn Sie Ihre Tees wie beschrieben zubereiten, sind sie ideale basische Getränke, die Verdauung und Stoffwechsel unterstützen.

Hören Sie auf Ihre innere Uhr

Während der Mahlzeiten sollte nicht getrunken werden, da Flüssigkeiten die Verdauungssäfte verdünnen und ihre Wirksamkeit herabsetzen. Zum Frühstück können Sie etwas Kräutertee nippen bzw. in kleinen Mengen teelöffelweise zu sich nehmen. Tagsüber, also zwischen den Mahlzeiten, können Sie nach Belieben trinken, vor allem Kräutertees, Wasser sowie vormittags auch verdünnte Obst- und Gemüsesäfte. Schwarzer Tee und Kaffee sind allerdings gestrichen, weil sie Tein bzw. Koffein enthalten; ebenso tabu sind kohlensäurehaltige Erfrischungsgetränke. Die beste Wahl ist mit Sicherheit stilles Wasser (siehe Seite 143).

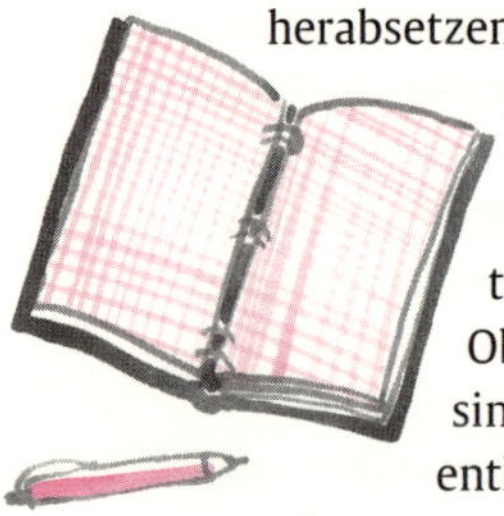

Wir müssen auf unseren Körper hören, um uns in ihm wohlzufühlen. Wenn wir gesund bleiben wollen, müssen wir beachten, was unserem Körper gut bekommt – und wann. Unsere innere Uhr funktioniert ähnlich wie die Jahreszeiten – sie ist ein Teil der Natur, die wir nicht verändern können. Und: Sie ist essenziell für unsere Gesundheit und unsere Lebensdauer. Nicht nur für die Erneuerung der Zellen und Körperprozesse ist sie von entscheidender Bedeutung, sondern auch für die Ausscheidung von Giften und Abfallprodukten. Ohne Erneuerung und Regeneration würden wir schnell altern. Und auch wenn keiner von uns dem Altern entkommen kann, hat der freiwillig von uns gewählte Lebensstil einen Einfluss darauf, wie wir altern. Wenn wir unsere biologische Uhr unterstützen, indem wir beispielsweise in zeitlicher Harmonie mit ihr essen, unterstützen wir damit automatisch unsere natürlichen Selbstheilungskräfte, was wiederum den Alterungsprozess verlangsamt.

In den folgenden 14 Tagen (und auch darüber hinaus) werden Sie zum Frühstück viel Obst und Gemüse zu sich nehmen. Gemäß unserer inneren Uhr ist dies die ideale Tageszeit für eine gute Verdauung und somit auch der beste Moment, Nahrungsmittel wie Rohkost zu sich zu nehmen, die etwas mehr Verdauungsaufwand bedeuten. Wenn Ihnen der Gedanke an rohe Karotten am frühen Morgen so gar nicht behagt, sollten Sie den Kauf eines Entsafters in Erwägung ziehen – Karotten-Mango-Saft ist etwas Köstliches! Es gibt zahllose Varianten wie Zitrone-Birne-Gurke, Paprika-Karotte-Orange, Papaya-Sellerie-Minze, Beeren-Apfel-Sellerie und viele mehr. Viele Varianten sind eine schmackhafte Erweiterung des Angebotes, aber achten Sie immer auf Ihre Verdauung und unterstützen Sie diese, indem Sie die Obst- und Gemüsesäfte langsam löffelweise zu sich nehmen und so wieder besser einspeicheln können.

Wie fühlen Sie sich nach Ihrem königlichen Frühstück? Überfuttert? Dieses Gefühl wird schnell verschwinden. Ab Tag acht werden Sie abends weniger essen – deshalb werden Sie ab dann morgens mehr Hunger haben.

Machen Sie das Frühstück zum kulinarischen Höhepunkt

In der Viva-Mayr-Klinik ist das Frühstück das Highlight des Tages. Okay, das größte Highlight vor dem Mittagessen. Am ersten Morgen wurde ich mit der Nachricht begrüßt, dass ich mir zwei Zulagen von der Speisekarte aussuchen dürfe, nicht nur eines. Und das zusätzlich zu dem Dinkelbrot und meiner täglichen Ölration (siehe Seite 50) – sensationell!

Ich war so überwältigt und begeistert, dass ich nicht in der Lage war, eine Entscheidung zu treffen. Schließlich wählte ich den Kräuteraufstrich (siehe Rezept auf Seite 284) und ein weich gekochtes Ei aus. Noch nie hat mir ein Frühstück so gut geschmeckt! Ich salzte mein Bio-Ei, und die Aromen von Salz und Eigelb ergänzten sich wunderbar. Ich glaube sogar, dass dies das erste Mal war, dass ich überhaupt den Geschmack eines Eigelbs bewusst wahrgenommen habe. Es war cremig und warm. Auch das Kauen fiel mir schon viel leichter. Ich versuchte, so lange wie möglich zu kauen – und war wild entschlossen, Annie zu übertrumpfen.

Bewusst nahm ich jeden Bissen wahr, konzentrierte mich darauf und genoss jeden Moment. In kleinen Schlucken nippte ich an meinem Rosmarintee, der himmlisch schmeckte. Ein Herr vom Nebentisch begann ein Gespräch mit uns und bot uns seine *Daily Mail* an (in Österreich ein teurer Luxus). So reizend er auch war – ich hätte ihm liebsten gesagt, er solle seine Klappe halten. Sah er denn nicht, dass ich in einer anderen Welt war? Die arme Annie durfte keinen Aufstrich essen, aber sie bekam ein Ei, was immerhin schon eine Abwechslung zu den Kartoffeln darstellte. Nach dem Frühstück fühlten

ZIELE

- In dem alten Sprichwort »Frühstücke wie ein König, iss mittags wie ein Edelmann und abends wie ein Bettler«, steckt viel Wahrheit.
- Ein reichhaltiges Frühstück ist sehr wichtig; ebenso wichtig ist es, auf seine innere Uhr zu hören.
- Auch wenn das Weglassen des Frühstücks wie ein einfacher Weg zum Abnehmen erscheint, ist das keine Lösung.
- Ihre Verdauung ist morgens am aktivsten – die ideale Tageszeit, um Rohkost zu essen.

wir uns gesund, schlank und – satt. Eine tolle Kombination! Außerdem waren wir im Besitz der *Daily Mail*. Was wollten wir mehr?

Elisabeth, 32, Brighton

» Das Frühstück war das größte Problem

Nachdem ich die Klinik verlassen hatte, wurde mir klar, dass das Frühstück das größte Problem sein würde. Morgens ist die Zeit bei uns besonders knapp. Ich habe zwei Jungs (7 und 9 Jahre), die für die Schule fertig gemacht werden müssen; ich muss verschlampte Sportsachen finden, Pausenbrote schmieren und meinem Mann seinen geliebten Tee machen. Meine Bedürfnisse spielen da keine Rolle – und ich konnte mir auch nicht vorstellen, wie sich das jemals ändern sollte.

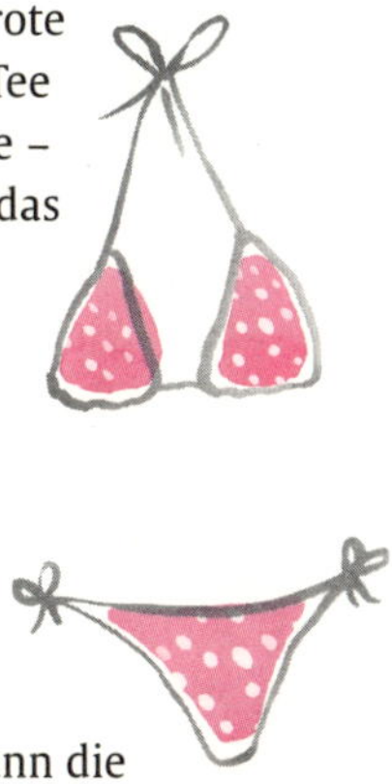

Jetzt, sechs Monate später, habe ich es geschafft. Die Schulsachen legen wir schon am Vorabend zurecht. Nach dem Aufwachen trinke ich meine Tasse heißes Wasser (während ich für meinen Mann den Tee aufbrühe), und decke dann den Frühstückstisch. Anschließend schneide ich Obst (was auch immer die Saison bietet) und wecke dann die Jungs. Dann koche ich mein Ei, schneide Avocado und Tomate oder mache mein Müsli. Eine halbe Stunde bevor wir aus dem Haus müssen, sitze ich am Tisch. Ich beginne mit dem Obst, dann kommt der »Hauptgang«. Und ich lasse mir dabei Zeit. Mein Mann unterstützt mich dabei, indem er sich währenddessen um die Jungs kümmert. Derweil kann ich mich in Ruhe durch mein reichliches Frühstück kauen.

Tatsache ist, dass man sich wirklich Zeit zum Essen nehmen kann, wenn man es nur will. Die Welt bricht nicht zusammen, nur weil man in Ruhe kaut, statt sich um alles andere zu kümmern. Außerdem habe ich festgestellt, dass meine Jungs die meisten Sachen ganz gut allein hinbekommen, wenn man ihnen nicht alles abnimmt. Gilt übrigens auch für meinen Mann!

Die Welt bricht nicht zusammen, nur weil man in Ruhe kaut, statt sich um alles andere zu kümmern.

An den Wochenenden nehme ich mir sogar 45 Minuten Zeit fürs Frühstück. Ich genieße jeden Augenblick. Eine Blaubeere kaue ich dann manchmal eine halbe Minute. Der Geschmacksunterschied ist unglaublich. Ich glaube, ich habe vorher nicht viel geschmeckt – das Kauen macht wirklich einen großen Unterschied. Nachdem ich gelernt habe, mich auf mein Essen zu konzentrieren, mag ich auch kein Junk Food mehr – es schmeckt einfach widerlich. So habe ich nach dem Aufenthalt in der Klinik mein Gewicht gehalten. Ich bin begeistert!

Tag sechs

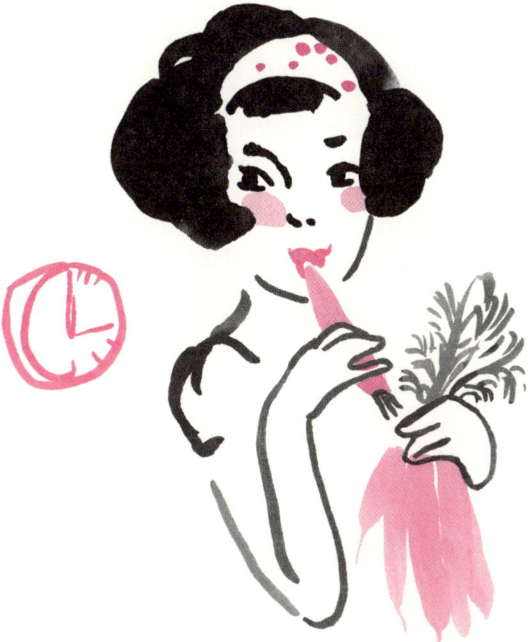

Rohkost

nur vor
16 Uhr

Tag sechs

- Wie man vor 16 Uhr Rohkost isst
- Warum es so wichtig ist, vor der magischen Stunde Rohkost zu essen
- Warum Sie schon jetzt auf dem besten Weg zu einem neuen Viva-Mayr-Ich sind

Tagesmenü

Frühstück

Waldkräuter-Tee, Leinsamen-Joghurt mit Papaya und Ahornsirup

S. 255

Mittagessen

Sprossensalat mit Obst und Leinsamen, Sellerie mit Putenbruststreifen, Gemüse und frischer Kräutercreme

S. 255 und 256

Abendessen

Gemüse im Asia-Stil mit Zitronengras und Kräutern

S. 256

Es geht voran …

Willkommen zum sechsten Tag. Wie fühlen Sie sich? Gut? Schlanker? Dynamischer? Wenn nicht, haben Sie noch etwas Geduld. Falls doch, werden Sie sich von Tag zu Tag noch besser fühlen. Inzwischen klappt es mit dem Kauen schon ganz gut und Sie nehmen ein reichhaltiges Frühstück zu sich. Und vor allem sollten Sie sich jetzt etwas schlanker fühlen.

Jetzt sind Sie bereit für Tag sechs. Heute werden Sie die Tatsache nutzen, dass Rohkost vor 16 Uhr besonders gesund ist. Die Rezepte zum Tagesmenü finden Sie auf ab Seite 255, ebenso wie einige Alternativvorschläge, beispielsweise einen leckeren Süßkartoffelsalat zum Mittag- und eine pochierte Forelle mit Zitronengras zum Abendessen. Sie können die Gerichte auch mischen und anders kombinieren, wenn es Ihnen so besser gefällt. Und vergessen Sie nicht die himmlischen Kräutertees.

Die Idee »Rohkost vor 16 Uhr« ist eine weitere Säule der Viva-Mayr-Philosophie. Umgekehrt heißt das: Nach 16 Uhr wird nichts Rohes mehr gegessen. Denn dann ist der Körper nicht mehr in der Lage, es angemessen zu verdauen. Wie wir im vorigen Kapitel gelernt haben, ist unsere Verdauung morgens am aktivsten. Da Rohkost schwerer zu verdauen ist, sollte man sie morgens zu sich nehmen. Im Laufe des Tages verringert sich unsere Verdauungskapazität, und genau darauf nimmt die Viva-Mayr-Ernährung Rücksicht.

Verzeihen Sie mir, wenn das alles ein bisschen technisch klingt. Aber wenn Sie die Viva-Mayr-Ernährung wirklich verstehen wollen, müssen Sie das wissen. Also kurz: Bei einer gesunden Verdauung herrscht ein ausgeglichenes Wechselspiel zwischen Enzymen und der im Darm befindlichen Bakterien – unserer Darmflora. Beide ergänzen sich in idealer Weise in der Verdauung der Nährstoffe. Überfordern wir aber unsere Enzyme, indem wir beispielsweise Rohkost am Abend essen, so können diese die Inhaltstoffe nicht mehr adequat umsetzten und es wird mehr Arbeit von den Darmbakterien erledigt. Dies hat aber zur Folge, dass durch die Bakterien vermehrt ein Gärungsprozess in Gang gesetzt wird, der zur Bildung von Säuren, Alkohol und Gasen führt. So entsteht im Darm eine Entzündung, die sich langfristig ungünstig auf die gesamte Verdauung auswirkt. Je ausgeprägter diese Entzündung wird, desto weitreichender sind die Konsequenzen für die Gesundheit. Der im Darm produzierte Alkohol schädigt langsam aber stetig die Oberfläche des Darms und führt so zu einer vermehrten Durchlässigkeit des Darmes für Stoffe, die eigentlich (noch) nicht aufgenommen werden sollen. Somit gelangen immer mehr Giftstoffe aus dem Darm in den Körper. Diese erhöhte Durchlässigkeit wird auch als »leaky gut syndrom« bezeichnet. Sind nun die Toxine (Gifte) einmal im Körper, müssen sie neutralisiert und ausgeschieden werden. Gelingt dies, bleibt die Gesundheit erhalten – wenn nicht, ist dies der Ausgangspunkt zahlreicher Erkrankungen. Vor allem haben viele unserer sogenannten Zivilisationserkrankungen auf diese Art und Weise ihren Ursprung im Verdauungsapparat.

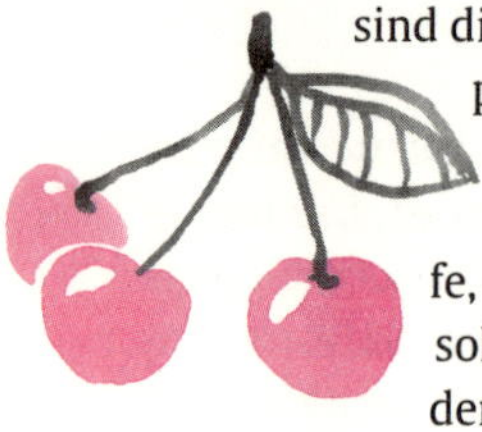

Um dies zu vermeiden und das Gleichgewicht in der Verdauungsleistung zu bewahren, ist es also wichtig, die richtigen Lebensmittel zum richtigen Zeitpunkt zu essen. Mit anderen Worten: Nichts Rohes nach 16 Uhr.

Rohkost ist ein lebendiges Lebensmittel, hat mehr Vitalität als bereits zubereitete Lebensmittel und erfordert daher auch mehr Arbeit von unsere Verdauung. Letztlich müssen wir die Ernährung auch noch aus folgendem Gesichtspunkt betrachten: Ernährung bedeutet auch, ein natürliches Lebensmittel, das in unserer Natur gewachsen ist und damit auch eine eigene Identität besitzt (manche sprechen von Signatur der Pflanzen) in unsere menschliche Identität und Individualität zu integrieren. Würden wir dies in unserem Verdauungsapparat nicht ermöglichen, müssten wir die einzelnen Bestandteile der Lebensmittel – vor allem das körperfremde Eiweiß – im Sinne einer allergischen Reaktion sofort abstoßen und eliminieren. Dieses Abbauen und Umwandeln der körperfremden Bestandteile der Lebensmittel ist auch Aufgabe des Verdauungssystems in seiner Gesamtheit. Und es ist sofort logisch und klar erkennbar, dass ein naturbelassenes und unbearbeitetes Lebensmittel von uns dann auch mehr Leistung in dieser Hinsicht erfordert. Rohe Lebensmittel sind vital und voller Energie, doch es sind genau diese Eigenschaften, die sie für einen müden Stoffwechsel so anstrengend machen. Während Rohkost zur richtigen Tageszeit für uns extrem wertvoll ist, kann sie später am Tag unsere Verdauung enorm belasten.

Rohkost – alles eine Frage der Zeit

In den westlichen Industriestaaten wird das Motto »Fünf am Tag« für den Verzehr von Obst und Gemüse von offizieller Seite enorm propagiert. Das ist schön und gut, aber es fehlt hier die Unterscheidung zwischen Rohkost und Gegartem. Diese Unterscheidung ist aber wichtig, weil Zeitpunkt und Zubereitung entscheidenden Einfluss auf die Verdauung haben. Essen Sie beispielsweise kein frisches Obst als Dessert nach dem Abendessen und auch keinen Apfel vor dem Zubettgehen. Warum nicht? Denn anstatt schnell verdaut zu werden (was auch bedeutet, dass die Nährstoffe vom Körper aufgenommen werden), gärt die Rohkost in unserem Darm. So wird, wie oben ausgeführt, ein wertvolles Lebensmittel durch falsch verstandene Empfehlung über einen Fehlverdauungsvorgang zur Belastung.

Heute haben Sie den Tag mit einem reichlichen Frühstück begonnen, zu dem auch rohes Obst und/oder Gemüse gehörten. Und erzählen Sie mir nicht, dass Sie nichts Frisches im Haus oder keine Zeit haben, einen Apfel aufzuschneiden. Jeder hat morgens Zeit, eine Mandarine zu essen oder eine Karotte zu knabbern. Wenn Sie in Eile sind, können Sie auch am Vorabend einen Obstsalat schnippeln und in den Kühlschrank stellen. Wenn sich die Fruchtaromen vermischt haben, schmeckt er sogar umso besser. Ein Rezept braucht man dazu nicht, sie nehmen einfach alles, was Sie mögen: Birnen, Äpfel, Aprikosen, Mandarinen, Mangos, Trauben und Beeren aller Art. Blanchierte Mandeln, Nüsse und andere Kerne sind auch wunderbar. Banane sollten Sie allerdings erst kurz vor dem Verzehr in den Obstsalat schneiden, weil sie schnell braun wird.

Wenn Sie gerne Gemüse zum Frühstück probieren möchten, aber nicht zu früh aufstehen mögen, können Sie Karotte, Paprika und Sellerie schon am Vorabend aufschneiden und sie im Kühlschrank, in ein feuchtes Tuch gewickelt, aufbewahren. So sind sie auch am nächsten Morgen noch schön knackig.

Rohkost am Mittag

Auch mittags kommt Ihr Verdauungssystem noch gut mit Rohkost klar. Nutzen Sie diese Tatsache und essen Sie mittags so oft wie möglich Salat und reservieren Sie Gekochtes für abends. Wenn Ihnen wenig Möglichkeit dazu bleibt, essen Sie wenigstens ein paar rohe Karottensticks, einen Apfel oder etwas anderes Rohes. Auch wenn Ihr Verdauungssystem mittags noch fit ist, sollten Sie die Rohkost natürlich nicht ohne zu kauen hinunterschlingen. Heute steht ein köstlicher Gemüsesalat auf dem Speiseplan (das Rezept finden Sie auf Seite 256). Diesen Salat können Sie in einer Box auch prima mit ins Büro nehmen. Nehmen Sie sich wie immer Zeit zum Essen (mindestens eine halbe Stunde) und kauen Sie gut. Genießen Sie alle Aromen. Schneiden Sie Ihr Essen in kleine Stücke.

Auch wenn Sie die Viva-Mayr-Speisepläne nicht strikt befolgen, ist es wichtig, während der Diät – wie auch während des Rests Ihres

Lebens – nach 16 Uhr auf Rohes zu verzichten. Verwirrt? Lesen Sie einfach weiter – und bald werden Sie verstehen.

Autointoxikation (Oder: Selbstvergiftung aus dem Darm. Von Dr. S.)

Stellen Sie sich Ihren Darm als lange Röhre von Ihren Lippen bis hinunter zum Gesäß vor. Die Darmwand ist eine Membrane, die sicherstellt, dass die Verdauung nicht die anderen empfindlichen Prozesse im Körper beeinflusst. Die Darmwand ist mit Milliarden Bakterien besetzt, die die Verdauungsprozesse unterstützen, aber die Membran nicht durchdringen und in den Blutkreislauf gelangen können. Würde nur eine Bakterie die Darmwand durchdringen, wäre unser Immunsystem alarmiert und würde die Bakterie abtöten.

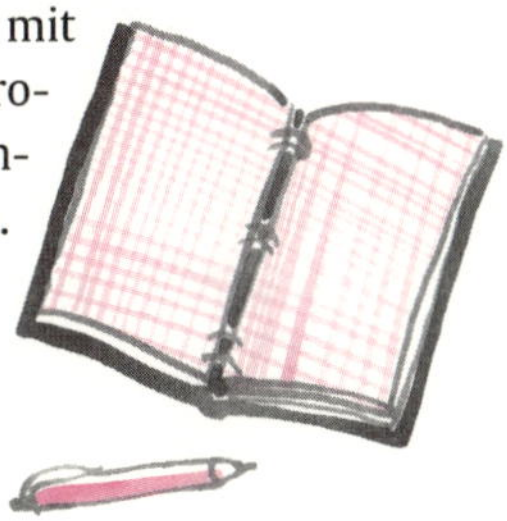

Wenn wir nach 16 Uhr Rohkost zu uns nehmen (diese Uhrzeit ist wohlgemerkt nicht in Stein gemeißelt, sondern nur ein Richtwert dafür, wann ungefähr die Leistungsfähigkeit unseres Verdauungssystems nachzulassen beginnt), gärt diese in unserem Darm, weil wir zu dieser Tageszeit Rohkost nicht mehr effektiv verdauen können. Bei diesem Gärungsprozess entstehen Alkohol, Säuren und Gase, die die Darmmembran irritieren (hauptsächlich deshalb, weil der Alkohol die Fettmembran auflöst) – es entstehen Löcher. Das Ergebnis? Das Leaky Gut Syndrome (Undichtes Darmsyndrom). Diese Löcher im Darm ermöglichen Bakterien, Säuren, Giftstoffen und Nahrungspartikeln den Eintritt in den Blutkreislauf, wo sie vom Immunsystem bekämpft werden. Mit der Zeit überlastet diese Aufgabe das Immunsystem, und während diese Substanzen in unserem Körper zirkulieren, entsteht ein Prozess, den wir »intestinale Autointoxikation« nennen und der sehr gefährlich werden kann. Mehr dazu finden Sie ab Seite 167.

Die Uhr im Blick haben

Oft habe ich Leute sagen hören, sie vertrügen keine Rohkost. Das ist schlichtweg unmöglich. Was sie nicht vertragen, ist die Art und Weise oder die Uhrzeit, zu der sie Rohkost zu sich nehmen. Natürlich ist es keine automatische Garantie für ewige Gesundheit, sich ausschließlich von Rohkost zu ernähren. Im Gegenteil: Manche Nährstoffe kann unser Körper viel besser aus gegarten Lebensmitteln ziehen – das ist zum Beispiel bei Karotten und Tomaten der Fall. Was aber viel wahrscheinlicher und viel häufiger zutrifft: Unser Körper kann die Fülle der Nährstoffe in der Rohkost nicht nutzen, weil sie schlecht verdaut werden. Wenn wir sie zu spät zu uns nehmen, wird die Rohkost nicht verdaut und somit nicht optimal genutzt, sondern gärt im Darm, das heißt: Sie wird in Säure umgewandelt. Wenn Sie also den Eindruck haben, Rohkost nicht gut zu vertragen, ist dies nicht die Schuld der Rohkost!

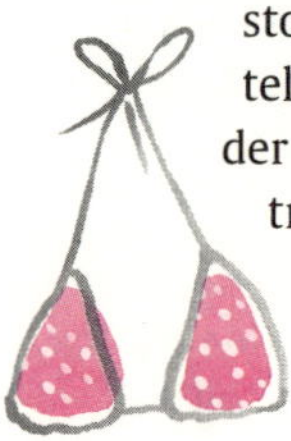

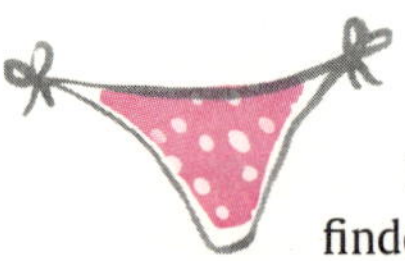

Es gibt viele Gründe, weshalb Rohkost unser Wohlbefinden stören kann. Entweder essen wir sie zu spät oder unsere Verdauung ist gestört und wir benötigen eine Entgiftung. Dr. Stossier erzählte mir eine Geschichte aus seiner Kindheit, die zeigt, wie sehr unser Verdauungssystem durch Giftstoffe beeinträchtigt werden kann: »Als Kind begleitete ich oft meine Großeltern zum Milchholen beim Bauern. Meine Großmutter hatte eine spezielle Milchkanne, die sie jedes Mal, wenn sie wieder zu Hause war und die Milch umgefüllt hatte, sorgfältig auswusch. Auch bevor sie wieder frische Milch hineinfüllte, wusch sie diese aus, denn sie wusste, dass selbst ein winziger Milchrest schnell sauer würde. Wenn nun frische Milch auf einen kleinen sauer gewordenen Rest trifft, wird auch die frische Milch sehr schnell sauer.«

Nun stellen Sie sich Ihr Verdauungssystem als diese Milchkanne vor. Findet dort ein Gärungsprozess statt, beeinflusst dieser jede neue

Nahrung, die wir zu uns nehmen. Die Bakterien verderben alles, was neu hinzukommt. Dies äußert sich in Blähungen oder Völlegefühl nach dem Essen. Kein Wunder, wenn die Blähungen schlecht riechen – stellen Sie sich mal vor, was dann im Darm abgeht! Igitt!

»Um unangenehme Reaktionen wie diese zu vermeiden, sollte man abends überhaupt nichts Rohes mehr essen«, sagt Dr. Stossier. »Das gilt für Salate, Obstsäfte und Obst. Wenn man Obst und Gemüse gart, beispielsweise kurz und sanft kocht oder dämpft, verbessert dies die Verdaulichkeit enorm; unser Körper kann das Obst und Gemüse dann viel besser verwerten. Deshalb stellt diese Empfehlung auch keine große Einschränkung bzw. keinen erheblichen Vitaminverlust dar. Im Gegenteil führt das Garen zu mehr Vitalität und Gesundheit.«

In die Praxis umsetzen

Nach meinem Aufenthalt in der Viva-Mayr-Klinik habe ich es vermieden, nach 16 Uhr Rohkost zu essen. Das ist nicht immer einfach, zumal ich oft spät nach Hause komme und das Essen dann schon auf dem Tisch steht.

ZIELE

- Es ist sehr wichtig, abends kein rohes Obst und Gemüse mehr zu essen.
- Rohes Obst und Gemüse essen wir nur tagsüber (das heißt vor 16 Uhr), um die Nährstoffe zu bekommen, die wir brauchen.
- Der Gärungsprozess, der in Gang gesetzt wird, wenn man zu spät Rohes isst, verursacht viele Verdauungsprobleme und kann zum Undichten Darmsyndrom (Leaky Gut Syndrome) führen.

Vor ein paar Tagen blieb mir nichts anderes übrig, als noch spät etwas Rohes zu essen. Es gab Tabouleh-Salat mit Hummus und Pitabrot, ein Gericht, das ich normalerweise ohne Schwierigkeiten verdaut hätte, aber es war kurz vor zehn Uhr abends, und schon während des Essens wurde mir klar, was für eine schlechte Idee das war. Aber ich war so hungrig, dass ich mich nicht zügeln konnte, und mein neuer, Viva Mayr trainierter Körper geriet schnell in einen Schockzustand. Ich schlief unglaublich schlecht. Mir kam es vor, als würde mein Körper gegen ein Fieber ankämpfen. Schweißgebadet wachte ich auf und fühlte mich schlecht. Nächstes Mal werde ich Dr. Stossiers Rat folgen und überhaupt nichts mehr essen.

Karen, 58, Harrogate

» Ich liebte mein Marmeladenbrot zum Frühstück

Den Großteil meines Lebens habe ich zum Frühstück Marmeladentoast gegessen. Etwas anderes wäre mir auch nie in den Sinn gekommen – bis ich Viva Mayr entdeckte und feststellte, dass ich meinem Körper nicht genug rohes Obst und Gemüse lieferte, um gesund zu bleiben. Der Gedanke an Rohkost zum Frühstück versetzte mich nicht gerade in Begeisterung. Ich brachte es nicht fertig, auf meinen geliebten Marmeladentoast zu verzichten, also habe ich die Diät etwas angepasst. Zuerst aß ich etwas Rohkost – zumindest ein paar kernlose Trauben brachte ich hinunter. Später schaffte ich auch eine halbe Grapefruit oder ein paar Apfelschnitze. Dann genoss ich meinen Marmeladentoast. Ich will nicht oberlehrerhaft klingen, aber nach ein paar Wochen gewöhnte ich mich an das Obst und möchte inzwischen genauso wenig darauf verzichten wie auf meinen Marmeladentoast. Müsste ich heute eines von beiden streichen – ehrlich, ich weiß nicht, worauf ich leichter verzichten könnte.

Der Gedanke an Rohkost zum Frühstück versetzte mich nicht gerade in Begeisterung.

Tag sieben

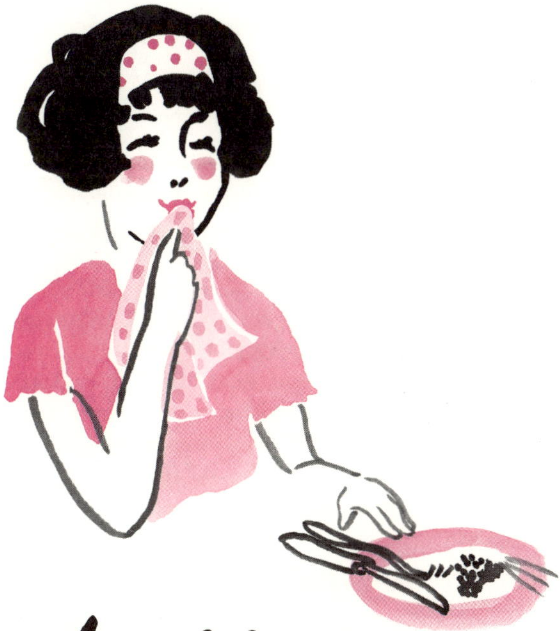

Aufhören, wenn man satt ist

Tag sieben

- Wie man aufhört zu essen, wenn man satt ist
- Wie man kleinere Portionen isst
- Wie man die Fallen umgeht, in die viele Menschen bei einer Diät tappen
- Wie man eine vernünftige Morgen-Routine für einen guten Start in den Tag einführt

Tagesmenü

Frühstück

Grüner Tee, Hummus mit Gemüsesticks

S. 258

Mittagessen

Rucola-Salat mit Räucherlachs und Meerrettich,

Buchweizen-Crêpes

mit Pastinaken-Püree auf Kerbelcreme

S. 258 und 259

Abendessen

Estragon-Tofu-Burger mit Schmorgemüse

S. 260

Genug ist genug!

»Iss deinen Teller leer.« Dieser Satz hat uns, begleitet von Hinweisen auf die hungernden Kinder in Afrika, während unserer ganzen Kindheit verfolgt und sitzt auch heute noch fest in unseren Köpfen. Und Tatsache ist, dass auch ich mich immer wieder dabei ertappe, wie ich meinen Kindern sage: »Esst bitte auf.«

Im Zweiten Weltkrieg wurde eine ganze Generation dazu erzogen zu essen, was auch immer auf dem Teller lag. Und zahllose Menschen wissen auch heute nicht, wann sie die nächste Mahlzeit bekommen und was es sein wird. Da überrascht es nicht, dass auch in unseren Köpfen fest verankert ist, alles aufzuessen, da sonst ein Unglück geschehen könnte. Doch in den westlichen Industrienationen herrscht heute eine andere Situation. Hier haben die meisten Menschen genug zu essen – und nicht selten mehr als genug. Wir müssen unsere Essgewohnheiten ändern und endlich Schluss machen mit der Vorstellung, dass es schlimm sei, etwas auf dem Teller übrig zu lassen. Am besten, man nimmt sich von vornherein nur eine kleine Portion, so muss nichts weggeworfen werden. Und wir müssen lernen aufzuhören, wenn wir genug gegessen haben. Am besten schon einen Tick früher.

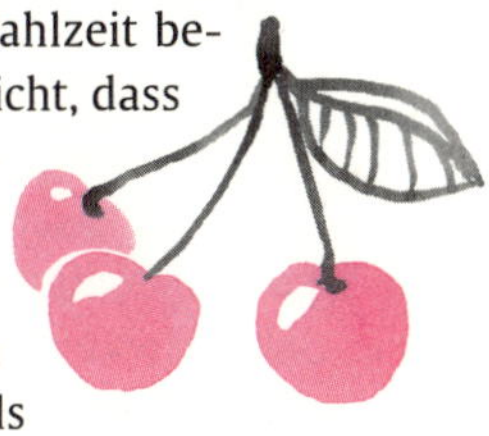

Doch wie merkt man, dass man genug gegessen hat? »Wenn Sie langsam essen und gut kauen, merken Sie schon selbst, wann Sie genug haben«, sagt Dr. Stossier. »Es ist schwer, das ›Genug‹-Gefühl zu beschreiben, denn jeder empfindet es anders. Aber eines ist sicher: Wenn Ihr Hosenknopf aufplatzt, ist es zu viel.«

Sie müssen lernen, auf Ihren Körper zu hören, statt darauf, wie voll Ihr Teller ist. Auch das ist eine Frage der Übung – ebenso wie das ausgiebige Kauen. Wenn Sie sich voll gefuttert fühlen, haben Sie zu viel gegessen. Deshalb essen Sie beim nächsten Mal etwas weniger und beobachten, wie es Ihnen damit geht. Versuchen Sie, den Unterschied zwischen Hunger und Sättigung zu erkennen. Oft gieren wir nach etwas Essbarem, weil wir Appetit haben, und nicht weil wir wirklich hungrig sind. Wir setzen uns zu den Essenszeiten an den Tisch, auch wenn wir keinen Hunger haben – aus bloßer Gewohnheit.

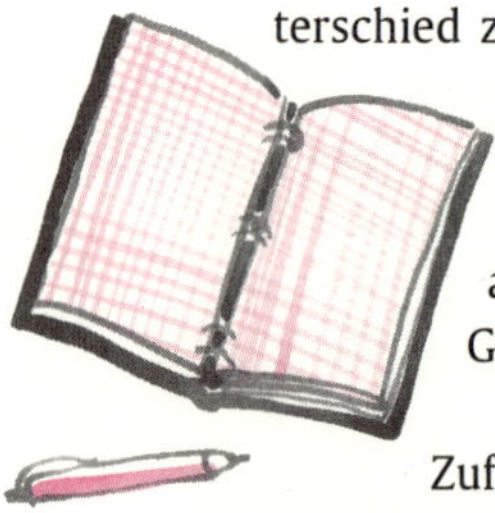

Zufällig entdeckte ich, dass ich mehr aß, als ich tatsächlich brauchte. Eines Tages hatte ich gerade die Hälfte meines Mittagessens – Omelett mit grünen Bohnen – zu mir genommen, als ein wichtiger Anruf kam. Ich verließ den Tisch (Dr. S. wäre böse mit mir gewesen, weil ich wegen der Arbeit mein Essen unterbrach, aber es gibt da gewisse Zwänge, denen man nicht entgehen kann) und telefonierte eine halbe Stunde. Als ich wieder am Tisch saß, sah mein Essen extrem unappetitlich aus. Aber ich stellte auch fest, dass ich gar keinen Hunger mehr hatte. Mein Gehirn hatte meinem Magen signalisiert, dass das Mittagessen vorüber war – Zeit für die Verdauung.

Jetzt esse ich die Hälfte bis ein Drittel der Portionen, die ich früher gegessen habe. Anstatt zum Frühstück zwei Scheiben Toast zu meinem gekochten Ei zu essen, nehme ich nur noch eine – auch wenn ich früher geglaubt habe, ohne die zweite Scheibe das Mittagessen nicht zu erleben. Und ich kaue wirklich unglaublich langsam. Dabei spielt natürlich auch eine Rolle, dass ich nach Viva Mayr den Tag mit einem Stück Obst beginne und dass danach mein Hunger auf die zweite Scheibe Toast schon etwas gedämpft ist. Aber trotzdem: Reduzieren Sie Ihre Portionen um ein Viertel oder gar die Hälfte. Sie werden bis zur nächsten Mahlzeit nicht verhungern, das verspreche ich Ihnen. Wenn Sie nicht genau wissen, wann Sie genug gegessen haben, beenden Sie die Mahlzeit – sagen wir –, fünf Minuten bevor

Sie sie normalerweise beendet hätten. Oder wenn ein Viertel Ihrer regulären Portion noch auf dem Teller liegt. Stehen Sie auf, tun Sie 10 Minuten lang etwas anderes und prüfen Sie dann, ob Sie tatsächlich noch Hunger haben. Ich garantiere Ihnen, dass Sie keinen mehr haben. Geben Sie sich also kleinere Portionen auf den Teller und fragen Sie sich kurz vor Schluss der Mahlzeit: »Brauche ich den Rest wirklich noch?« Wenn ja, essen Sie auf. Wenn nicht, wenden Sie den »10-Minuten-weggeh-Trick« an.

Nur eine Frage des Trainings

Trainieren Sie, weniger zu essen, indem Sie zum Mittagessen nur eine Tasse Gemüsesuppe und etwas Dinkelbrot zu sich nehmen (sagen wir, einen oder zwei der 70-Gramm-Fladen, die Sie selbst gebacken haben). Das klingt zugegebenermaßen nicht unbedingt nach einer üppigen Mahlzeit, aber wenn Sie das Brot ausgiebig kauen und die Suppe mit einem Teelöffel löffeln, bekommen Sie ziemlich bald das »Genug-Gefühl«, das Sie als sehr wohltuend empfinden werden. Ich hasse es, wenn man nach einem mächtigen Mittagessen nur noch schlafen will und nicht mal mehr die Energie hat, sich vom Tisch zu erheben. Das Tolle an den kleineren Portionen ist, dass man sich nach dem Essen voller Kraft und Energie fühlt, anstatt voll gefuttert und müde. Wenn Sie die für Sie optimale Nahrungsmenge zu sich nehmen, wird das Essen Ihnen Energie verleihen, anstatt sie Ihnen zu entziehen, denn die Verdauung zu großer Essensmengen kostet den Körper jede Menge Kraft.

Ein paar Tricks, um in der Spur zu bleiben

Wenn Sie nur zwei Tage lang kleinere Portionen zu sich nehmen, werden Sie ein Gefühl dafür entwickeln, welche Essensmenge Ihnen reicht. Hier ein paar Tricks, die es Ihnen leichter machen:

- Benutzen Sie kleinere Teller. Richten Sie das Mittagessen beispielsweise auf einem kleinen Frühstücks- oder Beilagenteller an. Es ist erstaunlich, wie viel Psychologie beim Essen mitspielt – und wie selbstverständlich Sie durch einen kleineren Teller auch kleinere Portionen essen. So simpel es auch erscheinen mag, Ihr Hirn signalisiert Ihrem Magen: »Teller leer, genug gegessen.«
- Achten Sie darauf, zwischen den Mahlzeiten viel Wasser zu trinken; so laufen Sie nicht Gefahr, Durst für Hunger zu halten.
- Lassen Sie sich Zeit. Je mehr Zeit Sie sich zum Essen nehmen, desto mehr Möglichkeit hat Ihr Gehirn, Nachrichten mit der Botschaft »Ich habe genug« an den Magen zu schicken. Dies ist ein psychologischer Nutzen des langsamen Essens.
- Versuchen Sie, mindestens zweimal pro Woche zum Abendessen nur eine Suppe und Dinkelbrot zu sich zu nehmen – so gewöhnen Sie sich daran, weniger zu essen. An manchen Abenden, insbesondere wenn ich nach der Arbeit spät nach Hause komme, begnüge ich mich mit einem Glas Rotwein und ein paar Mandeln. Am nächsten Morgen wache ich hungrig auf und freue mich auf mein königliches Frühstück.
- Schlafen Sie gut! Und das wird auf ganz natürliche Weise der Fall sein, wenn Sie spätabends nichts mehr essen. Müdigkeit führt zu Gier nach kalorienreicher Kost.
- Bewegen Sie sich jeden Tag – und wenn Sie »nur« Ihre Kinder auf der Schaukel anschieben, ein paar Stationen laufen, statt das Auto oder den Bus zu nehmen, sich mit körperlich anstrengender Hausarbeit verausgaben oder einfach Treppen steigen (siehe Seite 91). Nehmen Sie jede Gelegenheit wahr, sich zu bewegen.
- Denken Sie immer daran, dass Junk Food Ihnen kein Sättigungsgefühl vermittelt, weil es keine wertvollen Nährstoffe enthält. Ihr Körper wird sich nicht damit zufriedengeben und nach den Nährstoffen verlangen, die er braucht.

Auf die Größe kommt es an

Die gute Nachricht ist, dass Viva Mayr keine Portionsgrößen vorschreibt. Sie können so viel oder so wenig essen, wie Sie möchten. Der Grundgedanke ist, dass man durch das richtige Kauen und die Tatsache, dass man die richtige Kost zu sich nimmt, schneller satt ist und sich allein dadurch die Portionen verkleinern, bis sie die für Sie optimale Größe erreicht haben – ganz gleich, wie gigantisch sie zu Anfang auch gewesen sein mochten. Sie werden sehen, dass Sie nach einer Woche Viva-Mayr-Diät von den Portionsgrößen, wie man sie zum Beispiel in Restaurants serviert, entsetzt sein werden. Und Sie werden sich fragen, wie Sie jemals so viel Essen in sich hineinbekommen haben.

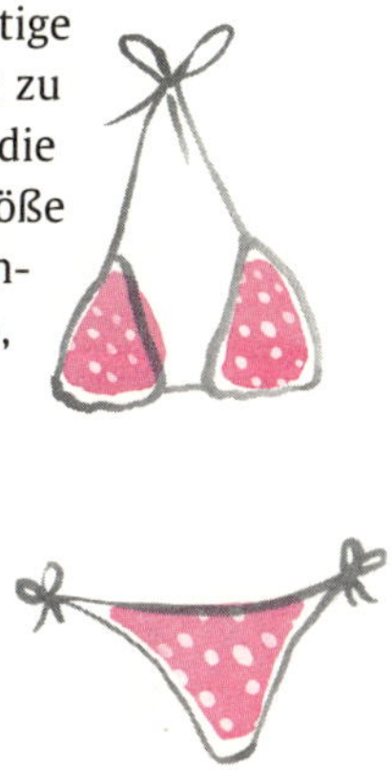

Stolperfallen vermeiden

Nicht den Mut verlieren! Sie verändern gerade Ihren ganzen Lebens- und Ernährungsstil, und da lauert manchmal die eine oder andere Falle. Halten Sie trotzdem durch! Denken Sie immer daran, dass Sie nicht hungern müssen. Trinken Sie zwischendurch ein Glas Wasser oder kauen Sie ein paar Mandeln. Und nein, den Schokoriegel brauchen Sie *wirklich* nicht!

Verzweifeln Sie nicht, wenn Sie mit den vorgeschlagenen Rezepten Probleme haben – setzen Sie auf Ihren gesunden Menschenverstand. Die Rezepte sind lediglich Vorschläge und sollen Sie nicht in Stress versetzen. Wenn Sie gerne etwas anderes essen möchten, tun Sie das ruhig, solange es sich innerhalb unserer Viva-Mayr-Regeln bewegt (keine Rohkost nach 16 Uhr und so weiter).

Wenn Sie das Gefühl haben, dass Sie so viele Details gar nicht berücksichtigen können, beschließen Sie aber bitte nicht, an gar nichts mehr zu denken. Eines nach dem anderen. Gehen Sie alles nach und nach noch einmal durch, und lesen Sie das Buch vom ersten Kapitel an noch einmal. Verdauen Sie (sorry, diesem Wortspiel konnte ich nicht widerstehen) das Gelesene gründlich.

Kurze Zwischenbilanz

Wie fühlen Sie sich nun? Gesünder und schlanker, hoffe ich. Nach sieben Tagen Viva-Mayr-Diät müssten Sie schon den Nutzen spüren.

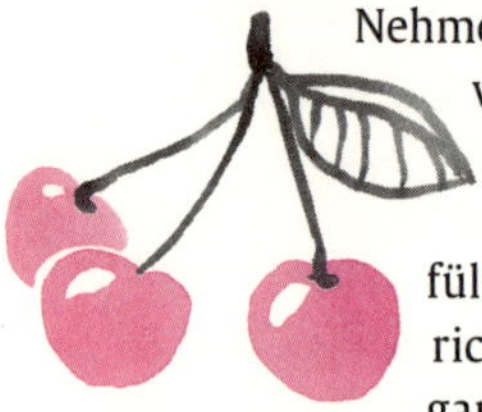

Nehmen Sie sich die Liste mit Ihren persönlichen Zielen vor, die Sie zu Beginn der Woche geschrieben haben. Haben Sie schon das eine oder andere Ziel erreicht? Auch wenn Sie noch nicht jedes Ziel erfüllt haben – haben Sie den Eindruck, dass Sie auf dem richtigen Weg sind? Vielleicht sind Sie noch nicht ganz auf der Zielgeraden, aber lassen Sie uns doch einmal sehen, was Sie bis zu diesem Punkt sicher erreicht haben:

- Sie wissen, was Sie zu sich nehmen sollten, wenn Sie den Rest Ihres Lebens gesünder und schlanker verbringen möchten.
- Sie wissen, wie Sie die Nahrungsmittel richtig kochen und zubereiten.
- Sie wissen, welche Nahrung Sie zu welcher Tageszeit zu sich nehmen sollten, um den Nährwert optimal zu nutzen und Verdauungsprobleme zu minimieren.
- Sie wissen jetzt, wie wichtig Sport und Bewegung sind, und sollten den Nutzen bereits spüren.
- Sie haben gelernt, Ihr Essen richtig zu kauen, und wissen, dass richtiges Kauen wichtig für Ihre Gesundheit, fürs Abnehmen und für eine gute Verdauung ist.
- Wie Sie an Tag zehn sehen werden, sind Sie mit diesem Wissen nun besser gewappnet gegen lebensbedrohliche Krankheiten wie Diabetes und Krebs.

Und außerdem ...

- können Sie jetzt Dinkelbrot backen (und das können nicht viele Menschen von sich behaupten!).

Bewerten Sie Ihren Fortschritt, indem Sie die folgenden Fragen beantworten ...

1. Wenn Ihnen jetzt jemand einen Schokoriegel anbieten würde – würden Sie ihn essen?
2. Könnten Sie mitansehen, wie Menschen ihr Essen hinunterschlingen, ohne hinüberzugehen und ihnen zu sagen, dass sie langsamer essen sollten?
3. Sind Sie bereit für die nächsten sieben Tage der Viva-Mayr-Diät?

Wenn Sie nur die letzte Frage mit »Ja« beantwortet haben, sind Sie ein echter Musterschüler. Haben Sie zweimal »Ja « gesagt, sind Sie immer noch gut, und sollten Sie dreimal mit »Ja« geantwortet haben, nun ja. Aber das ist noch lange kein Grund aufzugeben. In den nächsten sieben Tagen gibt es viel zu lernen, zum Beispiel was und wie viel man trinken sollte. Außerdem erfahren Sie, wie Sie nie wieder unter einem Blähbauch leiden müssen. Und Sie lernen, wie die Viva-Mayr-Diät Ihnen ein jüngeres Aussehen verleiht.

ZIELE

- Es ist wichtig, auf seinen Körper zu hören und zu lernen, seine Signale zu verstehen – besonders das »Ich bin satt«-Signal.
- Bedienen Sie sich der zahlreichen, in diesem Kapitel vorgestellten Tricks, um nur so viel zu essen, bis Sie wirklich satt sind.
- Erkennen Sie die Stolperfallen – so können Sie sie in der Zukunft umgehen.

Viva Mayr – eine Begleiterin fürs Leben

Stellen Sie sich Viva Mayr nicht ausschließlich als Diät vor. Indem Sie Ihre Ernährung grundlegend umstellen, verändern Sie auch Ihre Lebensweise – und damit eigentlich Ihr ganzes Leben. Sie sind Ihrem Traum vom schlankeren, gesünderen Ich ein gutes Stück näher gekommen. Viva Mayr ist keine lästige Pflicht, der man sich mal eben zwei Wochen unterwirft, wie es bei manch anderer Diät der Fall ist. Viva Mayr ist vielmehr eine tief greifende Rundumerneuerung Ihres persönlichen »look and feel« durch relativ kleine Veränderungen. Frühere Mahlzeiten, nichts Rohes nach vier, längeres und gründlicheres Kauen – all das lässt sich mühelos umsetzen, und doch sind die Auswirkungen enorm. Sie können mehr oder weniger essen, was Sie wollen, solange Sie es langsam, in den richtigen Mengen und zur richtigen Tageszeit essen. Kein Zweifel: Viva Mayr ist die Traumdiät jeder Frau! Sie nehmen alle Arten von Nahrungsmitteln zu sich, die Ihnen ein tolles Aussehen und ein tolles Gefühl geben. Sie nehmen sich Zeit, zu essen, zu entspannen, Ihr Essen zu genießen – und dazu können Sie sich ab und zu sogar einen Wein genehmigen. Viva Mayr ist keine Diät, sondern ein Geschenk!

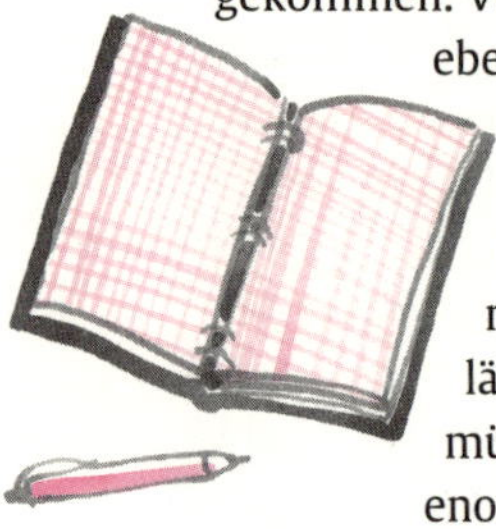

Maureen, 33, Sheffield

» Ich hörte auf zu essen, wenn ich satt war

Ich fand es immer unhöflich, den Teller nicht leer zu essen. Also aß ich immer weiter, auch wenn ich schon längst satt war. Das war wohl meine Erziehung. Jetzt habe ich begriffen, dass ich nicht alles aufessen muss – und das ist ein sehr erleichterndes Gefühl! Diese Erleuchtung kam mir, als ich mit einer Freundin essen war und mich beschwerte, weil ich schon satt, aber mein Teller noch voll war. Sie fragte mich, warum ich dann weiteräße, und plötzlich schoss es mir in den Sinn: weil ich immer noch Mamas Stimme höre, die mich auffordert aufzuessen. Sosehr ich meine Mutter auch liebe, muss ich ihr heute nicht mehr gehorchen. Und von diesem Tag an hörte ich auf zu essen, sobald ich satt war – auch wenn noch etwas auf meinem Teller lag. Schnell wurde mir klar, dass ich jahrelang viel zu viel gegessen hatte. Von da an nahm ich ab und hatte auch weniger Fressattacken. Immer mehr essen, dicker werden und deshalb Depressionen bekommen, ist ein Teufelskreis – weniger essen, abnehmen und sich gut fühlen gehen ebenso Hand in Hand, nur auf positive Weise.

Schnell wurde mir klar, dass ich jahrelang viel zu viel gegessen hatte.

Tag acht

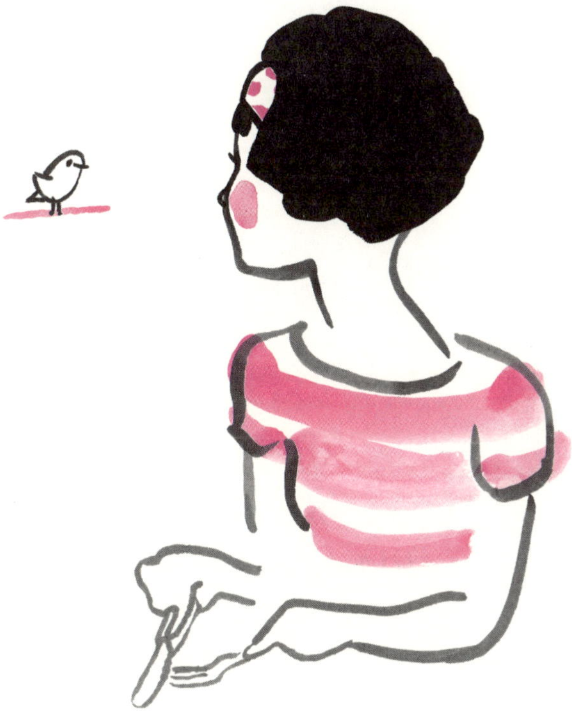

Der *frühe* Vogel

Tag acht

- Warum es gesünder ist, am frühen Abend zu essen
- Mit welchen Tipps und Tricks man es schafft, früher zu essen
- Wie man den Schaden in Grenzen hält, wenn es doch mal später wird

Tagesmenü

Frühstück

Rosmarintee, Dinkelbrot, Mozzarella
mit Avocado, Tomaten und Basilikum-Pesto
S. 261

Mittagessen

Karotten-Ingwer-Suppe,
Puten-Rosmarin-Spießchen
mit sautiertem Fenchel-Zucchini-Gemüse
S. 261 und 262

Abendessen

Kartoffelküchlein mit Hüttenkäse und Leinöl
S. 262

Abendessen – bitte vor 18 Uhr

Sie wissen bereits, dass abends nichts Rohes mehr auf dem Speiseplan steht. Aber das ist nur die Spitze des Eisbergs. Dr. Stossier empfiehlt außerdem, früh zu Abend zu essen – idealerweise vor 18 Uhr. Über Frühstück und Mittagessen haben wir schon gesprochen, jetzt ist es Zeit fürs Abendessen.

Von allen drei Mahlzeiten ist das Abendessen die vielleicht schwierigste – aber auch die wichtigste, die es zu verändern gilt. Gerade hier machen wir viele Fehler, was die Kost und was den Zeitpunkt angeht. Und das kann man mit Viva Mayr ein für alle Mal besser machen. In unserer Kultur ist das Abendessen der Hauptevent des Tages. Wir freuen uns darauf, wir entspannen uns dabei und wir nehmen uns in der Gesellschaft von Familie und Freunden Zeit dafür. Wie »anti-sozial« ist es, schon vor 18 Uhr zu Abend zu essen? Viele von uns sind dann noch nicht einmal zu Hause!

Doch Dr. Stossier betont immer wieder, dass man so selten wie möglich spät essen sollte. Der Hauptgrund liegt darin, dass wir umso müder sind, je später wir essen – und umso schwieriger ist es für den Körper, die Nahrung zu verdauen. Und weil der Körper zu später Stunde nicht mehr in der Lage ist, das Essen effizient zu verdauen, werden in unserem Darm die Lebensmittel tendenziell über Gärung und Fäulnis abgebaut.

Das Wort »Mahlzeit« verrät uns bereits, dass Zeit beim Essen eine wesentliche Rolle spielt. Wir haben bereits gesehen, welche Auswirkungen unser Körperrhythmus auf unser Gewicht, unsere Gesundheit und Lebensdauer hat. Deshalb liegt es auf der Hand, dass wir unsere Mahlzeiten in die Phasen legen müssen, in denen unser Körper optimal arbeitet und verdaut. Darüber hinaus müssen wir zum Frühstück, zum Mittagessen und zum Abendessen unterschiedliche Nahrungsmittel zu uns nehmen, die unterschiedlich zubereitet werden. Das Abendessen sollte die am leichtesten verdauliche Mahlzeit sein, denn abends ist unser Organismus müde. Suppe und Dinkelbrot sind wunderbar, ebenso gedämpfter Fisch und Gemüse, ein leichtes Risotto oder andere Reisgerichte, Aufläufe, Gemüseeintöpfe oder Omeletts.

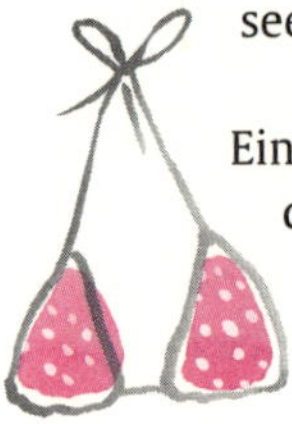

Ein weiterer Grund für ein frühes Abendessen ist der, dass wir dann morgens richtig hungrig sind – und das Frühstück sollte ja die üppigste Mahlzeit des Tages sein. Essen wir spätabends, ist laut Dr. Stossier unser Organismus noch am Morgen mit der Verdauung beschäftigt. In Sachen Gewichtskontrolle ist das Respektieren unseres Körperrhythmus einer der wichtigsten Punkte – und das heißt: früh am Abend wenig essen.

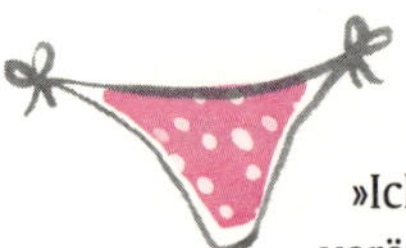

»Ich weiß, dass wir unser Leben nicht jeden Tag aufs Neue verändern können, aber wenigstens an einigen Tagen pro Woche sollten wir gegen 18 Uhr zu Abend essen. Und danach kann der Abend ja noch weitergehen«, sagt Dr. Stossier. »Sie sollten so früh wie möglich essen und leicht verdauliche Kost zu sich nehmen, zum Beispiel gedämpften Fisch und Gemüse.« Außerdem empfiehlt er, im Büro zu essen, wenn es bei der Arbeit mal später wird. Mir erscheint das ein wenig schade, denn beim Abendessen entspannen wir uns normalerweise im Kreis unserer Familie und Freunde. Wer will denn mit einem Sandwich im Büro sitzen? Der Kompromiss besteht darin, wenigstens ein paar Mal früh zu Abend zu essen. Und für die Fälle, wenn es mal später wird, finden Sie auf Seite 137 Tipps und Tricks, die die Verdauung erleichtern.

Der Schlüssel zu gesundem Schlaf

Nach einem frühen Abendessen schlafen wir besser. Im Schlaf produzieren wir zwei wichtige Hormone: Melatonin und Wachstumshormon. Diese beiden wirken nachts und sind für die Regeneration unserer Körperzellen unverzichtbar. Ein Absenken der Körpertemperatur, wie dies normalerweise nachts erfolgt, ist der entscheidende Mechanismus zur Produktion dieser Hormone. Und je mehr wir essen, desto mehr Energie (Ernährungswissenschaftler messen Energie in Kalorien als Einheit der Wärme) führen wir unserem Körper zu und desto schwerer wird es für uns, die Temperatur abzusenken. Das wiederum behindert die nächtliche Regeneration.

Dies wird noch durch die Tatsache verstärkt, dass ein am Abend ermüdeter Organismus das Essen – und hier vor allem die Rohkost - nicht mehr ordnungsgemäß verdauen kann, sondern mehr über Gärung abbaut – was noch mehr Wärme produziert. Das Ergebnis? Wir schwitzen, wälzen uns von einer Seite auf die andere und schlafen dadurch schlechter. Der Schlaf ist dann keineswegs erholsam und verjüngend, und wir werden infolge dessen am nächsten Tag müde und alles andere als fit den Tag beginnen können. Verschiedene Studien zeigen auch, dass es eine Verbindung zwischen Dickleibigkeit und schlechtem Schlaf beziehungsweise Müdigkeit gibt.

Weniger ist mehr

In der Viva-Mayr-Klinik ist das Abendessen nicht das Highlight des Tages, sondern das »Lowlight«. Viel mehr als Gemüsebrühe und ein bisschen altbackenes Brot (pardon, ich meine Dinkelbrot) gibt es ja auch nicht. Aber ich muss sagen, dass es sich gut anfühlt, nicht vollgestopft ins Bett zu gehen. Bei meinem ersten Abendessen im Viva-Mayr-Zentrum habe ich mich ein wenig an ein Gefängnis erinnert gefühlt. Annie aß ihre Kartoffeln, und ich hatte nur Brühe und Brot. Danach nahm ich mir noch eine Tasse Tee mit aufs Zimmer und war völlig fixiert auf die Bio-Kekse in meinem Gepäck. Und wissen Sie was? Ich habe es nicht fertiggebracht. Ich fühlte mich wie eine Verräterin. Wie sollte ich beim Frühstück Annie und Brenda in die Augen schauen? Und schließlich – wen hätte ich denn betrogen? Mich selbst. Also begnügte ich mich während meines Aufenthalts im Viva-Mayr-Zentrum mit einem minimalen, sehr frühen Abendessen und schlief wie ein Baby. Ich hatte verrückte Träume, doch nicht einmal das vorbeiziehende Disco-Schiff konnte mich aus der Ruhe bringen. Vergleichen Sie das mit dem Gefühl, angetrunken und voll gefuttert ins Bett zu fallen. Noch bevor man sein Haupt auf dem Kopfkissen bettet, weiß man, wie schlecht man schlafen wird – und wie miserabel man sich beim Aufwachen fühlt. In den Stunden davor wälzt man sich von einer Seite auf die andere, was teilweise auf die erhöhte Körpertemperatur infolge der konsumierten Kalorien zurückzuführen ist.

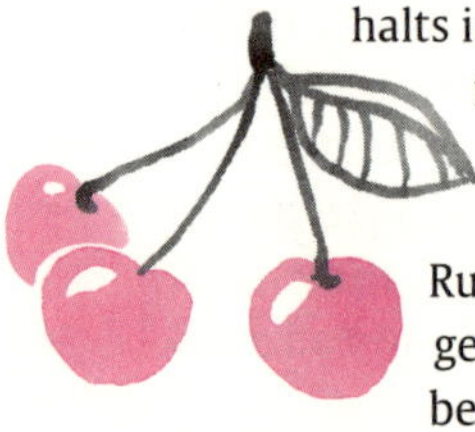

Seit meiner Rückkehr aus dem Viva-Mayr-Zentrum esse ich so früh wie möglich – und es gefällt mir. Wenn mein Mann Rupert unterwegs ist, kann ich früh mit meinen Kindern essen. Ich schlafe dann nicht nur besser, sondern genieße auch den Umstand, dass ich um 19 Uhr noch den ganzen Abend vor mir habe. Es ist, als hätte der Tag ein paar Stunden mehr, wenn das Abendessen nicht mehr der Höhepunkt des Abends ist. Aber wie es schon in der Klinik der Fall war, ist der bessere Schlaf der eigentliche Punkt. Ich schlafe seit Langem sehr schlecht, und in der Vergangenheit hat nichts dagegen geholfen. Aber das frühe Abendessen scheint meinem Körper die nötige Zeit zu geben, sich auf die Nachtruhe einzustellen – und ich schlafe seitdem viel besser.

Ich bin so begeistert vom frühen Abendessen, dass ich es neulich bei einer Dinnerparty sogar geschafft habe, mich an meine Regeln zu halten – jedenfalls fast. Ich bin eine solche Streberin geworden, dass mich der Gedanke, mich erst um 21 Uhr an den Tisch zu setzen, mit regelrechtem Horror erfüllt hat. Andererseits wollte ich natürlich nicht als totale Langweilerin dastehen. Aber ich wusste, dass ich mich schrecklich fühlen würde, wenn ich wie alle anderen essen und trinken würde.

Erstaunlicherweise war es ziemlich einfach, fast nichts zu essen. Während die anderen Lammbraten in sich hineinschaufelten und Unmengen von Rotwein tranken, habe ich mich auf ein, zwei Gläser beschränkt und nur ein absolutes Minimum gegessen. Jeden Bissen kaute ich ausgiebig nach allen Regeln der Kunst. Am nächsten Morgen fühlte ich mich super – was nach einer solchen Dinnerparty höchst ungewöhnlich ist.

Also: Versuchen Sie, heute Abend früh zu essen. Wenn es um 18 Uhr nicht klappt, peilen Sie 19 oder 19.30 Uhr an und arbeiten Sie sich dann von Tag zu Tag weiter vor, bis Sie 18 Uhr erreicht haben.

Top-Tipps, wie man abends weniger isst

- Gehen Sie während Ihrer normalen Essenszeit zum Sport, belegen Sie zum Beispiel einen Gymnastikkurs.
- Essen Sie gut zu Mittag, sodass Sie abends gar keinen Hunger mehr haben.
- Überfällt Sie der Hunger, trinken Sie eine Tasse Tee oder ein Glas Wasser.
- Essen Sie zwischen 18 und 19 Uhr ganz, ganz langsam einen Snack, wie einen Haferkeks mit Käse. So halten Sie durch.
- Planen Sie pro Woche ein, zwei späte Essen mit Freunden – sozusagen als Belohnung.
- Legen Sie sich in die Badewanne und gehen Sie früh zu Bett.
- Bereiten Sie leichte Mahlzeiten zu und frieren Sie sie ein – diese können Sie mühelos auftauen und erhitzen (nicht in der Mikrowelle, benutzen Sie lieber einen Dampfgarer!), wenn Sie aus dem Büro kommen.

- Planen Sie an mindestens einem Abend der Woche eine Abendaktivität, die nichts mit Essen zu tun hat, gehen Sie zum Beispiel ins Kino.
- Wenn Sie Kinder haben und zu Hause sind, essen Sie vor 18 Uhr mit ihnen.
- Versuchen Sie mal, den Hunger zu überwinden. Spätestens wenn Sie eingeschlafen sind, ist er weg ... Und stellen Sie sich vor, um wie viel schlanker Sie morgens sein werden! Wenn Sie es gar nicht mehr aushalten, essen Sie ein paar Kerne oder Nüsse oder trinken Sie eine Tasse Kamillentee. Aber auch wenn Sie nichts essen, werden Sie einschlafen – das verspreche ich Ihnen.

Heute bleibt die Küche kalt ...

Mit dem Essengehen ist es natürlich so eine Sache. Man kann dann einfach nicht vor einem leeren Teller sitzen. Wenn also abends ein Restaurantbesuch auf dem Programm steht, müssen Sie das Beste daraus machen, und zwar so: Essen Sie *nichts* Rohes – und mit »nichts« meine ich »nichts«. Nicht einmal die Salatdekoration vom Tellerrand, kein Stückchen Karotte zum Aperitif. Also: auch keinen Salat und kein Obst. Bestellen Sie etwas leicht Verdauliches, wie gegrilltes Gemüse mit Olivenöl oder eine Gemüsesuppe als Vorspeise. Kauen Sie so langsam und gründlich, wie Sie nur können. Als Hauptgang wählen Sie Fisch oder weißes Fleisch (kein Schwein, das sehr schwer verdaulich ist) mit Gemüse, keinen Salat. Oder Sie bestellen eine Käseplatte mit festem, dunklem Brot wie Vollwertbrot oder Ähnlichem. Ihr Verdauungssystem ist abends am schwächsten – das muss man respektieren und entsprechend handeln. Die gute Nachricht ist, dass Sie sich ein Glas Wein oder ein Bier genehmigen dürfen – wenn das nichts ist!

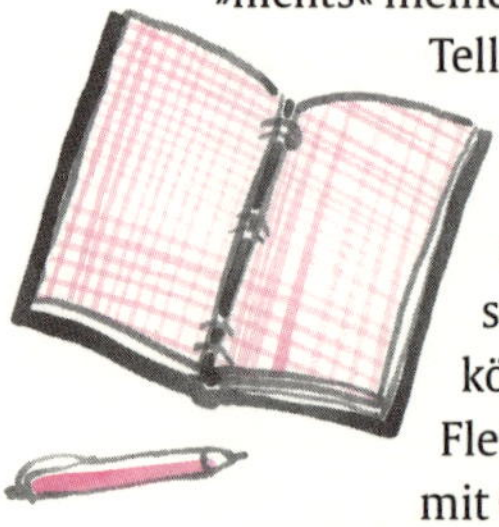

Und wenn ich eine Nachteule bin?

Wenn Sie spät zu Abend essen – und selbst wenn Sie dann noch aktiv und bis nach Mitternacht wach sind –, ist Ihre Verdauungskapazität herabgesetzt, und Sie werden aufgrund dieser eingeschränkten Verdauung Gifte produzieren. Infolgedessen wird Ihr Körper Wasser einlagern (was zu Schwellungen und Ödemen führt), denn Ihr Körper versucht, diese Giftstoffe zu verdünnen, um ihre negativen Auswirkungen auf den Körper zu reduzieren. Schlimmer noch: Staut bzw. lagert der Körper Wasser ein, um die Gifte zu neutralisieren, werden Sie an Gewicht zulegen. Warum? Weil sich auch Wassereinlagerungen auf der Waage in Form von Gewichtszunahme äußern.

Verdauungsstörungen (oder: Warum wir nicht spät essen sollten. Von Dr. S.)

Verdauungsstörungen sind die direkte Folge zu später Mahlzeiten. Verdauungsstörungen sind das Ungleichgewicht zwischen der Nahrungszufuhr und unserer Verdauungskapazität. Wenn wir zu spät oder zu viel essen, werden wir nicht richtig verdauen können. Infolgedessen werden Kohlenhydrate, die wir zu spät oder im Übermaß zu uns genommen haben, im Darm nicht mehr richtig verdaut, sondern vergoren. Wenn wir zu viel Eiweiß zu spät am Abend zu uns nehmen, kommt es zu Fäulnis. Wenn wir müde sind, zu spät oder zu viel essen, sind unsere Enzyme nicht mehr in der Lage, die Nahrung zu verdauen. In der Folge wird die Verdauungsarbeit von jenen Bakterien übernommen, die wir in ihrer Gesamtheit als »Darmflora« bezeichnen. Manchmal besitzen wir nicht ausreichend viele dieser Bakterien, beispielsweise nach der Einnahme eines Antibiotikums, nach einem Darmvirus oder infolge einseitiger Ernährung (insbesondere zu viel raffinierte Nahrungsmittel und Zucker), was bedeutet, dass die Verdauung nicht optimal stattfinden kann. Probiotische Präparate und Joghurt mit Lebendkulturen können zur Wiederherstellung des Gleichgewichts beitragen, ebenso wie eine gesunde und ausgewogene Ernährung.

Die bakterielle Verdauung von Proteinen vollzieht sich in Form eines Fäulnisprozesses. Ja, ich weiß, dass sich das ekelerregend anhört, und das ist es letztlich auch. Wenn Sie mir nicht glauben, können Sie diesen Effekt reproduzieren, indem Sie ein Stück Fleisch an einen warmen Ort legen. Mit der Zeit zersetzt es sich, und genau das passiert in unserem Magen. Wenn wir also weniger Proteine zu uns nehmen, können die Enzyme ihrer Aufgabe nachkommen und alles ist verdaut, bevor der Zersetzungsprozess eintritt. Es bleibt dann im Darm nichts mehr für die Bakterien zu tun übrig und der Fäulnisprozess fällt minimal aus.

Es ist erwiesen, dass Gärung und Fäulnis von Nahrung die Membran zwischen Darm und inneren Organen reizen und zerstören kann. Dies ist der erste Schritt zur »Selbstvergiftung aus dem Darm« oder intestinalen Autointoxikation, wie Dr. Mayr es nannte (siehe Seite 113). Und dies passiert, einfach ausgedrückt, wenn die durch Gärung und Fäulnis entstandenen Gifte vom Darm absorbiert werden und das Immunsystem belasten, was zu Allergien und einer Reihe gesundheitlicher Beschwerden führen kann. Haben die Gifte erst einmal die Membran passiert, wandern sie in Richtung Leber, die unser größtes Entgiftungsorgan ist. Wenn die Leber in der Lage ist, diese Gifte zu verstoffwechseln und zu eliminieren – wunderbar! Aber das tritt nicht immer ein. Nehmen die Gifte überhand, weil unsere Verdauung nicht gut funktioniert und überlastet ist, kann auch die Leber nicht mehr allzu viel ausrichten. Mehr noch: Viele von uns überfordern die Leber durch fettreiche Ernährung und zu viel Alkohol – und eine gestresste Leber kann es mit den Gärungs- und Fäulnisgiften nicht mehr aufnehmen. Und wenn die Leber diese Gifte nicht eliminiert, haben sie freien Zugang zu allen anderen Organen und Systemen unseres Körpers und werden darüber hinaus in unseren Körpergeweben eingelagert.

Leicht verdauliches – und davon wenig

Wenn es für Sie wirklich unmöglich ist, so früh zu Abend zu essen, wie es sich Dr. Stossier wünscht, dann dürfen Sie wirklich nur ganz wenig essen, zum Beispiel ein paar Haferkekse oder etwas Dinkelbrot. Machen Sie es wie in der Viva-Mayr-Klinik: Essen Sie etwas Brühe mit einem dichten, festen Brot. Es ist erstaunlich, wie wenig man abends braucht. Es kommt einem fast so vor, als wüsste der Körper, dass dies nicht die ideale Zeit zum Schlemmen ist; das Sättigungsgefühl tritt abends relativ schnell ein. Ich esse abends fast immer etwas, aber manchmal genügen mir ein Glas Rotwein, ein paar Haferkekse und ein bisschen Käse.

Ich traf einmal eine sehr attraktive Französin, die auch jenseits der fünfzig noch sehr schlank war. Sie vertraute mir ihr Geheimnis an: kein Abendessen! An ihrem 50. Geburtstag verabschiedete sie sich von ihrem gewöhnlichen Abendessen und aß von da an abends nur noch Reiscracker und Joghurt. Die Ausnahme von dieser Regel ist, wenn sie essen geht oder eingeladen ist. Und dann isst sie, wonach ihr der Sinn steht. Und dies ist wirklich der Schlüssel zum Viva-Mayr-Erfolg: ein bisschen Brühe, ein wenig Dinkelbrot oder Reiscracker. Sie werden erstaunt sein, wie schnell Sie abnehmen, wenn Sie abends nicht mehr viel essen!

ZIELE

- Essen Sie so früh wie möglich zu Abend, idealerweise nicht nach 18 Uhr.
- Das Abendessen sollte die kleinste Mahlzeit des Tages sein und nichts Rohes enthalten.
- Wenn Sie außer Haus zu Abend essen müssen, minimieren Sie den Schaden, indem Sie noch langsamer als gewöhnlich und möglichst wenig essen.

Teresa, 34, Southwark

» Mit Viva Mayr habe ich 38 Kilo abgenommen

Dank Viva Mayr habe ich in 18 Monaten 38 Kilo abgenommen. Wenn Sie kurz vor dem Aufgeben sind, lesen Sie meinen Bericht. Das Richtige zu essen, sich Zeit zum Kauen und Essen zu nehmen und das Abendessen vor 18 Uhr einzunehmen, sind wirklich nicht einfach bei einem anstrengenden Berufsalltag und einem turbulenten Familienleben. Hinzu kommt, dass ich jahrelang keinen Sport getrieben habe, fast nur Junk Food und Fertigmahlzeiten in mich hineingestopft habe und mich entsetzlich schlecht gefühlt habe. Ich bin immer noch kein Paradebeispiel aber ich habe heute einen Personal Trainer und treibe dreimal pro Woche Sport. Ich ernähre mich frisch und gesund und meine Geschmacksknospen haben sich derart verändert, dass ich kein Junk Food mehr mag. Und ich fühle mich dynamisch und glücklich. Man muss vielleicht einiges investieren, aber es lohnt sich und es funktioniert.

Man muss vielleicht erst einmal einiges investieren, aber es lohnt sich.

Am einfachsten fiel mir der Umstieg auf leicht verdauliche Kost. Auch die Verwendung der unterschiedlichen Öle ist kein Problem, und mich an die mir empfohlenen Nahrungsmittelergänzungen zu erinnern, ist auch nicht schwer. Drei Monate hielt ich eine strenge Diät ohne Zucker, Weizen und Obst und erforschte die Bio-Regale im Supermarkt nach Alternativen. Auch wenn ich nicht mehr nach dieser strengen Diät lebe, koche ich noch immer gerne mit Quinoa und bevorzuge weizenmehlfreie Nudeln und Muffins (kein Blähbauch mehr!). Ich koche meine eigenen Suppen und so weiter. Auch heute noch macht es mir Spaß, neue gesunde Nahrungsmittel auszuprobieren. Der Viva-Mayr-Ansatz hat mir wirklich dabei geholfen, mein ganzes Leben umzustellen – und zwar dauerhaft, ohne dass ich in den berüchtigten Jojo-Teufelskreis aus Ab- und Zunehmen zurückfalle.

Tag neun

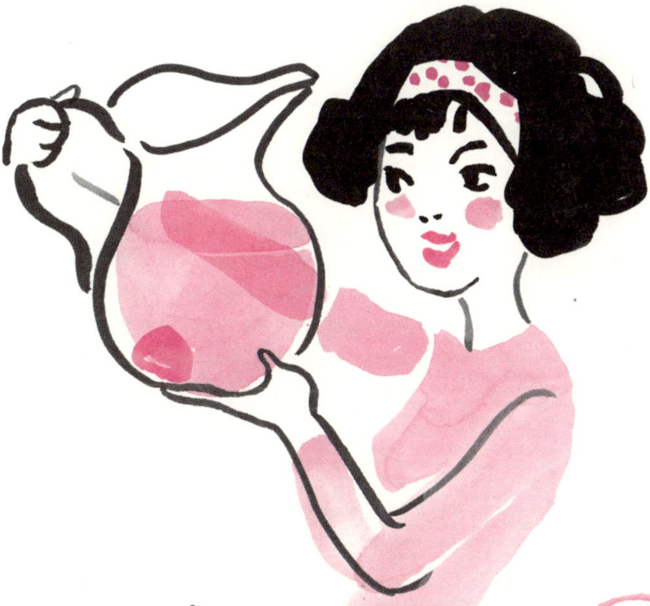

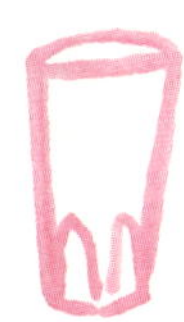

Wasser marsch!

Tag neun

- Warum Wasser für Ihre tägliche Ernährung so wichtig ist
- Wie Sie die Qualität Ihres Trinkwassers verbessern können
- Wann man Wasser trinkt und wann besser nicht

Tagesmenü

Frühstück

Ingwertee, frisch gepresster Obst- und Gemüsesaft, Dinkelbrot mit Schafskäse

S. 264

Mittagessen

Wurzelgemüsesuppe,
Hirse-Sellerie-Auflauf mit Brokkolipüree

S. 264 und 265

Abendessen

Gemüseterrine mit frischen Kräutern und Leinöl-Frischkäse

S. 265

Platsch!

Zwei alte weise Menschen haben mir zwei Dinge über Wasser erzählt, die ich mein Leben lang beherzigt habe. Der eine Mensch war meine Großmutter, die predigte, niemals während einer Mahlzeit zu trinken.

Sie nannte keine konkreten Gründe, sondern berief sich lediglich darauf, dass dies »nicht gut für die Verdauung« sei. Dieser Rat war nicht so einfach zu befolgen, denn meine Großmutter war Italienerin, und die durchschnittliche Dauer einer Mahlzeit konnte gut und gerne drei Stunden betragen. Der zweite weise Mensch war Kitty, die Großmutter meines Mannes, die mir riet, den Tag immer mit einer Tasse warmen Wassers zu beginnen. »Das bringt dein Innenleben auf Trab«, pflegte sie zu sagen. Und nun bestätigt mir Dr. Stossier, dass beide Großmütter absolut recht hatten – und dass ihre Ratschläge sehr wohl medizinisch fundiert sind.

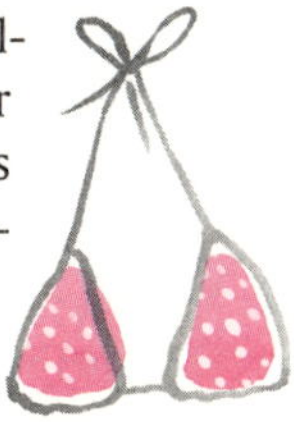

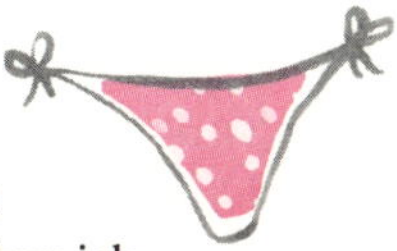

Bei meinem ersten Treffen mit Dr. Stossier aßen wir zusammen zu Mittag. Ich war in Panik, denn ich wollte mir den Auftrag zu diesem Buch nicht vermasseln, indem ich das Falsche aß oder trank. Stellen Sie sich meine grenzenlose Erleichterung vor, als er Risotto und ein Glas Wein bestellte. »Mit diesem Mann kann ich gut zusammenarbeiten«, dachte ich erfreut. Als der Ober ihn fragte, welche Art von Wasser wir wünschten, gab er die Frage an mich weiter. »Mit Kohlensäure«, platzte ich glücklich heraus. Großer Fehler. Riesengroß. Und warum, das werden Sie verstehen, wenn Sie dieses Kapitel gelesen haben.

Wasser als Nährstoff

Wasser ist eines unserer wichtigsten Nahrungsmittel – ohne Wasser könnten wir nicht leben. Unser Körper besteht zu rund 60 Prozent aus Wasser und braucht Wasser beispielsweise zum Lösen von Giftstoffen, zum Transport, zur Regeneration und natürlich zum Leben. Nach Dr. Stossier sollten wir zwei bis drei Liter Wasser trinken – täglich! Aber das heißt nicht, dass wir den ganzen Tag vor uns hinnuckeln sollten – denn es gibt Zeiten, zu denen man trinken sollte, und Zeiten, zu denen man es besser lässt. Außerdem ist es wichtig, dass Sie hochqualitatives Wasser zu sich nehmen – das Beste, das Sie bekommen können.

Heute geht es also um Wasser. Sie haben den Tag ja bereits mit einer Tasse warmem oder heißem Wasser eingeläutet. Und darüber hinaus werden Sie heute versuchen, das Tagesziel von zwei bis drei Litern Wasser zu erreichen – und zwar zu den richtigen Zeiten.

Auf die Qualität kommt's an!

Laut Dr. Stossier können wir kaum etwas Besseres für unsere Gesundheit tun, als ausreichend Wasser von bester Qualität zu trinken. Pures, sauberes Wasser hat auf unseren Körper einen ganz anderen Effekt als verunreinigtes, mit Giftstoffen belastetes Wasser. Die Tatsache, dass rund um den Erdball jeden Tag Tausende von Kindern sterben, weil sie verunreinigtes Wasser trinken, bestätigt diese Aussage. Außerdem belegen Untersuchungen, dass sauberes, »gesundes« Wasser eine enorme Auswirkung auf alle Bereiche unserer Gesundheit und unseres Wohlbefindens hat.

Der japanische Forscher Masaru Emoto wurde durch seine Fotografien von tiefgefrorenen Wasserkristallen unter dem Mikroskop berühmt. Beim Auftauen zuvor tiefgefrorener Wassertropfen erschienen eine Vielzahl kristalliner Strukturen, so unterschiedlich

statt, sondern setzt sich in unseren Zellen fort und ist ein essenzieller Faktor beim Heilen und Gesunderhalten. Diese Vorstellung mag vielleicht verwirrend anmuten, aber ich nehme an, dass auch dies mit dem Gedächtnis des Wassers zu tun hat. Wasser ist das Lösungs- und Transportmittel in unserem Körper. Alle metabolischen Absorptions- und Eliminationsprozesse beruhen auf Wasser, da sie am besten in einer wässrigen Umgebung funktionieren. Wasser ist nicht nur ein passives Reaktionsmedium, sondern auch ein aktiver Informationsträger – und sollte deshalb von höchster Qualität sein.

Also welches Wasser?

Emotos Forschung hat bestätigt, dass das beste Wasser, was wir uns zuführen können, frisches Quellwasser ist. Das ist natürlich für die meisten von uns nicht praktikabel – aber die gute Nachricht ist, dass wir unser Trinkwasser so verbessern können, dass es den Qualitäten von Quellwasser näher kommt. Zuerst sollten Sie mit Ihrem Wasser sprechen, so wie Prinz Charles mit seinen Pflanzen spricht (Spaß beiseite – aber Sie sollten um Ihre Wasserquelle herum wirklich meditativ und positiv sein, auch wenn es nur ein Wasserhahn ist).

Ein einfacher Schritt in Richtung besserer Wasserqualität ist der Einsatz von Steinen (vorzugsweise Quarzkristalle wie Rosenquarze, Zitrine, Amethyste, Blauquarz und Jaspis, die über eine besonders intensive reinigende Kraft verfügen). Legen Sie die entsprechenden Steine in eine Karaffe und geben Sie das Wasser darauf. Dies wird die physikalische Qualität des Wassers verbessern, da diese Steine ihre Energie aus der Erde beziehen und sie dann an das Wasser weitergeben. Und diese positive Energie bleibt dann, wie wir bereits erfahren haben, im Gedächtnis des Wassers erhalten. Die Steine verbessern die physikalische Qualität des Wassers dadurch, dass sie es reinigen und oxigenieren, denn der physikalische Akt des Darüberrinnens erfüllt das Wasser mit Sauerstoff, und die reinigenden Eigenschaften der Steine klären es.

Diese Steine sind problemlos erhältlich, auch über das Internet oder über das Viva-Mayr-Zentrum (www.viva-mayr.com). Diese Steine sind im Wasser nicht nur schön anzuschauen, sondern motivieren uns, mehr zu trinken. Alle paar Monate sollten sie unter fließendem Wasser gereinigt und anschließend in der Sonne getrocknet werden, damit sich ihre Eigenschaften wieder aufladen. Sie halten bis fast in die Ewigkeit.

Eine andere Möglichkeit ist die Reinigung des Wassers auf weniger dynamischem Weg, nämlich indem Sie Filter und Mineralien in den Wasserleitungen Ihres Hauses einbauen lassen. Dies ist besonders bei kalkhaltigem Wasser sehr empfehlenswert. Dr. Stossier sagt, dass die Rohre dem Wasser eine Menge Energie entziehen, denn es musste ja bereits einen langen Weg zurücklegen. Deshalb ist es sinnvoll, in die Wasserzuleitungen Mineralien wie beispielsweise Quarz einzubauen; auf diese Weise wird das Wasser mit Energie geladen und aufgewertet.

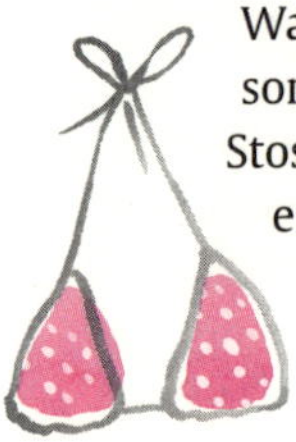

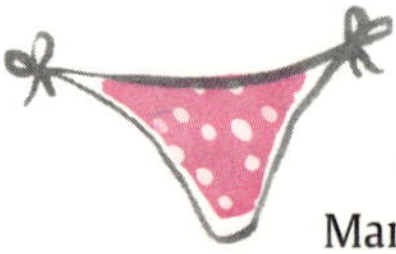

Wenn Ihnen das zu aufwendig ist, können Sie mobile Filtersysteme wie etwa Filterkrüge kaufen. Außerdem gibt es Systeme zur »Energetisierung« von Wasser. Manche basieren auf den oben erwähnten Kristallquarzen, andere verwenden spezielle Wasserreinigungsmethoden, und wieder andere verwirbeln das Wasser, um seine molekulare Zusammensetzung zu verändern und somit für einen höheren Energiegrad zu sorgen.

Auch wenn es gegenwärtig in aller Munde ist, sollte man kohlensäurehaltiges, in Flaschen abgefülltes Wasser vermeiden. Nicht genug damit, dass mit der Kohlensäure Gase in unser Verdauungssystem gelangen – es handelt sich außerdem um eine saure Substanz. Tatsache ist, dass Kohlensäure dem Wasser ursprünglich beigefügt wurde, um es zu reinigen!

Stilles Wasser in Flaschen ist etwas besser, aber vergessen Sie nicht, dass es wahrscheinlich schon Monate in dieser Plastikflasche in irgendeinem Supermarktregal zugebracht hat. Es ist also nicht ganz so natürlich wie Quellwasser. Dr. Stossier nennt Flaschenwasser »einen Kompromiss«. Er sagt, es sei »ein bisschen wie raffinierte Nahrungsmittel – es hat Maschinen durchlaufen. Wenn es keine andere Wahl gibt, dann trinken Sie es – wenn Sie sich beispielsweise in einer Großstadt aufhalten, in der das Leitungswasser nicht gut ist. Das Wichtigste ist, dass man überhaupt trinkt.«

In der Viva-Mayr-Klinik kommt das Wasser direkt aus einer Quelle – in jedem Zimmer steht es, abgefüllt in Flaschen. Warum?, fragte ich Dr. Stossier. Er antwortete mir, dass die meisten Menschen Flaschenwasser für das bessere, hochwertigere hielten – so haben sie es schnell zur Hand.

Essen und Trinken – kein Dreamteam

Trinken Sie das bestmögliche Wasser, und viel davon – so lautet bis hierher die Botschaft. Aber Sie sollten es nicht zu jedem Zeitpunkt trinken. Und das ist der Punkt, bei dem wir alle falschliegen. Das Wichtigste ist nämlich, nicht während der Mahlzeiten zu trinken. Dr. Stossier erklärt, warum nicht: »Wenn wir beim Essen trinken, verdünnen wir unseren Speichel, und zwar ausgerechnet in jenem Moment, in dem wir ihn in konzentrierter Form brauchen, nämlich zur Verdauung der Kost. Man sollte zwischen den Mahlzeiten trinken; dies setzt den Verdauungsprozess in Gang, aber wirkt sich nicht nachteilig auf die Verdauung selbst aus.« Das Paradoxe ist, dass viele Menschen ausschließlich während der Mahlzeiten trinken. In Restaurants ist es die Regel, zum Essen auch Getränke zu bestellen. Doch diese Gewohnheit müssen wir durchbrechen.

Zur Verdauung der Nahrung sind konzentrierte Verdauungssäfte notwendig. Wenn wir während des Essens trinken, verdünnen wir diese Sekrete und schwächen ihre Wirksamkeit. Und darunter leidet die Verdauung.

Aber was tun, wenn man Durst hat? Dr. Stossier sagt, dass wir lediglich aus Gewohnheit durstig seien, und schlägt vor: »Gewöhnen Sie sich an, etwa 15 Minuten vor der Mahlzeit noch etwas zu trinken, und dann frühestens erst wieder eine Stunde nach der Mahlzeit. Trinkt man direkt nach der Mahlzeit, beeinträchtigt auch dies die Verdauungskapazität.«

Darf's auch mal ein gutes Tröpfchen sein?

Glücklicherweise erlaubt uns Viva Mayr ein bisschen Alkohol wie Wein oder Bier zu den Mahlzeiten. Ich liebe diese Diät, weil sie Wein nicht verbietet! Das erscheint mir so viel realistischer als eine Diät, die jeglichen Alkohol verteufelt. Der Grund dafür, dass man zum Essen einen Schluck Wein oder Bier, aber kein Wasser trinken darf, ist der, dass man Wein und Bier auch verdauen und verstoffwechseln muss, genauso wie die Nahrung. Bei Wein und Bier handelt es sich nicht um das, was Dr. Stossier eine »freie Flüssigkeit« nennt (frei bedeutet im Stoffwechsel frei verfügbar, Wasser muss nicht erst wie ein Lebensmittel verstoffwechselt werden, um seine Wirkung zu entfallten). Die schlechte Nachricht ist, dass Dr. Stossier unseren Alkoholgenuss auf geringe Mengen begrenzt. Mehr davon würde unsere Gesundheit im Allgemeinen beeinträchtigen.

Erstaunlicherweise ist Alkohol keine Flüssigkeit, die für Körperprozesse benötigt wird (etwa zum Herumtransportieren, Verdünnen oder Auflösen von Dingen). Die einzige Substanz, die Alkohol auflöst, ist Fett. Dies ist ein wichtiger Punkt, denn das gilt auch für Körperfett – aber leider nicht in der Weise, wie wir uns das jetzt vorstellen. Nein, Alkohol wirkt auf unser Gehirn und unsere Nervenzellen, die ja, wie wir schon an früherer Stelle gelernt haben, vorwiegend aus Fettsäuren bestehen. Und schlimmer noch: Unser Verdauungsapparat ist mit Fettzellen ausgekleidet – sie bilden nämlich die Membran. Und auch diese kann vom Alkohol angegriffen werden. Die Auswirkungen dieses Prozesses haben wir bereits besprochen (insbesondere im Zusammenhang mit der Gärung, siehe Seite 113).

Was also ist der Hauptunterschied zwischen Wasser und anderen Getränken? Milch ist ein gutes Beispiel, um das zu erklären. Viele Menschen trinken gerne Milch, und auf dem Markt tummeln sich zahlreiche sogenannte Milchgetränke. Aber Milch ist ein Lebensmittel, kein Getränk. Milch enthält Proteine, Kohlenhydrate und Fette, außerdem viele wichtige Mineralstoffe und natürlich auch etwas Wasser. All diese Nährstoffe müssen von unserem Verdauungssystem verstoffwechselt werden. Und dazu brauchen wir unseren Verdauungsapparat mit all seinen Stärken und Eigenschaften. Wenn wir Flüssigkeiten trinken, die nicht zu den »freien Flüssigkeiten« zählen, müssen sie verstoffwechselt werden.

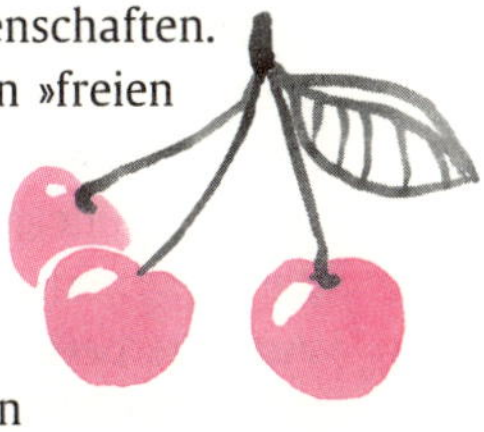

Dasselbe gilt für Fruchtsäfte. Sie alle enthalten mehr oder weniger Kohlenhydrate – in Form von Zucker. Zucker wird verstoffwechselt. Fruchtsäfte werden im Darm vergoren, wenn wir sie zum falschen Zeitpunkt trinken. Softdrinks und verschiedene Energydrinks gehören in dieselbe Kategorie. Neben Zucker enthalten solche Getränke viele chemische Zusätze, mit denen unser Stoffwechsel klarkommen muss.

Dies alles scheint ziemlich kompliziert, aber als Faustregeln kann man sich Folgendes merken: Trinken Sie Wasser, Kräutertees sowie Gemüsebrühe *zwischen* den Mahlzeiten und nehmen Sie Alkohol nur in kleinen Mengen zu sich. *Zu* den Mahlzeiten teelöffeln Sie allerhöchstens ein ganz kleines bisschen Kräutertee. Nachdem unser Körper Milch, Obst- und Gemüsesäfte ebenso wie Nahrung »verdauen« muss, nehmen Sie diese flüssigen Lebensmittel in kleinen Schlucken zu sich und speicheln sie zumindest ein wenig ein.

Früh beginnen

Wenn Sie sich vornehmen, täglich drei Liter Wasser zu trinken, sollten Sie früh beginnen – wie es schon Ruperts Großmutter empfahl. Stellen Sie vor dem Einschlafen ein Glas Wasser an Ihr Bett, sodass Sie schon nachts anfangen und es morgens nach dem Aufwachen austrinken können. Oder Sie machen es wie ich und trinken morgens statt Tee oder Kaffee eine Tasse heißes Wasser. Entscheidend ist, dass Sie es vor allem anderen, also vor dem Frühstück zu sich nehmen. Es ist sozusagen ein Willkommenstrunk für Ihren Darm. Es hilft, Ihre Eingeweide zu aktivieren und zu reinigen. Trinken Sie niemals kaltes, sondern mindestens lauwarmes Wasser – das tut Ihrem Körper am besten. Zu heißes oder zu kaltes Wasser setzt Ihren Verdauungsapparat unter Druck, und zwar ausgerechnet dann, wenn er topfit sein sollte.

Wenn Sie befürchten, angesichts der riesigen Wassermengen die ganze Nacht zwischen Toilette und Bett hin und her zu pendeln, dann trinken Sie zwei Drittel Ihrer »Zielmenge« am Vormittag und nur das letzte Drittel am Nachmittag. Und sollten Sie die drei Liter Wasser am Tag nicht schaffen, dann versuchen Sie es mit Kräutertees oder Gemüsebrühen (siehe Seite 282). Letzte sind außerdem gut geeignet, um den Hunger in Schach zu halten. Den ganzen Tag an der Wasserflasche zu hängen ist eine gute Sache (aber 15 Minuten vor jeder Mahlzeit eine Pause einlegen) – so laufen Sie nicht Gefahr, zu dehydrieren.

Top-Tipps rund ums Wasser

- Trinken Sie ein Glas Wasser (wenn möglich in Körpertemperatur oder wärmer) unmittelbar nach dem Aufstehen. Dies ist eine Art Willkommensgruß für den Verdauungsapparat am Morgen.
- Beim Sport trinken Sie nur ein Schlückchen Wasser etwa alle 10 Minuten; andernfalls würde die Atmung dadurch gestört. Aber alle 10 Minuten sollten Sie sich schon einen Schluck Wasser gönnen.
- Trinken Sie zwischen den Mahlzeiten so viel Wasser, wie Sie möchten, aber hören Sie 15 Minuten vor der Mahlzeit auf. Auch während der Mahlzeit und noch eine Stunde nach dem Essen wird nichts getrunken.
- Denken Sie daran, dass Anflüge von Heißhunger in Wirklichkeit oft Durst sind. Wenn Sie zwischen den Mahlzeiten Hunger haben, trinken Sie ein Glas Wasser oder eine Tasse Kräutertee.

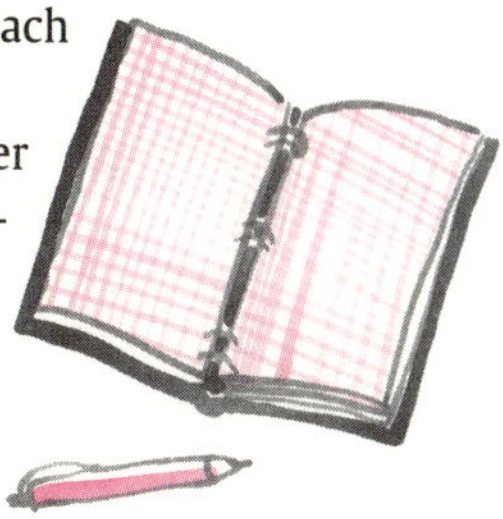

- Vermeiden Sie kohlensäurehaltiges Wasser.
- An Ihrem Arbeitsplatz brühen Sie sich gleich morgens eine Kanne Kräutertee auf und trinken den Tee über den Tag verteilt. Sie können den Tee auch nochmals erhitzen, wenn Sie mögen, oder ihn kalt mit einem Spritzer Zitrone oder frischen Minzeblättern trinken.
- Stecken Sie für unterwegs immer eine kleine Flasche Wasser ein. So ist immer und überall für Flüssigkeitsnachschub gesorgt, Sie bleiben konzentriert und ermüden nicht so schnell.
- Getränke wie Schwarztee, Kaffee, Cola, stark gezuckerte Softdrinks und kohlensäurehaltige Limonaden besitzen keinerlei Nährwert und sollten reduziert oder weggelassen werden.
- Erste Untersuchungen haben gezeigt, dass viel Wasser das Risiko bestimmter Krebsarten (insbesondere des Darms und der Harnwege) senken kann.

Kräutertees

Kräutertees sollten eher schwach dosiert sein – schließlich trinken wir sie in diesem Fall nicht wegen ihrer Heilwirkung, sondern wegen ihres Aromas. Geben Sie Teebeutel nur etwa 30 bis 60 Sekunden ins Wasser, sodass Sie den Geschmack genießen können.

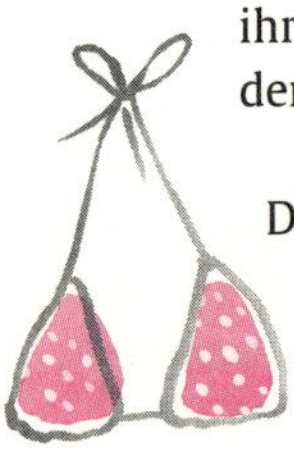

Dr. Stossier hat mir die Bestellung des kohlensäurehaltigen Wassers bei unserem gemeinsamen Essen übrigens verziehen, und ich habe mich seitdem auch ernsthaft bemüht, während der Mahlzeiten nichts zu trinken (abgesehen von einem Gläschen Wein). Das fällt mir schwer, aber ein guter Trick ist, vor der 15-Minuten-Stopp-Marke einige Gläser Wasser zu trinken. Mit anderen Worten: Wenn wir schon 15 Minuten vor der Mahlzeit und auch während des Essens nichts trinken dürfen, sollten wir es zuvor reichlich tun. Beenden Sie Ihren Tag immer mit einer Tasse warmem Wasser oder schwach dosiertem Kräutertee wie etwa Zitronenmelisse. Sie werden am nächsten Tag herrlich erfrischt erwachen.

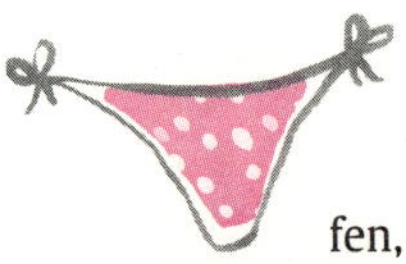

ZIELE

- Versuchen Sie, jeden Tag zwei bis drei Liter Wasser zu trinken, und zwar zu den richtigen Zeiten. Und achten Sie auf die gute Qualität des Wassers.
- Wasser von guter Qualität trägt zu optimaler Gesundheit und Wohlbefinden in allen Bereichen bei.
- Mit Kristallen können Sie Wasser reinigen und seine Qualität erhöhen.
- Vermeiden Sie wenn möglich kohlensäurehaltiges und in Flaschen abgefülltes Wasser.

Chloe, 28, Newbury

» Ich fühlte mich fast wie amputiert

Ich habe zu den Mahlzeiten immer Wasser getrunken – bis ich mich mit einer Freundin, die in der Viva-May-Klinik war, zum Mittagessen traf. Sie erklärte mir sehr plausibel und anschaulich, warum sie seitdem zum Essen nur ein Glas Wein und überhaupt kein Wasser trinkt. Das schien mir logisch. Dann erklärte sie mir alles über die Qualität des Wassers und dass ich auf kohlensäurehaltiges Wasser verzichten solle –, über beides hatte ich nie wirklich nachgedacht – und plötzlich erschien es mir die offensichtlichste Sache der Welt zu sein.

Anfangs fiel es mir ziemlich schwer, zu den Mahlzeiten kein Wasser mehr zu trinken. Ich fühlte mich fast wie amputiert.

Anfangs fiel es mir ziemlich schwer, zu den Mahlzeiten kein Wasser mehr zu trinken. Ich fühlte mich fast wie amputiert. Aber ich habe mich ganz schnell daran gewöhnt. Und wenn mir mal das gewohnte Glas Wasser fehlte, habe ich mir das Wort »verdünnen« ins Gedächtnis gerufen – denn das tut Wasser mit unserem Speichel und unseren Verdauungsenzymen. Und plötzlich hatte ich keine Lust mehr auf das Glas Wasser. Ich trinke zwischen den Mahlzeiten reichlich Wasser und bin fest davon überzeugt, dass ich heute unter dem Strich mehr trinke als früher. Ich genieße das Wassertrinken – es ist fast wie eine Zwischenmahlzeit am Vor- und am Nachmittag. Ich gebe dem Wasser seinen eigenen Zeitpunkt und Ort, und das fühlt sich gut an. Meine Verdauung ist seitdem deutlich besser und meine Haut viel reiner. Ich fühle mich dynamischer, und der neue »Trinkrhythmus« ist mir inzwischen in Fleisch und Blut übergegangen. Ich kann mir heute gar nicht mehr vorstellen, dass ich früher während der Mahlzeiten trinken musste – das kommt mir völlig fremd vor.

Tag zehn

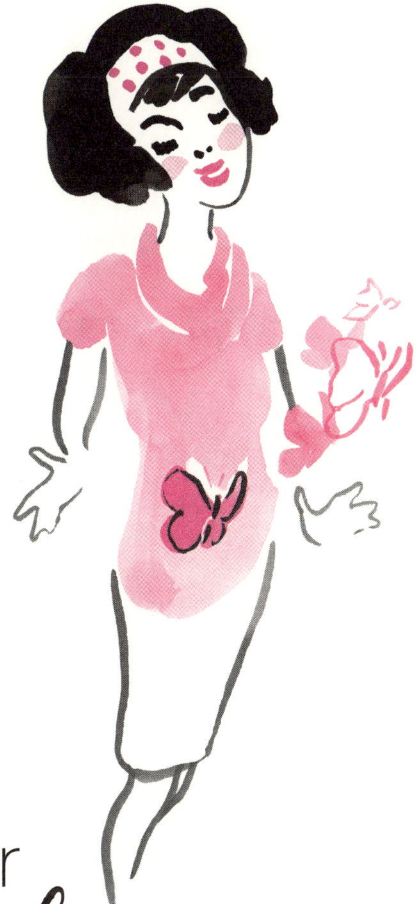

Besser *verdauen*

Tag zehn

- Wie gute Verdauung und gute Gesundheit zusammenhängen
- Wie eine gute Verdauung gesundes Altern unterstützt
- Wie die Viva Mayr Diät Ihr Leben verändern kann – und warum Sie nie mehr darauf verzichten werden

Tagesmenü

Frühstück

Wiesenkräutertee, Hirse-Porridge mit Dörrobst und Leinöl

S. 267

Mittagessen

Karotten-Rote-Bete-Salat mit Zitrone und Koriander, Lammlende mit Sellerie und Brokkoli

S. 267 und 268

Abendessen

Kartoffel-Sesam-Bratlinge mit Olivencreme, Zucchini und Ofentomaten

S. 268

Blähbauch ade

Seit meiner Kindheit leide ich unter einem Blähbauch. Ich erinnere mich gut daran, wie ich mich mit zwölf Jahren im Zimmer meiner Stiefmutter in einem großen Spiegel von Kopf bis Fuß betrachtete und mich über meinen aufgeblähten Bauch wunderte. Am ganzen Körper war ich dünn – aber warum trat der Bauch so hervor? Das kam mir ungerecht vor. Aber so war es, da konnte ich mich drehen und wenden, wie ich wollte. Bis zu meinem 32. Lebensjahr verwendete ich viel Energie auf das Einziehen meines Bauches. Dann wurde ich schwanger – welch Freude! Endlich konnte ich mich mal entspannen und das verflixte Ding so sein lassen, wie es war. Das genoss ich so sehr, dass ich danach gleich noch zwei weitere Male schwanger wurde. Nach drei Schwangerschaften reichte es meinem Mann. Mein Bauch sah natürlich schlimmer aus denn je – aufgedunsen und faltig. Wirklich kein schöner Anblick. Eines Tages war ich es so leid, dass ich mich zu einer sanften Form der Fettabsaugung namens Smart-Lipo entschloss. Kein Erfolg. Auch danach war mein Bauch so schlaff und hässlich wie vorher. Stellen Sie sich meine Überraschung vor, als Dr. Stossier mir sagte, dass ich meinen Hängebauch nur durch eine Ernährungsumstellung in ein paar Wochen los sein könnte.

Diese wunderbare Nachricht überbrachte er mir in seinem Sprechzimmer. Er hatte meinen Bauch behandelt (dies ist bei Viva Mayr ein tägliches Ritual, das ich sehr lieb gewonnen habe). Laut Dr. Stossier war mein Blähbauch nicht die Folge übermäßigen Essens oder mangelnder Sit-ups oder mehrerer Schwangerschaften. Es lag daran, dass mein Dünndarm entzündet war. Kuriert man die Entzündung, geht auch der Bauch zurück und wird wieder flach. Diese Nachricht war für mich eine so eindrucksvolle Offenbarung, dass ich sie nie wieder vergessen werde.

Ich lag auf der Behandlungsliege und erlebte einen dieser »Alles, was ich bisher geglaubt habe, war falsch«-Momente – wohl ähnlich wie Saulus auf dem Weg nach Damaskus. Und genau diesen Eindruck möchte ich Ihnen am zehnten Tag verschaffen. Denn heute werden Sie erfahren, wie entscheidend all die kleinen, bisher unternommenen Schritte sind – und warum. Also, machen Sie es sich mit einer Tasse warmem Wasser oder Kräutertee bequem und lesen Sie weiter.

Die Nachricht, dass mein Blähbauch gar nicht nötig ist, ließ mich verstummen. Dr. Stossier tätschelte ihn sanft und fuhr fort: »Viele Frauen haben im Bauchbereich vermehrte Fettansammlungen; sie haben die Aufgabe, den entzündeten Dünndarm vor äußeren Einwirkungen – mit anderen Worten Schädigungen von außen – zu schützen. Wenn Sie sich am Ellbogen verletzt haben, schonen Sie ihn und stellen ihn ruhig. Die einzige Möglichkeit, den Dünndarm vor äußeren Beschädigungen zu schützen, ist, dass der Körper ein Fettpolster in diesem Bereich anlegt. Ist der Darm entzündet, schwillt das Gewebe an, um ihn vor Stößen und Schlägen zu schützen, wenn man beispielsweise an ein Möbelstück stößt, von einem Gegenstand getroffen wird oder mit jemandem zusammenrempelt. Das ist ein Schutzmechanismus des Körpers. Und das Fett wird so lange nicht weichen, wie der Dünndarm entzündet ist. Da helfen keine Sit-ups und keine Diäten.«

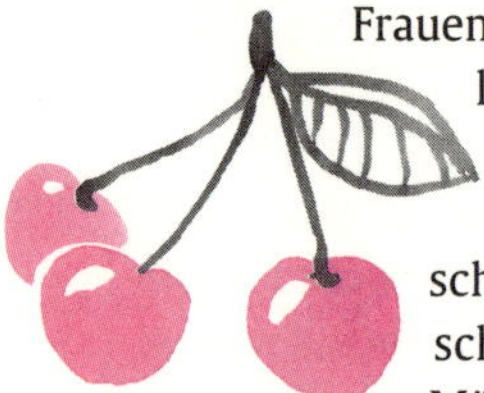

Das musste ich erst einmal verdauen, im wahrsten Sinne des Wortes: Da hatte ich in meinem bisherigen Leben ungefähr zwei Millionen Sit-ups gemacht – vergebens. Ich entschied, meiner Dünndarmentzündung zu Leibe zu rücken, um zu sehen, ob Dr. Stossier tatsächlich recht hatte. Ich verbrachte zehn Tage in der Viva-Mayr-Klinik – die vielleicht entspannendsten, reinigendsten zehn Tage meines Lebens. Ich gebe zu, dass ich manchmal so schrecklichen Hunger hatte, dass ich kurz davor war, meinen Lipgloss zu verspeisen – aber am Ende fühlte ich mich einfach unglaublich. Und besser noch: Mein Blähbauch war fast verschwunden. Dr. Stossier stellte mir in Aussicht, dass die Entzündung nach zwei weiteren Diät-Wochen vollständig verschwunden sein würde.

Zurück im echten Leben, ist es natürlich nicht so einfach, die Diät so entspannt wie in der Klinik fortzuführen, aber ich war so begeistert von den Ergebnissen, dass ich entschlossen war, mein Bestes zu geben. Und das nicht nur für meinen ehemals entzündeten Dünndarm. Ich möchte, dass Sie es genauso machen. Inzwischen sind Sie in Ihrer Viva-Mayr-Routine angekommen. Sie trinken gleich nach dem Aufwachen Ihre Tasse heißes Wasser, frühstücken reichlich und mit Rohkost, trinken zwischen den Mahlzeiten viel Wasser, essen zu Mittag etwas mit Salat und essen früh und bescheiden zu Abend. Ihr Muskelkater im Kiefer müsste auch allmählich nachlassen, denn inzwischen sind Sie es gewohnt, jeden Bissen 30 bis 40 Mal zu kauen. Und was bringt Ihnen all das? Es macht Sie nicht nur schlank, sondern steigert Ihr Wohlbefinden und schützt Sie auch vor zahlreichen Erkrankungen sowie vor einem Blähbauch. Gesunde Menschen sind nicht übergewichtig, und weil die Viva-Mayr-Diät für Gesundheit steht, werden Sie damit überschüssiges Gewicht los – mit all den damit verbundenen positiven Nebeneffekten.

Streicheleinheiten für den Bauch

Ich hatte schon immer eine Schwäche für Ärzte – und Dr. Stossier erweckte mit seinem weißen Kittel und seinem farblich teilweise darauf abgestimmten Bart mein Vertrauen. Dieses Vertrauen wuchs noch, als er wie zufällig genau jene Bereiche meines Körpers berührte, die mir infolge meiner angegriffenen Gedärme Schmerzen bereiteten. Er traf seine Diagnose nach einer kurzen Untersuchung, bei der er meinen Magen drückte und Applied Kinesiology anwandte; Das ist eine diagnostische Methode, bei der durch Anwendung von

Muskelkraft Aussagen über den Körperstatus und Störungen möglich sind. Er tastete meine Extremitäten ab, während seine andere Hand auf verschiedenen Organen ruhte – so fand er meine Schwachstellen heraus und sagte mir dann, was mir fehlte.

»Sie leiden unter einem chronisch entzündetem Dünndarm«, eröffnete er mir. »Außerdem ist Ihre Leber vergrößert. Sehen Sie die Venen an Ihren Beinen?« Ja, nachdem er es erwähnt hatte, entdeckte ich tatsächlich viele hässliche kleine Venen überall an meinen Beinen. Erste Anzeichen des Alterns, vermutete ich. Aber nein. »Dies sind die Folgen der Gärungsprozesse, die in Ihrem Darm stattfinden. Sie führen zu Verstopfungen, die in Ihren Venen sichtbar werden. Auch die Rötungen in Ihrem Gesicht sind Irritationen, die mit Ihren Darmproblemen zusammenhängen.«

Prima, jetzt konnte ich also alles auf meine Gedärme schieben. Aber wie kam es dazu? Laut Dr. Stossier hatte alles mit meiner bisherigen Ernährungsweise zu tun. Und zwar nicht nur damit, was ich gegessen habe, sondern auch damit, wie und wann ich gegessen habe. Er sagte, ich habe zu schnell, zu spät, zu viel und unter Stress gegessen, und außerdem nicht genug gekaut. All das sollte ich nun umstellen – dann würde ich große Veränderungen sehen: Mein Äußeres, mein Gewicht, mein Energielevel und mein Schlafmuster würden sich verändern. Und die hässlichen Venen würden verschwinden.

Die mir gestellte Diagnose ist alles andere als selten. Fast jeder, der Dr. Stossiers Sprechzimmer betritt, hat ein Darmproblem. »Wir müssen uns wieder dazu erziehen, so zu essen, dass unser Körper mit der Ernährung klarkommt und effektiv verdauen kann«, sagt er. »Darüber denkt niemand nach. Jeder schlingt sein Essen hinunter und geht davon aus, dass der Körper das schon schafft. Dann kommen sie zur Therapie hierhier, zum Auftanken und Reinigen und um ihr Innerstes wieder funktionstüchtig zu machen.«

Die richtigen Nahrungsmittel zum richtigen Zeitpunkt sowie die richtige Art und Weise, sie zu sich zu nehmen, tragen zu optimaler Verdauung bei, was sich wiederum positiv auf Gesundheit und Wohlbefinden auswirkt. Aber Sie können außerdem noch etwas tun, und das ist eine Selbstbehandlung des Bauches, eine Art der Bauchbehandlung, die ich während meines Aufenthalts in der Viva-Mayr-Klinik übrigens sehr zu schätzen gelernt habe.

Do it yourself

Eine Selbstbehandlung im Darmbereich ist einfacher, als Sie denken, und kann sich sehr positiv auf Ihre Verdauung auswirken. In anderen Teilen der Welt, beispielsweise in Asien, ist es ganz normal, sich selbst und auch anderen den Bauch zu massieren. Auf diese Weise lernt man seinen Bauch besser kennen und zu respektieren. Eine Selbstbehandlung steigert das Wohlbefinden, weil sie Endorphine (also Glückshormone) freisetzt, die Unbehagen und Schmerzen vorbeugen bzw. lindern können und stimmungsaufhellend wirken.

Im Dünndarm wird die Nahrung aufgespalten, sodass die Moleküle dann in den Blutkreislauf und das lymphatische System aufgenommen und dorthin transportiert werden können, wo sie gebraucht werden. Die Oberfläche des Dünndarmes legt sich in zahlreiche Falten und verfügt über mehr als zehn Millionen so genannter »Villi«, kleine Ausstülpungen der Schleimhaut. Auf diese Weise wird die Oberfläche enorm vergrößert, damit die Resorption (= Aufnahme) der Nährstoffe optimal erfolgen kann. Außerdem hat eine Bauchbehandlung nicht nur einen körperlichen Effekt in Form von besserer Verdauung, weniger Verstopfung und verbessertem Muskeltonus der Darmwände, sondern erhöht auch die Konzentrationsfähigkeit und reduziert emotionalen Stress ebenso wie Müdigkeitszustände und Depressionen.

Ein paar Dinge sollten Sie noch wissen, bevor Sie anfangen. Erstens: Nach dem Essen sollten Sie erst einmal zwei Stunden vergehen lassen und vor Beginn der Selbstbehandlung die Blase entleeren. Insbesondere zu Beginn empfiehlt es sich, eine Lotion oder ein Massageöl zu benutzen.

Und los geht's:

1. Beginnen Sie in der Mitte des Unterbauchs oberhalb des Schambeins und massieren Sie mittig in Richtung Oberbauch. Massieren Sie mit der Handfläche in behutsamen, sanften Bewegungen. Diese Bewegung folgt einem Meridian, der auch in der Akupunktur eine Rolle spielt und den Energiefluss im Körper unterstützt.
2. Jetzt umkreisen Sie Ihren Nabel 50 Mal im Uhrzeigersinn. Diese Bewegung sollte sich angenehm und entspannend anfühlen.
3. Anschließend weiten Sie die kreisförmigen Bewegungen aus, sodass sie die Beckenknochen sowie die Rippenbögen erreichen. Auch hier ziehen Sie 50 Kreise. Diese Massage kommt dem Dickdarm zugute.

Diese tägliche Selbstmassage ist entspannend und aktiviert die Verdauungsorgane, was besonders bei Verstopfung sehr wohltuend ist.

In der Viva-Mayr-Klinik gehört diese ausgesprochen heilsame Bauchbehandlung durch einen Arzt zum täglichen Programm. Sie wirkt sich positiv auf den gesamten Verdauungstrakt einschließlich des Zwerchfells, des Dickdarms, des Dünndarms, der Leber, der Bauchspeicheldrüse und der Gallenblase aus.

Natürlich ist eine »Selbstbehandlung« kein Ersatz für eine, durch einen erfahrenen Arzt durchgeführte Behandlung, aber sie kann das Wohlbefinden sehr gut unterstützen. Ich habe die tägliche Bauchbehandlung sehr genossen, insbesondere wenn sie von Christine, Dr. Stossiers Frau, durchgeführt wurde. Sie hat einen festen und zugleich sanften Griff, der mir außerordentlich gutgetan hat. Sie war während der Bauchbehandlung so konzentriert, dass sie ihre Augen geschlossen hielt, und gegen Ende meines Aufenthaltes gab sie mir Rückmeldungen, wie sich die unterschiedlichen Darmbereiche entwickelt hatten. Und diese Verbesserungen spürte ich auch. Mein Bauch war nicht mehr aufgebläht, und alles fühlte sich irgendwie leichter und gesünder an.

Wenn ich jetzt nervös werde, wenn ich merke, dass sich mein Bauch wieder aufwölbt, dann versuche ich, meinen Bauch so zu massieren wie sie. Sanft lasse ich meine Hand kreisen und atme dabei regelmäßig – das beruhigt!

Schluss mit Übergewicht

Übergewicht bietet nicht nur einen unattraktiven Anblick, sondern beeinträchtigt die Gesundheit auch in vielerlei Hinsicht. Die gute Nachricht: Eine funktionierende Verdauung tut der allgemeinen Gesundheit schon einmal sehr gut und ist der erste Schritt zum Idealgewicht. Wenn Sie jemand sind, der sich nicht allzu viele Gedanken über sein Äußeres macht und der mit seinem Übergewicht ganz gut lebt, sollten Sie trotzdem weiterlesen.

Übergewicht wirkt sich negativ auf Muskeln und Knochen aus. Die Wirbelsäule biegt sich über Gebühr, denn schließlich muss sie ja die ganze Last tragen. Das kann zu Bandscheibenproblemen führen. Außerdem werden auch die Knie in Mitleidenschaft gezogen – sie stehen wortwörtlich unter Druck. Das Fußgewölbe senkt sich und wird flacher, was das muskuloskelettale System irritiert, und das wiederum setzt sich bis in alle Gelenke fort.

Auch der Kreislauf leidet bei Übergewicht. Unser Gewebe braucht Nährstoffe und Sauerstoff, um zu überleben. Ohne diese funktioniert es nicht optimal. Herz und Kreislauf stehen unter besonderem Druck, die Nährstoffe und den Sauerstoff zu den Zellen zu transportieren. In dem Maße, in dem die Körpermasse zunimmt, wird mehr Blut benötigt – und somit steigt der Blutdruck automatisch. Übergewichtige sind besonders gefährdet, an Stoffwechselkrankheiten wie Diabetes zu erkranken, weil in all dem überschüssigen Fett jede Menge Insulin gespeichert wird. Dies kann zu sogenannter Insulinresistenz führen, da die in der Bauchspeicheldrüse gebildete Insulinmenge nicht mehr ausreicht, um einen normalen Blutzuckerspiegel zu garantieren.

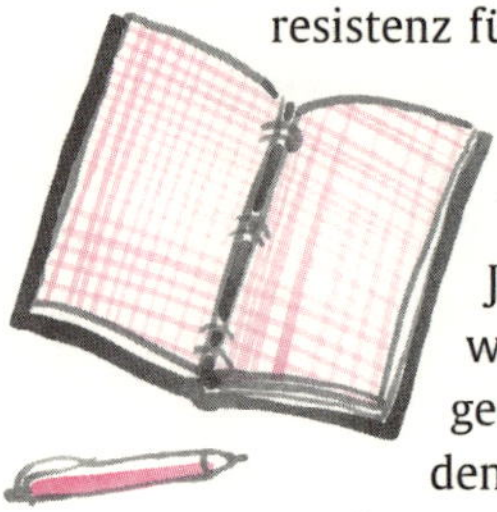

Je dicker ein Mensch ist, desto ungesündere Essgewohnheiten entwickelt er. Warum? Weil er Heißhunger auf gesättigte Fette und Kohlenhydrate hat, um in den Besitz jener Energie zu kommen, die er braucht, um das ganze XXL-System am Laufen zu halten. Mit anderen Worten: Das überschüssige Fett, das er mit sich herumträgt, lässt ihn nach schneller Nahrung (zum Beispiel Softdrinks) gieren, die ihm sofort einen Energieschub gibt, die ihn aber auf lange Sicht nur noch dicker macht. Ein unerfreulicher Nebeneffekt ist außerdem, dass diese einseitige Ernährung nicht genug Vitamine, Mineralstoffe und Spurenelemente liefert und wiederum zu mangelnder Energie führt. Und natürlich leiden auch die Zähne darunter.

Den BMI errechnen

Ihr BMI (Body Mass Index) beruht auf einer mathematischen Formel, die Größe und Gewicht in Relation setzt. Der BMI ist ein möglicher Indikator für Übergewicht und eignet sich zur Feststellung von Gewichtskategorien, die zu gesundheitlichen Probleme führen könnten. Der BMI lässt sich einfach berechnen:

BMI = Ihr Gewicht in Kilogramm, geteilt durch Ihre Körpergröße in Meter zum Quadrat. Wenn Sie beispielsweise 63,5 kg wiegen und 1,68 m groß sind, lautet die Rechnung:

$$\frac{63{,}5}{1{,}68 \times 1{,}68} = 22{,}5$$

Was sagt der BMI aus?

- BMI unter 18,5: Untergewicht
- BMI zwischen 18,5 und 25: Normalgewicht
- BMI zwischen 25 und 30: Übergewicht
- BMI zwischen 30 und 35: Fettleibigkeit Grad I (behandlungsbedürftig)
- BMI zwischen 35 und 40: Fettleibigkeit Grad II
- BMI über 40: Fettleibigkeit Grad III (Gefährdung der Gesundheit)

Liegt Ihr BMI über 30, leiden Sie möglicherweise unter Stimmungsschwankungen und Depressionen, zum Teil bedingt durch Ihre Inaktivität. Und wahrscheinlich fühlen Sie sich mit Ihrem Übergewicht immer mehr an den Rand der Gesellschaft gedrängt, was die Depressionen nur noch verschlimmert.

»Dicksein ist eine Krankheit«, sagt Dr. Stossier. »Aber eine Krankheit, die man nicht mit Pillen kurieren kann. Die Heilung besteht darin, auf richtige Weise weniger zu essen und sich mehr zu bewegen.« Wenn Sie der Viva-Mayr-Ernährung folgen, ist Übergewicht so gut wie ausgeschlossen. Abgesehen von der Tatsache, dass man sich mit Viva Mayr gesund ernährt, ist auch schlechte Verdauung eine der Ursachen von Übergewicht. Und dieses Problem gehört für Sie ja nun der Vergangenheit an.

Ein anderes Problem, das infolge schlechter Essgewohnheiten auftritt, ist das bereits auf Seite 113 erwähnte, sogenannte Undichter-Darm-Syndrom (Leaky Gut Syndrom). Infolge schlechter Verdauung bilden sich im Darm Säuren, die »Löcher« in der Darmwand verursachen, sodass Giftstoffe aus dem Darm ins Blut gelangen. Das ist eines von Dr. S' »Lieblingshassobjekten«. Er spricht eine Menge über »Gärung und Fäulnis«, über im Darm verrottende Nahrung und enorme Giftstoffansammlungen und ihre negativen Auswirkungen auf uns. Diese Selbstvergiftung aus dem Darm ist eine der verbreitetsten und zugleich gefährlichsten Folgen schlechter Verdauung – es leiden darunter weltweit Millionen von Menschen.

Wenn man bedenkt, dass ca. 70 Prozent unseres Immunsystems rund um unseren Verdauungsapparat angesiedelt sind, versteht man, wie wichtig eine gute, gesunde Verdauung ist. Ist der Dünndarm (im Gegensatz zu meinem) gesund, arbeitet er wie ein selektives feinmaschiges Sieb, das nur Nährstoffen und verdauten Fetten, Proteinen und Kohlenhydraten den Übertritt ins Blut gewährt. Leidet man hingegen unter der Selbstvergiftung aus dem Darm, gelangen durch die vermehrte Durchlässigkeit desselben auch Giftstoffe in den Blutkreislauf. Und hier beginnen die Probleme. Erreichen die Giftstoffe die Leber und werden von dieser nicht hinreichend abgebaut, können diese Giftstoffe in der Folge im ganzen Körper verteilt werden und zu den unterschiedlichsten Reaktionen und Erkrankungen führen.

Kaum hatte mir Dr. Stossier von diesem Syndrom erzählt, war ich sicher, dass ich es habe. Bei meinen Recherchen stieß ich auf die Webseite www.leakygut.co.uk. Dort findet sich eine Liste von Symptomen, anhand derer Sie feststellen können, ob möglicherweise auch Sie darunter leiden. Zu den Symptomen zählen:

- Bauchschmerzen (chronische, einschließlich Bauchkrämpfen)
- Schlaflosigkeit, chronische Müdigkeit
- Blähbauch, übermäßige Blähungen
- Kurzatmigkeit
- Fieberanfälle mit unbekannter Ursache
- Hämorrhoiden

- Sodbrennen
- Migräne
- Muskelkrämpfe, Muskelschmerzen
- geringe Ausdauer beim Sport
- geschwächtes Immunsystem
- Erinnerungsschwierigkeiten
- häufig wiederkehrende Blasenentzündungen und/oder vaginale Entzündungen
- häufig wiederkehrende Hautausschläge
- Brüchige Nägel, Haarausfall
- geschwollene Lymphdrüsen
- Lebensmittelallergien
- Verstopfung, Durchfall
- Appetitlosigkeit
- Abgeschlagenheit, Stimmungsschwankungen, Angstzustände, Depressionen

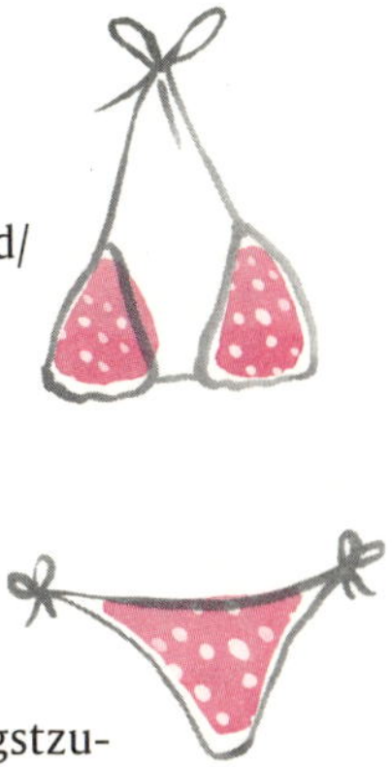

Mir kam es vor, als hätte ich jedes dieser Symptome – mit Ausnahme der Appetitlosigkeit. Zwar ist mir nicht klar, wie man gleichzeitig unter Verstopfung und Durchfall leiden kann, aber wahrscheinlich leidet nicht jeder unter allen Symptomen. Auf derselben Webseite findet sich ein Test, mit dem man herausfinden kann, ob man möglicherweise unter dem Undichter-Darm-Syndrom leidet. Mein Tipp ist folgender: Essen Sie nach Viva Mayr – und Sie werden nach wenigen Wochen keine Beschwerden mehr haben.

Bloß nicht stressen lassen

Einer der Kernpunkte der Viva-Mayr-Philosophie ist, dass gute Verdauung in fast jeder Hinsicht mit guter Gesundheit gleichzusetzen ist. Das Ziel gesunder Ernährung ist die Vorbeugung gegen Krankheiten wie Herz-Kreislauf-Erkrankungen, Stoffwechselerkrankungen wie Diabetes und Gicht sowie chronische Allergien und Übergewicht. Dr. S. vertritt sogar den Standpunkt, dass fast jede Zivilisationskrankheit mit gestörter Verdauung in Zusammenhang steht.

Drehen sie die Uhr zurück

Es gibt eine weitere »Zivilisationskrankheit«, die wir durch gesündere Ernährung in Schach halten können: das Altern. Okay, ich gebe zu, dass es etwas radikal anmutet, den Alterungsprozess als Krankheit zu bezeichnen, aber das Tempo, mit dem manche Menschen altern, wirft bei mir schon Fragen auf. *Wer sich nach Viva Mayr ernährt, hat weniger Falten.* Ja, Sie haben richtig gelesen! Wenn Sie tun, was Dr. Stossier uns rät, werden Sie sich nicht nur jünger fühlen, sondern auch jünger aussehen. Ich esse nun seit fünf Monaten nach Viva Mayr. Neulich traf ich eine Freundin, die ich länger nicht gesehen hatte – und sie sagte, dass sie mich kaum erkannt hätte. Erst an meinem Lächeln erkannte sie mich. »Du siehst so jung aus! Was hast du gemacht?«, fragte sie mich. Wahrscheinlich glaubte sie, als Autorin des Anti-Aging-Buchs *To Hell in High Heels* hätte ich mich einer Schönheits-OP unterzogen. Habe ich aber nicht! Klar habe ich schon darüber nachgedacht, und während ich an dem Buch schrieb, habe ich so ziemlich alles außer einer OP ausprobiert, aber seitdem tue ich nichts anderes, als jeden Tag brav Sonnenschutzcreme aufzutragen und mich nach Viva Mayr zu ernähren.

Der Grund, warum die Haut so positiv auf Viva Mayr reagiert, ist, dass diese Ernährung überschüssige Säuren im Körper reduziert. Unser Gesicht ist ein Spiegel unserer Gesundheit – und es reagiert schnell auf einen Säureüberschuss. Unter der Haut liegt das Bindegewebe, und dieses enthält Fasern, die unserer Haut Elastizität, Vitalität und Geschmeidigkeit verleihen – kurz: alles, was eine jugendliche Haut ausmacht. Gleichzeitig ist unser Bindegewebe eine Art »Mülltonne«, und die meisten Giftstoffe, die dort landen, sind Säuren. Sie werden (zeitweise) in unserem Bindegewebe eingelagert.

Weil sie Säuren sind, irritieren sie gesundes Gewebe, was zu nachlassender Elastizität und verminderter Spannkraft der Haut führt. Unsere Haut fühlt sich nicht mehr so straff an; sie wird anfällig für Falten. Und so altern wir vorzeitig.

Natürlich kann keiner von uns dem Altern entgehen, aber wenn unser Stoffwechsel übermäßig mit Säuren belastet ist, altern wir schneller und sichtbarer. Unsere Nägel und Haare, die ja ähnlich wie unsere Haut beschaffen sind, unterliegen einem vergleichbaren Prozess. Ihre Elastizität lässt nach, die Haare verlieren ihren Glanz, und die Nägel werden brüchiger oder bekommen weiße Flecken.

Säureeinlagerungen in unserem Bindegewebe können auch zu unangenehmen Schwellungen, Flüssigkeitseinlagerungen und Muskelspannungen führen. In frühen Stadien kann man mit Massagen oder Wärmeanwendungen dagegen angehen, aber in späteren Stadien werden diese Zustände chronisch, weil unser Stoffwechsel die Fähigkeit verliert, sie zu kompensieren. Nach und nach breiten sich diese Störungen über den ganzen Körper aus; Muskeln verkürzen und versteifen sich, was unsere körperliche Mobilität einschränkt. Unsere spontane Reaktion auf solche Symptome ist: »Hilfe, ich werde alt.« Eine angemessenere Reaktion wäre: »Hilfe, ich bin übersäuert.« Es ist sehr wohl möglich zu altern, ohne an Übersäuerung zu leiden – so bleibt man auch in fortgeschrittenerem Alter vital. Alle Wesen auf unserem Planeten altern. Unser Leben ist endlich, aber durch positive Adaption und Selektion tut die Natur das Ihrige, um uns gesund und jung zu halten. Es lohnt sich, auf die innere Uhr zu hören und nach ihr zu leben (siehe Seite 102) – und deshalb ist es so wichtig, auch beim Essen gewisse Rhythmen einzuhalten.

Im richtigen Rhythmus leben

Unser Körpergewebe und unsere Zellen erneuern sich in einem bestimmten Rhythmus. Jede einzelne Zelle hat eine begrenzte, individuelle Lebensdauer – sie kann von wenigen Tagen bis hin zu Jahren reichen. Erstaunlicherweise besitzt unser Körper die Fähigkeit, sich komplett rundzuerneuern (das erfolgt in Rhythmen von ca. 7 Jahren). Die Natur selektiert zugunsten der Gesundheit, indem sie entscheidet, was ungesund, funktionsuntauglich oder alt ist, und es entfernt. Damit dieser Selektionsprozess unsere Vitalität aufrechterhält, müssen wir ein funktionales und »natürliches« Level an Aktivität und Stress unterhalten.

Rhythmen sind nicht nur bei der Erkennung und Selektion von Gesundem wichtig, sondern auch bei der Eliminierung von Altem und Krankem. Ohne diese Rhythmen würden wir infolge äußerer (umweltbedingter) und innerer (stoffwechselbedingter) Faktoren rasant schnell altern und hätten sicher keine Lebenserwartung von 80 oder mehr Jahren, wie es heute in der westlichen Welt der Fall ist. Doch nicht einmal dieser Mechanismus kann den Alterungsprozess ausschalten. Aber mit unserem eigenen Verhalten und Handeln können wir beeinflussen, wie wir altern. Wenn wir unsere natürlichen

ZIELE

- Eine gute Verdauung hilft Ihnen nicht nur beim Schlankbleiben, sondern ist auch eine Vorbeugung gegen zahlreiche Erkrankungen.
- Viele Faktoren, die unseren Alterungsprozess beschleunigen, lassen sich durch gesunde Ernährung und optimale Verdauung kontrollieren.
- Die Viva-Mayr-Diät dient nicht nur der Vermeidung und Bekämpfung von Übergewicht, sondern sorgt auch dafür, dass Sie Ihr Normalgewicht erreichen und halten.
- Ein Blähbauch ist nicht die Folge übermäßigen Essens, sondern lässt sich auf einen entzündeten Dünndarm zurückführen.

Rhythmen durch wöchentliche oder tägliche Regeneration unterstützen, unterstützen wir damit auch unsere natürlichen Heilkräfte.

Bei meiner Erstkonsultation diagnostizierte Dr. S. bei mir Erschöpfungszustände. Er riet mir, ich solle mir täglich mindestens eine Stunde, pro Woche einen Tag und pro Jahr einen Monat für mich selbst reservieren. Ich habe versucht, mich seitdem daran zu halten, doch das ist mit einem Beruf und drei Kindern so gut wie unmöglich! Immerhin mache ich dreimal pro Woche Yoga (wenn ich es schaffe) und das ist »meine« Zeit. Auch einfach spazieren gehen kann wunderbar entspannend sein! Dr. Stossier empfiehlt, etwas zu tun, was einen entspannt und was dem Körpersystem die Möglichkeit zur Regeneration bietet – das kann auch Lesen, Joggen oder Kuchenbacken sein. Seine natürlichen Rhythmen und biologischen Erfordernisse zu respektieren ist ein wichtiger Teil unserer Gesunderhaltungsstrategie. Auch wenn diese Rhythmen nur indirekt mit unserer Ernährung in Verbindung zu stehen scheinen, wirkt sich unsere Ernährung tatsächlich ganz direkt auf unsere natürlichen Rhythmen aus. Deshalb ist alles, was Sie bereits zu diesem Thema erfahren und gelernt haben, so wichtig. Nicht nur fürs Abnehmen, sondern auch für die Art und Weise, wie Sie in den kommenden Jahren altern werden.

Annie, 39, London

» Candida – einfach nur schrecklich

Ich ging in die Viva-Mayr-Klinik, weil ich mich total schlecht fühlte und gehört hatte, dass sie dort fast zaubern können. Ich vermutete bei mir eine Art Lebensmittelallergie und war deshalb nicht überrascht, als Dr. Stossier mir die Diagnose Candida mitteilte. Candida ist eine dieser hinterhältigen Erkrankungen, die sich in vielfältiger Weise äußern können. Ich hatte alles – von Blasenentzündungen und Migräne über Gewichtszunahme und Müdigkeit bis hin zu Blähungen und einem aufgedunsenen

Bauch. Es war einfach schrecklich. Zu Hause hatte ich schon einige Ausschlussdiäten ausprobiert (zum Beispiel Verzicht auf Hefe und Milchprodukte), aber nichts funktionierte wirklich. Ich entschloss mich, professionelle Hilfe zu suchen. Dr. S. brauchte nur ein paar Minuten, um zu seiner Diagnose zu gelangen. Meine Symptome waren ziemlich klassisch und mit seiner raffinierten angewandten Kinesiologie kam er der Sache schnell auf die Spur. Das war die gute Nachricht. Dann wurde ich auf Candida-Diät gesetzt. Candida ist ein Hefepilz und speist sich aus Zucker, einfachen Kohlenhydraten und fermentierten Produkten wie Alkohol. Dieser Hefepilz entwickelt sich bei einer bestimmten Art von Ungleichgewicht im Darm. Beispielsweise auch infolge von Antibiotika-Behandlungen.

Ich wurde auf eine strenge Kartoffel-und-sonst-gar-nichts-Diät gesetzt.

Um Candida loszuwerden, muss man vier Wochen absolut eisern sein, das heißt: nichts essen, wovon sich dieser Pilz ernährt. Ich wurde auf eine strenge Kartoffel-und-sonst-gar-nichts-Diät gesetzt. Nachdem ich fünf Tage nur von dieser gekochten Knolle gelebt hatte, war ich kurz vor dem Aufgeben, aber ich hielt durch und das Ergebnis war unglaublich. Ich fühlte mich voller Energie, meine Haut strahlte und ich war auf dem besten Weg, dieses verflixte Ding aus meinem Körper zu vertreiben. Heute, einen Monat später, habe ich die meisten Nahrungsmittel wieder in meine tägliche Ernährung einbezogen – und ich kann Ihnen gar nicht sagen, wie sehr ich ihre Aromen genieße. Heute ist eine schlichte Kirschtomate für mich eine Delikatesse. Ich fühle mich nicht nur besser, sondern habe auch gelernt, wie wichtig es für unseren Körper ist, was wir essen. Durch unsere Ernährung können wir unser Wohlbefinden quasi selbst bestimmen. Nachdem ich die Klinik verlassen hatte, fiel es mir schwer, die Diät fortzusetzen – ich wollte nie wieder eine Kartoffel sehen! Aber ich habe die grundlegenden Prinzipien verstanden und führe sie fort.

Tag elf

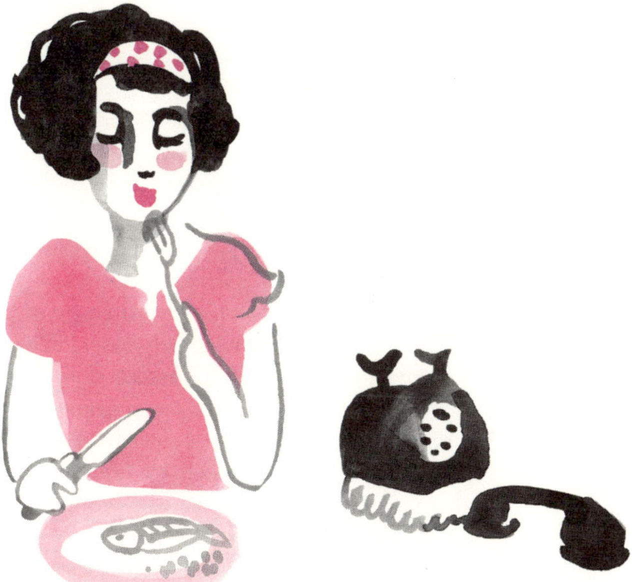

Stressfrei essen

Tag elf

- Wie Ihnen Essen ohne Stress hilft, gesund und schlank zu bleiben
- Wie man es vermeidet, in einer stressgeladenen Umgebung zu essen
- Warum schlechte Essgewohnheiten ein Stressfaktor sind

Tagesmenü

Frühstück

Malzkaffee, Dinkelbrot, Gemüseomelett mit frischen Kräutern

S. 270

Mittagessen

Blattsalate mit Leinöl-Apfelessig-Dressing, Amaranth-Gemüse-Curry

S. 270

Abendessen

Kartoffel-Blinis mit Gemüsepüree und Saiblingskaviar

S. 271

Stress lass nach!

Heute geht es um Stress – oder besser: darum, wie man ihn vermeidet! Zu all den wichtigen Dingen, die Sie schon über Viva Mayr gelernt haben, kommt heute noch ein entscheidendes Element hinzu: das Essen in einer stressfreien Umgebung.

Vielleicht können Sie sich nicht vorstellen, dass es sich auf Ihr Gewicht auswirkt, wenn Sie Ihre Mahlzeiten in einer stressbelasteten Atmosphäre einnehmen – aber es ist tatsächlich so. Das kann sogar enorme Auswirkungen nach sich ziehen.

Unter Stress zu essen, kann zu etwas wie der »Hetzkrankheit«, dem »Hurried Women Syndrome« führen, dazu gleich mehr. Das ist ein Rückfall in die »Flucht oder Kampf-Reaktion« (damals, in den Tagen, als noch wilde Tiere unser Überleben bedrohten, war dies auch angebracht), wo es manchmal nur diese beiden Möglichkeiten gab. Alle Körperenergien sind auf das Gehirn und die Muskeln gerichtet, um der drohenden Gefahr die Stirn zu bieten. Das bedeutet, dass andere Körperteile weder mit Sauerstoff noch mit Glukose versorgt werden; auf diese Weise werden Prozesse unterdrückt, die in der Gefahrensituation nicht unbedingt notwendig sind. Verdauung hat in einer Stresssituation keine Priorität, also wird sie vom Körper heruntergefahren und arbeitet weit weniger effizient. Unsere Vorfahren kämpften um ihr Leben oder flohen. In ihren Körpern schoss das Adrenalin in die Höhe, wurde aber durch die körperliche Aktivität (Flucht oder Kampf) auch genauso schnell wieder abgebaut. Ihre Verdauung und die anderen Körperfunktionen gelangten rasch wieder auf ein normales Niveau.

Doch der Stress, dem wir heute ausgesetzt sind, unterscheidet sich von dem Stress früherer Zeiten – wir verpassen einen Zug oder bekommen im Ausverkauf das letzte Paar Louboutins vor der Nase weggeschnappt. Auch dabei schütten wir jede Menge Adrenalin aus, das allerdings mangels körperlicher Aktivität nicht abgebaut, sondern eingelagert und in sogenanntes Bauchfett umgewandelt wird – der Alptraum jeder Frau!

Der Begriff »Hurried Woman Syndrome« wurde zuerst von dem US-amerikanischen Gynäkologen Dr. Brent Bost formuliert. Er bezeichnete damit Frauen, meist zwischen 25 und 55, die sich einfach zu viel aufbürden. Gewichtszunahme ist eines der Symptome, weitere sind Müdigkeit, Fressattacken, Schlaflosigkeit, sexuelle Antriebslosigkeit, allgemeine Antriebs- und Motivationslosigkeit, Schuldgefühle und ein geringes Selbstwertgefühl. Dem »Hurried Woman Syndrome« sollte man also tunlichst nicht anheimfallen. Dr. Bost ist Autor eines Buches über dieses Syndrom und zeigt, wie man in sieben Schritten wieder zu einem »Hurried Woman Syndrome«-freien Leben gelangt. Bei uns geht es allerdings um Stressvermeidung als Teil einer gesunden Ernährungsweise und Esskultur. Ebenso wie es zählt, die Nahrung lange und gründlich genug zu kauen, ausgiebig zu frühstücken, früh und leicht zu Abend zu essen und nach 16 Uhr nichts Rohes mehr zu sich zu nehmen, ebenso kommt es auch darauf an, die Mahlzeiten in einer ruhigen, entspannten und damit stressfreien Atmosphäre zu sich zu nehmen.

Stressfrei essen

Bemühen Sie sich, Ihre Mahlzeiten in Ruhe und Frieden zu sich zu nehmen. Denken Sie daran, dass es darum geht, Ihren Körper mit lebenswichtiger Nahrung zu versorgen – diese Aufgabe sollte man nicht unterschätzen. Debattieren und streiten Sie nicht während des Essens und lassen Sie auch nicht die jüngsten Terror-Anschläge über den Bildschirm flimmern. »Bringen Sie dem so wichtigen Ritual des Essens den nötigen Respekt entgegen«, sagt Dr. Stossier. »Und respektieren Sie auch die Natur, die unsere Nahrung hervorbringt, die Menschen, die sie erzeugen und zubereiten, und schließlich auch sich selbst, indem Sie auf die bestmögliche Weise essen. Wenn Sie sich bewusst dafür entscheiden, ist es nicht schwer umzusetzen.«

Versuchen Sie, französische Essgewohnheiten anzunehmen. Dazu gehört, das Essen nicht einfach hinunterzuschlingen. Nie würden Sie einen Franzosen (und natürlich auch keine Französin) dabei ertappen, wie er oder sie am PC ein Sandwich verschlingt. Die Franzosen bemühen sich wirklich, mittags eine vollständige Mahlzeit zu essen. Ihnen geht es nicht nur um die Sättigung – jedes Essen ist ein Fest! Als wir gerade nach Frankreich gezogen waren, hatten wir einen Elektriker im Haus; er war völlig entsetzt darüber, dass wir nicht gemeinsam mit unseren Kindern (damals ein und zwei Jahre alt) aßen. Für Franzosen sind Mahlzeiten mit der Familie extrem wichtig – während ich es als extrem stressig empfand, mit einem Ein- und einem Zweijährigen am Tisch zu sitzen, die nichts Besseres zu tun hatten, als sich Erbsen in die Nase zu stecken.

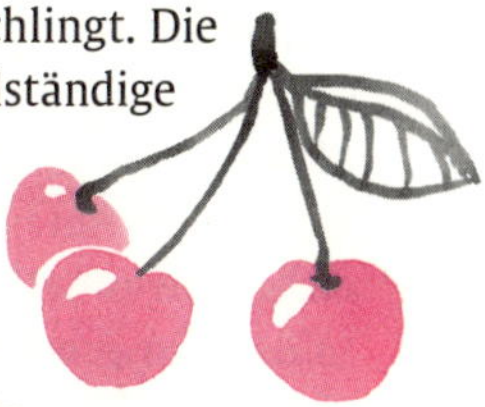

Schaffen Sie sich die Essumgebung, die Sie als entspannend empfinden. Schön und gut, höre ich Sie jetzt einwenden, aber wie soll das gehen, wenn man drei Kinder schulfertig machen, Pausenbrote schmieren, schnell noch die vergessenen Schulaufgaben vom Vortag erledigen, die Sportsachen zusammensuchen, sich selbst fertigmachen und den Autoschlüssel finden soll? Wie soll man da ruhig und entspannt ein Zen-Frühstück zu sich nehmen? Das ist natürlich besonders unglücklich, weil das Frühstück die wichtigste Mahlzeit des ganzen Tages ist. Was schlägt Dr. Stossier in diesem Fall vor?

»Natürlich verstehe ich, dass das schwierig ist, aber letztlich ist es eine Frage der Prioritäten«, sagt er. »Eine halbe Stunde früher aufzustehen, um ruhig und entspannt in den Tag zu starten und dem

Körper das zu geben, was er braucht, um auch in Zukunft gesund zu bleiben – das ist doch kein allzu großes Opfer, oder?« Ich denke, er hat recht. Aber was, wenn es wirklich keine andere Möglichkeit gibt? Soll man dann schlingen oder lieber gar nichts essen? »Gar nichts essen«, sagt Dr. Stossier. »Wir essen ohnehin alle viel zu viel.« »Unter Zeitdruck zu essen bedeutet, dass wir nicht ausreichend kauen. Und dann produzieren wir nicht genug Speichel, und in unseren Därmen entstehen Gärungs- und Fäulnisprozesse. Das ist es nicht wert.«

Bei Stress nichts essen

Ich muss oft nach 15 Uhr zu Mittag essen. Die Kinder haben um 13.40 Uhr Schulschluss, und ich hole sie ab. Das heißt für mich, dass ich um 13 Uhr das Büro verlassen muss. Wenn ich davor esse, bin ich in Zeitdruck. Also habe ich beschlossen, einen Vormittagssnack aus Mandeln oder Obst (oder beidem) zu mir zu nehmen und erst zu Mittag zu essen, wenn ich am Nachmittag wieder im Büro bin und nicht gleich zum nächsten Termin hetzen muss.

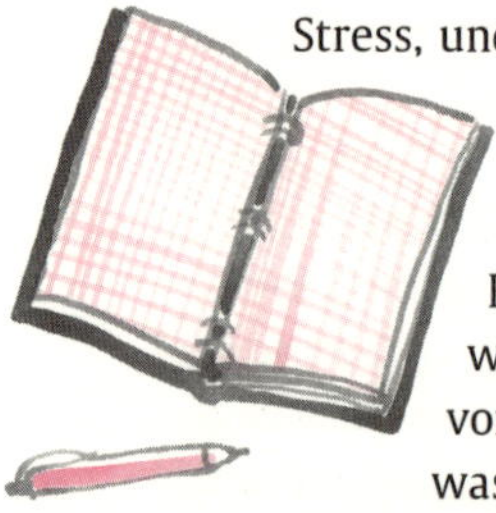

Von einem Termin zum nächsten zu hetzen ist auch eine Form von Stress, und Dr. S. empfiehlt, dass wir in solchen Situationen einfach nichts essen sollen. Wenn wir unter Stress stehen, ist unser Körper beschäftigt, damit fertigzuwerden – für gute Verdauung hat er dann keine Kapazitäten. Es ist kein Zufall, dass wir bei Stress weniger Appetit haben. Oder haben Sie schon einmal von jemandem gehört, der nach einem Autounfall etwas anderes als einen starken Kaffee braucht?

Dennoch ist Stress nicht nur rein psychologischer Natur. Es gibt Stressfaktoren, auf die wir keinen Einfluss haben, wie beispielsweise Luftverschmutzung, Giftstoffe in unserer Nahrung, körperlicher Schmerz, Hormonumstellungen und sogar Lärm. Auch diese Faktoren beeinträchtigen eine optimale Verdauung. Auch Müdigkeit ist eine Form von Stress. Wenn Sie also einen langen Arbeitstag haben, sind Sie nicht nur körperlich erschöpft – auch ihr Verdauungsapparat ist dann schwächer.

Wir müssen unseren Körper unterstützen, indem wir den Stress in Grenzen halten. Das bedeutet, dass wir uns zum einen weniger Stressfaktoren aussetzen sollten und zum anderen lernen müssen, Stress zu bewältigen. Nachdem Dr. Stossier mich und meinen Blähbauch untersucht hatte, teilte er mir mit, dass ich extrem erschöpft und gestresst sei. Deshalb verordnete er mir die »eine Stunde am Tag, einen Tag in der Woche, einen Monat im Jahr«-Regenerationsformel. Nach Dr. Stossier bleiben wir gesund, indem wir unsere Batterien durch Aktivität oder auch Inaktivität neu aufladen. Und es ist wirklich erstaunlich, um wie viel besser ich mich fühle, wenn ich mir diese eine Stunde am Tag für mich selbst nehme – zum Lesen, zum Maniküren oder zum Sport treiben.

Wenn Stress auf den Magen schlägt

Meine Stimmung war immer eng mit meiner Verdauung verbunden. Solange ich denken kann, leide ich unter Verdauungsstörungen. Als Kind beispielsweise machte ich dicht, sobald ich nervös war. Bei Stress bekomme ich sofort Magenkrämpfe. Für mich ist das der beste Beweis für den engen Zusammenhang zwischen Stimmung und Verdauung. Wenn ich einen bösen Brief von meiner Bank bekomme und die Wörter »Überziehung« lese, fühle ich augenblicklich, wie sich mein Magen zusammenzieht. Das Ergebnis: ein Blähbauch und miserable Laune. Diese Veranlagung scheine ich meiner mittleren Tochter vererbt zu haben. Ich füttere sie schon ständig mit Backpflaumen, um ihrer Verdauung auf die Sprünge zu helfen – und hoffentlich auch ihrem Umgang mit Stress.

»Verdauung gut, alles gut«, pflegte meine Großmutter zu sagen. Und die Araber nennen den Darm »Vater aller Stimmungswechsel«. Und außerdem gibt es ein lateinisches Sprichwort, das besagt, dass man mit einem vollen Magen nicht studiere könne. Dr. Stossier glaubt, dass nicht nur unsere körperliche Gesundheit unauflöslich mit unserer Verdauung verbunden ist, sondern auch unser mentales Wohlbefinden.

»Wir könnten alle psychiatrischen Abteilungen dieser Welt leeren, wenn wir nur die Bäuche dieser Patienten behandelten«, sagt Dr. Stossier und zitiert damit den Wiener Psychiater und Nobelpreisträger Julius Wagner-Jauregg (1857–1940). »Zumindest fangen wir in der modernen Medizin damit an, die Verbindung zwischen Kopf und Bauch anzuerkennen.« So sind beispielsweise 30 Prozent von uns von einer sogenannten Fructosemalabsorption betroffen, die von entzündlichen Prozessen im Darm hervorgerufen wird und sich darin äußert, dass unsere Enzyme nicht in der Lage sind, Fruchtzucker (Fructose) zu absorbieren und zu verstoffwechseln. Infolgedessen ist unsere Zufuhr der Aminosäure Tryptophan reduziert, und wir produzieren deshalb weniger Serotonin, das auch als »Glückshormon« bekannt ist. Menschen mit Fructosemalabsorption leiden unter Stimmungsschwankungen. Laut Dr. Stossier berichten sehr viele dieser Patienten, dass sie sich schlechter fühlen, je gesünder sie essen. Trifft das auch auf Sie zu? Essen Sie Obst und beobachten Sie, wie es Ihnen danach geht. Fühlen Sie sich aufgebläht? Deprimiert? Falls ja, leiden auch Sie möglicherweise unter dieser Unverträglichkeit. Und in diesem Fall würden selbst die stärksten Antidepressiva nicht helfen. Die Lösung lautet: kein Obst mehr essen. Und in Kürze sind die Symptome verschwunden.

Diese Form der Verdauungsstörung steht sehr oft in Zusammenhang mit Parasiten wie beispielsweise Würmern, Lambliasis (verursacht durch *Giardia lamblia*) oder sogar Candida wie bei meiner Freundin Annie aus der Viva-Mayr-Klinik, die durch Weglassen bestimmter

Nahrungsmittel geheilt wurde. Nach drei Monaten strenger Diät kann man langsam wieder mit Obst beginnen, da der Körper in der Zwischenzeit wieder genug Enzyme zur Verdauung von Fruchtzucker gebildet hat.

Die Sache mit der Fruchtbarkeit

Auch zwischen Fruchtbarkeit und Stress gibt es einen engen Zusammenhang. Laut Dr. Stossier beruht Unfruchtbarkeit auf Stress – und es gibt viele Viva-Mayr-Babys, die die Richtigkeit dieser These beweisen. »Wer gestresst ist, wird sich nicht fortpflanzen«, sagt er. »Man hat dann weder Lust auf Sex noch auf Fortpflanzung. So wird man ganz offensichtlich nicht schwanger. Denken Sie an Tiere in der Wildnis. Wenn sie ums Überleben kämpfen, findet keine Fortpflanzung statt.«

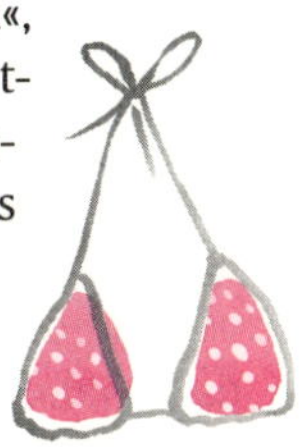

In Stresssituationen sendet unser Körper den Impuls zu fliehen oder zu kämpfen aus. Und in keiner dieser beiden Situationen ist Kopulation und eine damit verbundene Schwangerschaft das Mittel der Wahl. Bei Stress produzieren unsere Nebennieren auch mehr Kortison und weniger Sexualhormone. Der Grund dafür ist, dass Östrogen ebenso wie Progesteron und Testosteron auch in den Nebennieren gebildet werden, zusammen mit Adrenalin und Kortison. In Stresssituationen hat die Produktion von Adrenalin und Kortison Vorrang.

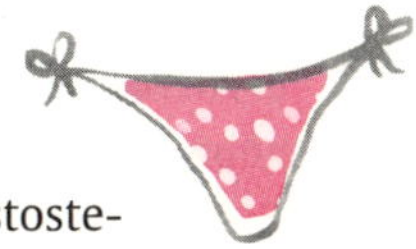

Bei unerfülltem Kinderwunsch sollten Sie laut Dr. Stossier herausfinden, woher Ihr Stress rührt, und für Abhilfe sorgen. Denn wenn Ihre Nebennieren damit beschäftigt sind, Adrenalin und Kortison zur Stressbewältigung zu bilden, wird dadurch auch die Produktion in den Fortpflanzungsorganen (Hoden und Eierstock) jener Hormone reduziert, die eine Empfängnis möglich machen.

Eine andere mögliche Ursache für Unfruchtbarkeit könnte ein entzündlicher Prozess im Darm sein, verursacht durch Gärungsvorgänge und eine Überbelastung an Giftstoffen (siehe Seite 113). Die Gebärmutter und der Dickdarm liegen im unteren Bauchraum nahe beieinander. Ist der Darm in diesem Bereich entzündet, kann sich die Entzündung auf die Gebärmutter und die Eierstöcke ausweiten. Infolgedessen versucht der Körper, die Gebärmutter von dem erkrankten Darm zu entfernen, um sie zu schützen. Unwillkürlich werden Sie in dieser Situation das Becken nach hinten kippen. Das mag sexy aussehen, ist aber nicht gesund.

Eine Darmentzündung kann auch das Gebärmuttergewebe irritieren, was eine Empfängnis sehr schwierig macht. Warum? Weil ein befruchtetes Ei in einer entzündeten Gebärmutterschleimhaut keinen geeigneten Platz zur Einnistung finden wird.

Cholesterin: weniger ist mehr

Wir alle wissen, dass ein erhöhter Cholesterinspiegel schwerwiegende Herz-Kreislauf-Erkrankungen nach sich ziehen und zu Herzinfarkten sowie Schlaganfällen führen kann. Ebenso wie man cholesterinreiche Nahrungsmittel vermeiden sollte, sollte man auch den Stress im Auge behalten, denn ein hohes Stressniveau kann laut Dr. Stossier auch den Cholesterinspiegel ansteigen lassen.

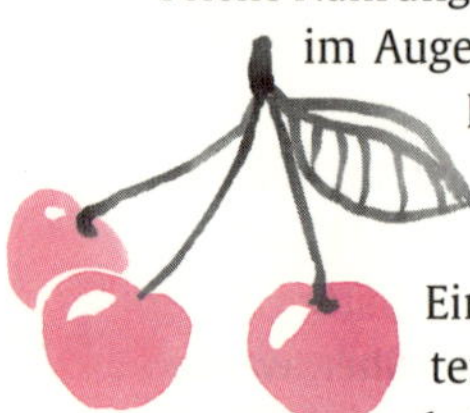

Ein ehemaliger Freund von mir litt an hohen Cholesterinwerten. Die Mahlzeiten mit ihm waren wirklich kein Spaß. Jeden Bissen prüfte er minutiös auf seinen Choles- teringehalt, er bestellte ausschließlich fettfreie Gerichte, fummelte ewig daran herum, um am Ende so gut wie nichts davon zu essen. Das trieb mich schier in den Wahnsinn. Und ganz offensichtlich war all das reine Zeitverschwendung – genau so wie meine Sit-ups.

»Cholesterin ist noch mehr auf Stress als auf die Ernährung zurückzuführen. Etwa 50 Prozent des Problems ist stressbedingt«, sagt Dr. Stossier. »Der Körper begegnet Stress, indem er Cholesterin produziert, das wir wiederum zur Bildung des notwendigen Kortisons brauchen. Bevor wir also auf eine gesunde Ernährung achten, müssen wir unser Stresslevel senken.«

Diese Aussage wird von einer kürzlich in Österreich durchgeführten Studie gestützt. Dabei untersuchten Ärzte zwei Gruppen von Versuchspersonen – die erste Gruppe setzte sich aus Menschen mit hohem Cholesterinspiegel, die zweite Gruppe aus Menschen mit normalem Cholesterinspiegel zusammen. Jede Gruppe wurde zu ihrem Stresslevel befragt. Die Versuchspersonen der ersten Gruppe gaben an, viel Stress zu haben; die Versuchspersonen der zweiten Gruppen hatten laut eigener Aussage wenig Stress. Dann verbrachten alle Versuchspersonen vier Wochen bei einer Entspannungskur mit zahlreichen Anwendungen in einem Spa-Hotel; dabei durften sie essen und trinken, was sie wollten. Was sie nicht wussten: Die angebotenen Speisen enthielten deutlich mehr Cholesterin als die empfohlenen Höchstwerte.

Nach Ablauf dieser vier Wochen wurden bei den Versuchspersonen mit ehemals hohem Cholesterinspiegel bessere Cholesterinwerte gemessen als zuvor, trotz der Tatsache, dass sie nach Herzenslust essen durften und dass die Kost sehr cholesterinhaltig war. »Sie waren entspannt; ihr Stresslevel war in dieser angenehmen Umgebung und durch die Anwendungen stark gesenkt, und sie hatten Spaß. Und außerdem machten sie sich keine Gedanken darüber, was sie aßen«, sagt Dr. Stossier. Natürlich sagt er auch, dass Ernährung eine wichtige Rolle spielt, wie beispielsweise die Zufuhr ungesättigter Fettsäuren in Form von kalt gepressten, nativen Pflanzenölen (insbesondere Omega 3, siehe Seite 51), und auch Ballaststoffe, Zink, Magnesium sowie die Vitamine A, B_3 und B_5 müssen in der Ernährung ausreichend enthalten sein. Doch zuallererst sollten Sie den

Stress in den Griff bekommen, denn er wirkt sich am dramatischsten und tiefgreifendsten aus.

Essen Sie sich gesund

Schon die alten Griechen waren der festen Überzeugung, dass wir im Hinblick auf unser Essverhalten zwei Wahlmöglichkeiten haben. Wir können essen, um gesund zu bleiben, oder essen, um krank zu werden. Das mag ganz offensichtlich erscheinen, doch was Sie vielleicht noch nicht in Betracht gezogen haben, ist die Tatsache, dass die Art und Weise, wie wir essen, für unsere Gesundheit und unser Wohlbefinden ebenso wichtig ist wie die Frage, was wir essen. Wenn wir die richtigen Dinge zum richtigen Zeitpunkt essen, helfen wir unserem Körper, gesund zu bleiben. Wenn nicht, ist das Gegenteil der Fall.

Für mich ist die Gleichung ganz einfach. Wenn ich das Richtige zum richtigen Zeitpunkt in der richtigen Art und Weise esse, habe ich keinen Blähbauch. Halte ich mich nicht daran, fühle ich mich aufgebläht, unwohl und elend. Und schlimmer noch (schließlich gibt es Bedrohlicheres als einen Blähbauch): Es steigt die Gefahr einer chronischen Erkrankung wie eines Herzinfarkts, einer Diabetes oder Krebs. Auch wenn Sie anders als ich bis zu meinem Treffen mit Dr. Stossier nicht Ihr Leben lang an einem Blähbauch herumgedoktert haben, können Sie Ihre Wahl treffen und sich zugunsten Ihrer Gesundheit und Ihres Idealgewichts für eine entsprechende Ernährung entscheiden.

Wie sich Stress aufs Gewicht auswirkt

Stress war schon immer ständiger Begleiter der Menschen und der Motor der Evolution. Stress definieren als die Summe aller unserer Reaktionen auf äußere und innere Einflüsse. Stress ist also unsere physiologische Reaktion auf diese Einflussfaktoren.

In früheren Zeiten diente die Stressreaktion dem Überleben. Das durch den Körper gepumpte Adrenalin und Kortison gaben unseren Vorfahren (und auch uns heute noch) die Möglichkeit, das Überlebensnotwendige zu tun; gleichzeitig sorgten diese beiden Stoffe dafür, dass Körperfunktionen, die in diesem Augenblick nicht überlebenswichtig waren, heruntergefahren wurden. So konnten sich Gehirn und Muskeln auf das Essenzielle konzentrieren. Diese Stressreaktion wird von unseren Nebennieren gesteuert, kleine Organe oberhalb der Nieren, wo sowohl Kortison als auch Adrenalin gebildet werden. Diese Hormone stellen sicher, dass unser Stoffwechsel in brenzligen Situationen genug Energie hat. Energie ist in erster Linie Zucker, und deshalb ist es die Aufgabe dieser Hormone, den Blutzuckerspiegel in unserem Körper zu erhöhen, damit wir den »Flucht- oder Kampf-Situationen« gewachsen sind.

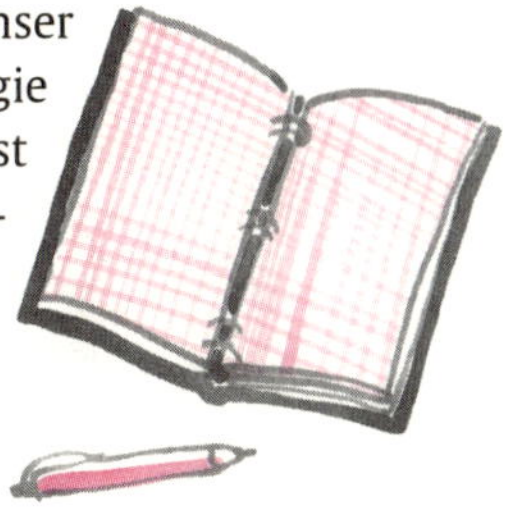

Sie können sich also vorstellen, wie sich Dauerstress auswirkt: Bei ständigem Stress haben wir nicht nur einen erhöhten Adrenalin- und Kortisonspiegel, sondern auch einen ständig erhöhten Blutzuckerspiegel. An diesem Punkt kommt ein weiteres Hormon ins Spiel: das Insulin. Insulin wird in der Bauchspeicheldrüse gebildet und hat die Aufgabe, den Blutzuckerspiegel zu regulieren. Wir haben die Rolle des Insulins bereits betrachtet (siehe Seite 48). Kurz gesagt: Wenn in unserem Körper zu viel Insulin unterwegs ist, werden die überschüssigen Mengen Zucker in Form von Fett gespeichert. Stehen wir permanent unter Stress, ist unser Blutzuckerspiegel permanent hoch und die Bauchspeicheldrüse bildet große Mengen Insulin. Ist im Körper Insulin unterwegs, ist der Körper nicht in der Lage, gleichzeitig eingelagertes Fett abzubauen, denn zuerst muss der hohe Insulinspiegel gesenkt werden. Und dazu müssen wir nicht nur unseren Stresspegel runterfahren (oder zumindest in den Griff bekommen), sondern auch die Zufuhr von Kohlenhydraten drosseln, die noch mehr Zucker liefern, der schließlich in Form von Fett eingelagert wird.

Im Steinzeitalter überlebten die Schnellsten und Stärksten. Nachdem sie eine Stresssituation überwunden hatten, brauchten sie Zeit zur Regeneration. Unsere Nebennieren sind nicht auf die permanente Produktion großer Mengen von Hormonen ausgelegt – wir könnten nicht andauernd in »Flucht- oder Kampf-Situationen« sein. Das würde uns schnell erschöpfen, und die Nebennieren wären nicht mehr in der Lage, auf echte Bedrohungen zu reagieren. In dieser Situation empfinden wir tiefe Erschöpfung und eine Art Lähmung – wir kennen diesen Zustand unter der Bezeichnung »Burn-out«. Deshalb wird bei Viva Mayr immer wieder darauf hingewiesen, wie wichtig es ist, sich zur Regeneration viel Zeit zu nehmen; so kann man sicherstellen, dass die Nebennieren optimal arbeiten, wenn es nötig ist. Gibt man den Nebennieren eine Pause, kann sich ein Gewichtsverlust einstellen.

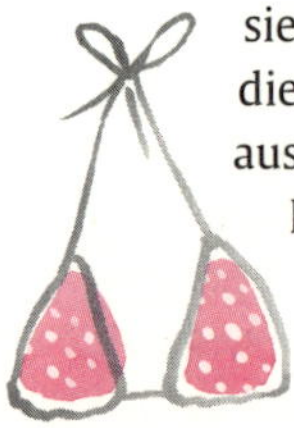

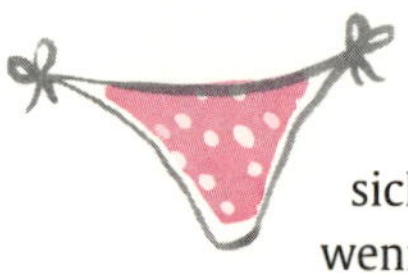

Top-Tipps, wie Sie den Stress in Ihrem Leben reduzieren

- Denken Sie immer positiv. Bleiben Sie ruhig, auch wenn Sie in einem Stau stehen und zu spät kommen. Sagen Sie sich: Ich kann nichts daran ändern, also mache ich mir darüber auch keine Sorgen. Ich werde diese wunderbar friedliche Zeit nutzen, um an etwas Schönes zu denken. Oder legen Sie Robert Palmers *Addicted to Love* ein – so laut es geht. Wenn Sie diesen Song mitsingen, ist der Stress im Nu verflogen.
- Atmen Sie. Die Atmung ist extrem wichtig. Wenn Sie merken, dass in Ihnen Stress aufsteigt, atmen Sie wie beim Yoga; die Ein- und Ausatmung erfolgt dabei durch die Nase. Atmen Sie ein, während Sie bis vier zählen, und zählen Sie beim Ausatmen bis sechs.
- Ich habe einen Großteil meines Lebens damit zugebracht, mir Sorgen über Dinge zu machen, die dann niemals eingetreten

sind. Versuchen Sie, so etwas zu vermeiden. Wenn Ihnen mögliche Probleme durch den Kopf geistern, fragen Sie sich ganz ernsthaft, wie wahrscheinlich es ist, dass diese wirklich eintreten. Meist entspringen sie einer allzu bunten Fantasie. Sich Sorgen machen ist pure Zeitverschwendung – und außerdem extrem stressig.

- Bleiben Sie ruhig. Die Entscheidung liegt bei Ihnen: Sie haben es selbst in der Hand, sich aufzuregen und Ihren Blutdruck wie auch den Stresspegel in die Höhe zu treiben, oder aber zenmäßig ruhig zu bleiben. Das mag vereinfachend klingen, aber wir können sehr wohl selbst entscheiden, wie wir in bestimmten Situationen reagieren.
- Lachen Sie! Lachen ist eines der besten Dinge, die man tun kann. Lachen wirkt sich positiv auf den Kreislauf und das Immunsystem aus und ist ein wunderbares Anti-Aging-Mittel. Außerdem trägt Lachen dazu bei, den im Körper aufgebauten Adrenalinspiegel zu reduzieren.
- Seien Sie aktiv. In der Steinzeit waren es die körperlichen Aktivitäten des Fliehens oder Kämpfens, die den Adrenalinspiegel im Körper wieder auf ein normales Maß senkten. Heute sitzen wir am Schreibtisch oder auf dem Sofa – und haben kein Ventil für

ZIELE

- Stress ist einer der gesundheitsschädlichsten Einflüsse überhaupt. Stress wirkt sich negativ auf unser Gemüt und die Fruchtbarkeit, auf unser Gewicht und den Cholesterinspiegel aus.
- Es ist besser, gar nichts zu essen als eine Mahlzeit in einer stressigen Situation oder Umgebung einzunehmen.
- Es ist besser zu lernen, positiv mit Stress umzugehen, als einfach nur zu versuchen, Stresssituationen aus dem Weg zu gehen.

unseren Stress. Körperliche Aktivität baut Adrenalin ab – also rennen Sie ihn sich aus dem Leib. Außerdem wirkt sich Bewegung positiv auf die Stimmung aus.

Samantha, 42, London

Mein Körper war nicht bereit für eine Schwangerschaft

Ich unterschied mich von den meisten Menschen im Viva-Mayr-Zentrum. Ich ging dorthin, um aufzutanken – nicht um abzunehmen oder eine Krankheit loszuwerden. Ich war Ende 30 und hatte niemals richtig auf mich geachtet. Ich reiste ununterbrochen, war zehn Monate pro Jahr unterwegs und schlief nicht viel. Als Journalistin arbeitete ich für Hilfsorganisationen in Kriegsgebieten – und ich musste essen, was dort verfügbar war. Selbst wenn ich gewusst hätte, was gesunde Ernährung bedeutet, hätte ich es meist nicht umsetzen können.

Ich war am Ende. Meine Nebennieren arbeiteten während meiner Einsätze permanent auf Hochtouren. Vor Ort wurde ich nicht krank, aber als ich eines Tages wieder nach Hause kam, brach ich förmlich zusammen. Von da an war ich ständig krank. Jeden Virus, jede Infektion um mich herum schnappte ich auf. Selbst von einem Mückenstich bekam ich eine Infektion. Ständig litt ich unter Bronchitis. Ich war ein Wrack. Ein Londoner Arzt sagte mir, dass mein Immunsystem gefährlich geschädigt sei, deshalb fühle ich mich so erschöpft und überarbeitet.

Als ich schwanger werden wollte, begriff ich, dass mein Körper gar nicht bereit war für eine Schwangerschaft. Ich wurde zwar relativ schnell schwanger, hatte aber mehrere Fehlgeburten in der zehnten bis zwölften Woche. Drei in einem Jahr. Neben meinem gestressten Körper spielten also auch meine Hormone verrückt. Eine meiner besten Freundinnen ist Österreicherin; sie erzählte mir von Viva Mayr. Sie geht dort jedes Jahr hin – es ist Teil ihres Lebens. Sie meinte, das sei auch für mich der ideale Ort, um zu entspannen und regenerieren. Nach einem fünfmonatigen Aufenthalt im Irak ging ich nach Österreich. Ich hatte inzwischen geheiratet und wollte unbedingt schwanger werden. Dr. Stossier empfahl mir einen zweiwöchigen Aufenthalt.

Die erste Woche war wirklich hart. Ich fühlte mich schrecklich und wurde richtig depressiv – so sehr, dass ich beinahe abgereist wäre. Ohne meine Arbeit hielt ich es kaum aus. Ich vermisste das ewig klingelnde Telefon. Doch in der zweiten Woche fand ich den Rhythmus und wollte gar nicht mehr zurück in die echte Welt. Insgesamt blieb ich fünf Wochen. Dr. Stossier und sein Team brachten mich wieder auf die Beine. Ich wurde auf Viva-May-Diät gesetzt, bekam aber auch Vitamine und Mineralstoffe intravenös zugeführt. Am Ende fühlte ich mich komplett durchgeputzt – als hätte mir jemand neues Blut gegeben. Beim Abschied sagte Dr. Stossier: »Bald werden Sie schwanger sein, und diesmal wird es auch bleiben.« Er war völlig überzeugt davon. So einen Arzt hatte ich bisher noch nicht getroffen.

In der zweiten Woche fand ich den Rhythmus und wollte gar nicht mehr zurück in die echte Welt. Insgesamt blieb ich fünf Wochen.

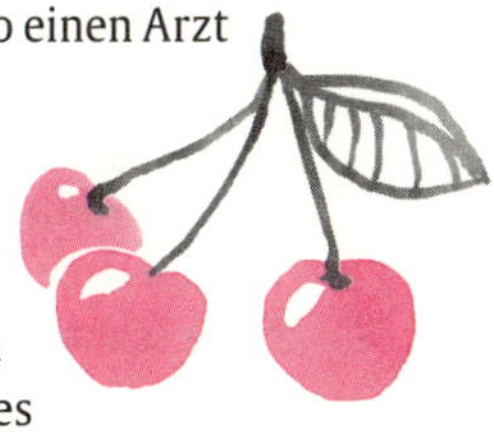

Zurück in London ging ich auf eine Party und fühlte mich absolut fremd. Es erschien mir völlig unverständlich, mich mit Essen voll zu stopfen, von dem ich ganz genau wusste, dass es mir nicht guttat. Doch einen Monat später wurde ich schwanger – und blieb es. Es war mein Wunder-Baby. Mein Mayr-Baby.

In der Klinik habe ich begriffen, dass der Adrenalinspiegel eng mit der Fortpflanzung in Verbindung steht und dass dieses System bei mir blockiert war. Ich hatte nicht die Energie für eine fortgesetzte Schwangerschaft. Viva Mayr hat mein Leben wirklich verändert – nicht nur, weil ich jetzt einen süßen kleinen Sohn habe, sondern weil ich inzwischen auch fest davon überzeugt bin, dass die Behandlungen das schreckliche Krebsmuster unserer Familie (meine Geschwister und mein Vater starben an dieser Krankheit) durchbrechen können. Jetzt kehre auch ich jedes Jahr nach Österreich zurück, um meinen Lebensstil gesünder und besser zu machen.

Tag zwölf

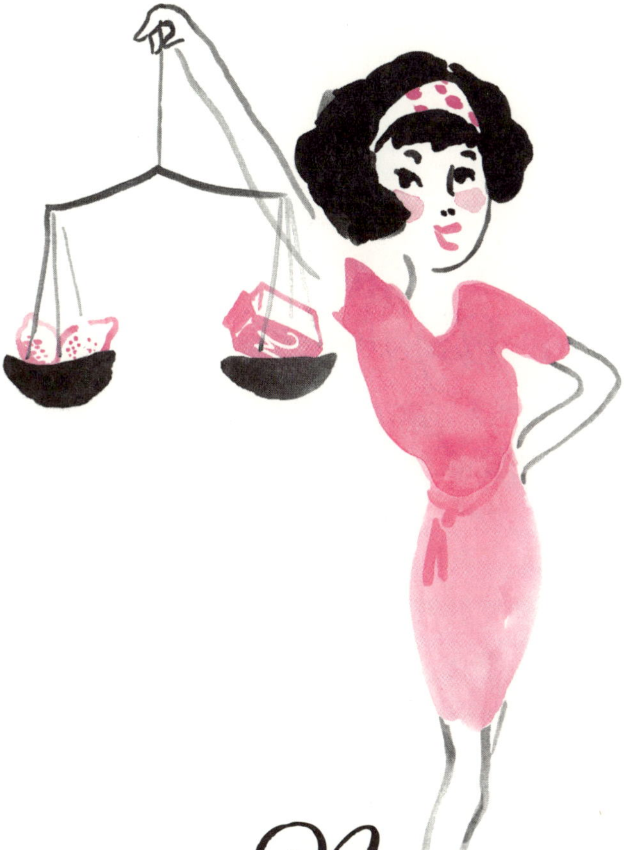

Hallo *Basen*, ciao Blähbauch

Tag zwölf

- Warum ein ausgeglichener Säure-Basen-Haushalt so wichtig ist
- Wie Sie Ihre Mahlzeiten zusammenstellen müssen, um dieses Gleichgewicht zu halten
- Wie Sie Ihren Blähbauch für immer loswerden

Tagesmenü

Frühstück

Grüner Tee, Papaya-Bananen-Salat
mit Zimtjoghurt und Mandelpüree

S. 272

Mittagessen

Kartoffelroulade mit Roter Bete, Brokkoli
und Petersilienöl, Bananen-Mousse

S. 272 und 273

Abendessen

Artischocken-Kartoffel-Cremesuppe,
Mediterraner Gemüseaufstrich mit Dinkelbrot

S. 274

Das Gleichgewicht finden

Ich erinnere mich noch gut daran, wie mein Mann und ich uns entschieden, ein drittes Kind zu bekommen. Wir waren in einem Strandrestaurant in Montpellier. »Wie wäre es mit einem dritten Kind?«, fragte ich. Mein Mann sah mich an. Um ehrlich zu sein, erwartete ich so etwas wie »Bist du noch zu retten?«.

Wir hatten damals schon zwei Töchter, und mein Mann hatte außerdem einen Sohn und eine Tochter aus erster Ehe. Vier Kinder sind kein Pappenstiel. Er nahm einen Schluck Wein und antwortete: »Solange es ein Junge wird.« »Okay«, sagte ich, ohne zu zögern – auch wenn ich nicht die geringste Ahnung hatte, wie ich das Geschlecht unseres zukünftigen Kindes beeinflussen sollte. Ich hoffte nur, dass es irgendwie möglich sein würde. Und wenn es am Ende doch ein Mädchen sein würde – nun, dann ließe sich auch nichts mehr daran ändern. Immerhin hatten wir Mädchenkleidung im Überfluss.

Am nächsten Tag begann ich zu recherchieren, wie ich den Wunsch meines Mannes erfüllen konnte. Schließlich sollte er seinen Entschluss – den »Moment des Wahnsinns«, wie er es am nächsten Tag, als er mit einem leichten Kater erwachte, nannte – nicht bereuen. Vielleicht können Sie es sich schon denken: Ich fand heraus, dass man das Geschlecht des Kindes tatsächlich durch die Ernährung beeinflussen kann.

Laut www.genderlabs.com, einer gemeinnützigen Internetseite, muss man zuerst seine Essgewohnheiten umstellen, um das Geschlecht des Babys zu beeinflussen. Für einen Jungen braucht man eine basische Umgebung, für ein Mädchen eine saure. Die »Jungsernährung« basiert also auf Nahrungsmitteln wie Kartoffeln, die viel Natrium und Kalium enthalten. Die »Mädchenernährung« hingegen beruht auf Milchprodukten und Fleisch; beide Arten von Proteinen sind säurebildend.

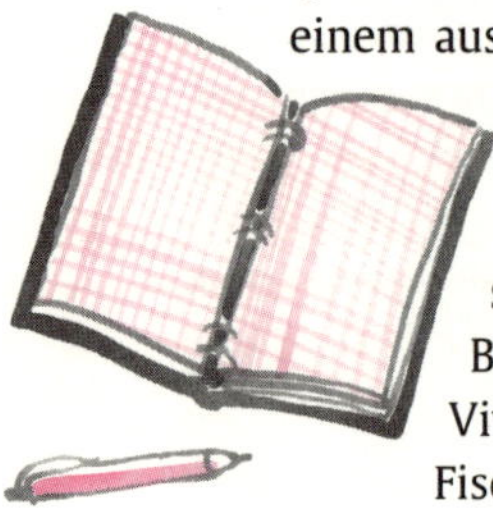

Das Säure-Basen-Gleichgewicht in Ihrem Magen ist von entscheidender Bedeutung – und dies ist ein wichtiger Punkt bei der Viva-Mayr-Ernährung. Eines der Ziele der Viva-Mayr-Diät besteht in einem ausgeglichenen Säure-Basen-Haushalt. Dazu müssen die tierischen Eiweiße (Fleisch, Fisch und Käse) zugunsten von Gemüse, Kartoffeln und kalt gepressten pflanzlichen Ölen reduziert werden. Diese Empfehlungen zur Wiederherstellung des Säure-Basen-Gleichgewichts gehen Hand in Hand mit der Viva-Mayr-Empfehlung, höchstens jeden zweiten Tag Fisch oder Fleisch zu essen. Auf diese Weise reduzieren wir nicht nur die Zufuhr säurebildender Lebensmittel, sondern haben auch mehr Raum für basische Produkte.

Und dies ist der Schwerpunkt unseres zwölften Tages. Sie sollen ab heute Ihren Säuren-Basen-Haushalt ins Gleichgewicht bringen und lernen, wie Sie in Ihrem Darm die optimale Umgebung für eine stabile Gesundheit, ein langes und natürlich auch ein schlankes Leben schaffen.

Ein Wort über Säuren …

Wussten Sie, dass fast alle Gifte mehr oder weniger Säuren sind? Außerdem stehen zahlreiche chronische Krankheiten auf die eine oder andere Weise in Zusammenhang mit Säure. Ein Säureüberschuss resultiert nicht selten in Schmerzen. So wird beispielsweise Gicht durch Harnsäure verursacht; Muskelkater nach zu viel Sport ist auf Milchsäure in den Muskeln zurückzuführen. Es sieht also so aus, als sei zu viel Säure keine gute Sache.

Andererseits brauchen wir Säure, um Nahrung zu verdauen. Sobald wir an Essbares denken, wird Säure produziert, die sich um die geschluckten Bissen kümmert. Warum also tasten wir ein Gleichgewicht an, das offensichtlich gut für die Verdauung ist, ohne dass es zu gesundheitlichen Problemen kommt?

Säuren sind extrem aggressiv; sie greifen Körpergewebe an und zerstören es, wenn sie nur die geringste Chance dazu haben. Unser Magen ist das einzige Organ, das Säure in großen Mengen produzieren kann und glücklicherweise gleichzeitig durch sogenannte Epithelzellen vor ihr geschützt wird, denn die Epithelzellen geben eine doppelkohlensäurehaltige Lösung ab, die die Magenschleimhaut bedeckt. Während der Magen aus Wasser, Kohlendioxid und Salz fleißig Salzsäure bildet, die unsere Nahrung verdaut, hält er automatisch auch das »Gegengift« bereit – was ihn letztlich davor schützt, sich selbst zu verdauen! So muss also auch das »sauerste« Organ unseres Körpers ein Säure-Basen-Gleichgewicht halten, damit es funktionieren kann.

Das essenzielle Säure-Basen-Gleichgewicht

Dieses Gleichgewicht ist ein wichtiger Regler, nicht nur in unserem Körper, sondern in der ganzen Natur. Verschmutzung, saurer Regen und Umweltchemikalien beeinflussen das globale Säure-Basen-Gleichgewicht und zerstören unseren Planeten – ganz ähnlich wie eine zu säurelastige Ernährung unser Verdauungssystem schädigt. So werden Waldschäden teilweise von überwiegend sauren Böden verursacht. Und wie jeder Landwirt weiß, liefert ein übersäuerter Boden keine hohen Erträge. In diesem Kapitel geht es darum, die Bedeutung eines ausgewogenen Säure-Basen-Haushalts in unserem Körper zu erklären. Und täglich können wir um uns herum beobachten, wie negativ sich Ungleichgewichte auswirken.

Ob Sie es glauben oder nicht – es gibt ein Buch mit dem Titel *Alkalize or Die* (Mach dich basisch oder stirb) von dem amerikanischen Arzt Theodore A. Baroody. Seine Theorie besagt, dass »die Namen der zahllosen Krankheiten keine Rolle spielen. Was eine Rolle spielt, ist die Tatsache, dass sie alle derselben Wurzel entspringen ... zu viel übersäuertes Gewebe in unserem Körper!«

Und tatsächlich bekommt man Depressionen, wenn man die Liste jener Erkrankungen liest, die in Verbindung mit einem gestörten Säure-Basen-Gleichgewicht (auch bekannt unter der Bezeichnung pH-Gleichgewicht) oder Azidose (Übersäuerung) gebracht werden. Übersäuerung spielt bei folgenden Erkrankungen eine Rolle:

- Herz-Kreislauf-Erkrankungen
- Gewichtszunahme, Fettleibigkeit und Diabetes
- Gallenblasen- und Nierenstörungen, auch Nierensteine
- schwaches Immunsystem
- Störung der freien Radikalen (siehe Seite 217), die auch zu Krebs führen können
- hormonelle Störungen
- vorzeitiges Altern (autsch!!!)
- Osteoporose (bei der die Knochen spröde und brüchig werden und nicht selten brechen)
- Gelenkschmerzen, Muskelschmerzen und Milchsäureüberschuss (siehe Seite 205)
- mangelnde Energie und chronische Müdigkeit
- verlagsamte Verdauung und Ausscheidung
- übermäßiges (Hefe-)Pilzwachstum (wie Candida, worunter die arme Annie litt)

Säure in unserer Nahrung

Proteine sind die säurelastigsten Lebensmittelbestandteile – und insbesondere die tierischen Eiweiße in Fleisch, Fisch und Käse. Fleisch und Fisch bestehen zu etwa 20 Prozent aus Proteinen und

Käse sogar zu 35 Prozent. Manches Gemüse (zum Beispiel Hülsenfrüchte wie Erbsen, Bohnen, Linsen und Sojabohnen) enthalten ebenfalls 30 Prozent oder mehr reines Protein – auf diese Weise sind nicht einmal Vegetarier vor zu viel Protein gefeit und können Gefahr laufen, zu viel davon zu sich zu nehmen.

Raffinierte, industriell verarbeitete Lebensmittel sind ein weiterer Schlüsselfaktor in Sachen Übersäuerung. Industriell verarbeitete Nahrung oder Lebensmittel in Konserven enthalten mehr Säure als die ursprünglichen Produkte, aus denen sie bestehen. So sind Erbsen aus der Dose säurebildender als frische Erbsen.

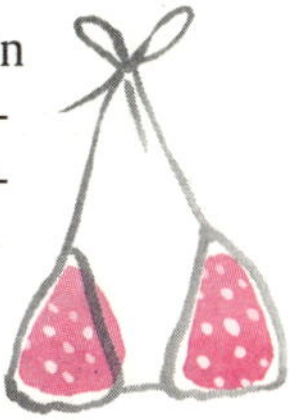

Auch auf Fette muss man in diesem Zusammenhang achten. Öle sind für eine gesunde Ernährung sehr wichtig und sollten in regelrecht unbegrenzten Mengen verzehrt werden. Werden sie jedoch industriell hergestellt bzw. raffiniert, sind sie säurebildend – man sollte sie nicht essen. Dies ist einer der Gründe, nur kalt gepresste Bio-Öle zu verwenden. Und leider kann ich Ihnen nicht ersparen, dass auch alkoholische Getränke und Kaffee auf der Liste der säurebildenden Lebensmittel stehen.

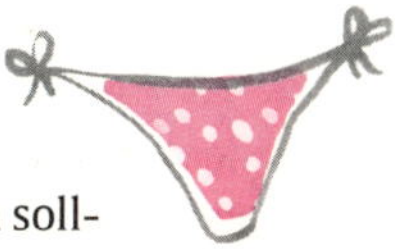

Basische Lebensmittel

Zu den basischen Lebensmitteln zählt alles Gemüse ebenso wie kalt gepresste Nuss-, Kern- und andere pflanzliche Öle. Gemüse und insbesondere Kartoffeln, enthalten kaum Proteine (in der Regel zwischen 1 und 3 Prozent); deshalb dominiert der basische Anteil.

Viele Obstsorten sind basisch, vorausgesetzt, sie sind reif. Obst lagert während des Reifeprozesses im Freiland unter natürlichem Sonnenlicht viele wichtige Nährstoffe ein. Reift die Frucht jedoch nicht unter natürlichen Bedingungen oder wird sie unreif geerntet, ist es eher unwahrscheinlich, dass sie all diese wichtigen Nährstoffe enthält, ebenso werden weniger Mikronährstoffe, Vitamine und sekundäre Pflanzenstoffe entwickelt; sie wird dann einen säurelastigen Effekt auf den Körper haben.

Milch und Rahm sind basenspendende Lebensmittel, was merkwürdig erscheint, da ja andere Milchprodukte wie Käse säurebildend sind. Rahm und Milch enthalten lediglich um 3 Prozent Eiweiß und besitzen einen sehr hohen Anteil an ungesättigten Fettsäuren, ebenso wie zahlreiche wichtige Mineralstoffe wie Kalzium. Wenn wir Milch zu Käse weiterverarbeiten, konzentriert sich bei diesem Prozess das Protein, und das Endprodukt ist säurebildend.

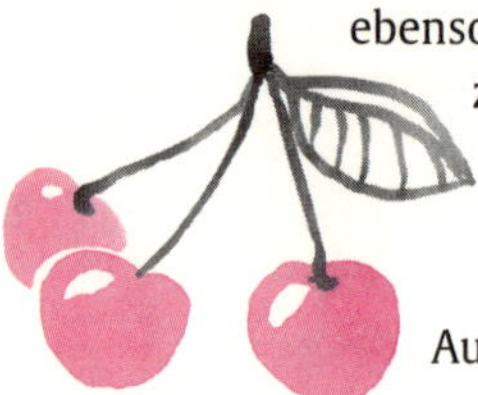

Auch Kräuter und Gewürze sind basenbildend. Auch wenn sich ihr basischer Anteil in Grenzen hält und sie in der Regeln nur in kleinen Mengen verzehrt werden, sind sie aus einer gesunden Ernährung nicht wegzudenken. Sie enthalten essenzielle Öle und Bitterstoffe, die die Verdauung positiv beeinflussen, ebenso wie sekundäre Pflanzenstoffe, die gut für unsere Gesundheit sind.

Wenn Sie sich nach Viva Mayr ernähren, sollte Ihr Säure-Basen-Haushalt im Gleichgewicht sein. Ungesunde Essgewohnheiten – wenn man beispielsweise mehr isst, als das Verdauungssystem auf einmal bewerkstelligen kann – führen zu Verdauungsstörungen, die sich ungünstig auf den Säure-Basen-Haushalt auswirken. Sie müssen aber auch darauf achten, wie Sie die Lebensmittel kombinieren, um nicht einen Säureüberschuss zu produzieren. Denn zu viel Säure kann schädlich sein.

Isst man z. B. viel rohes Gemüse, Salate und Obst, v. a. am Abend, kann dies infolge der Gärungsprozesse (siehe Seite 113) zu einer Übersäuerung führen. Gleichzeitig sind diese Nahrungsmittel

Saure und basische Lebensmittel

Saure Lebensmittel	Basische Lebensmittel
Fleisch und Fisch	Gemüse
Milchprodukte, Käse	Kartoffeln
Getreide	kalt gepresste Pflanzenöle
Hülsenfrüchte (Bohnen, Erbsen etc.)	heimisches reifes Obst
Zitrusfrüchte	Milch, Rahm
raffinierte, industriell weiterverarbeitete oder hergestellte Lebensmittel	Kräuter, Gewürze
tierische Fette	Nüsse, Kerne, Samen
raffinierte Öle	
alkoholische Getränke	
Kaffee und Tee	

unsere wichtigste basische Nahrungsquelle. Also müssen wir darauf achten, dass wir die richtigen Lebensmittel zur richtigen Tageszeit (nämlich vor 16 Uhr) essen – andernfalls kann sich der Effekt umkehren und bei unzureichender Verdauung eine Übersäuerung entstehen. Dies nennt man in der Fachsprache »reverse impact of basic foods« (Umkehr-Effekt basischer Lebensmittel) – und das sollten wir unter allen Umständen vermeiden, wozu wir uns glücklicherweise den komplizierten Ausdruck nicht merken müssen.

Die Kombi macht's!

Ebenso wie wir die richtigen Nahrungsmittel zum richtigen Zeitpunkt zu uns nehmen müssen, sollten wir die Kombination bestimmter Lebensmittel vermeiden, die im Zusammenspiel eine saure Umgebung entstehen lassen. Eine gesunde Ernährung und ein ausgeglichener Säure-Basen-Haushalt bedeuten allerdings nicht, säurebildende Lebensmittel gänzlich zu streichen. Das wäre nicht nur praktisch unmöglich, sondern auch unklug, weil wir für unsere Verdauung und weitere Körperprozesse einen bestimmten Anteil Säure in unserer Ernährung brauchen. Es dreht sich vielmehr darum, zu einem gesunden Gleichgewicht zu kommen. Und dies gelingt mit Viva Mayr.

In unserem Körper herrscht eine leicht basische Umgebung, insbesondere im Innern der Zellen. Auch unser Blut ist basisch, und nur wenige Organe wie der Magen tolerieren ein saures Milieu, ohne Schaden zu nehmen. Bei der Zusammenstellung Ihres Speiseplans sollten Sie ein 2 : 1-Verhältnis von basischen zu säurebildenden Lebensmitteln anstreben. In anderen Worten: Für jedes saure Nahrungsmittel, das Sie zu sich nehmen, essen Sie zwei basische. Außerdem sollte man vermeiden, bei einer Mahlzeit mehrere säurebildende Produkte zu sich nehmen, sondern höchstens eines. Die folgende Übersicht erklärt dieses Konzept:

Unerwünschte Kombinationen von Lebensmitteln

Fleisch, Fisch	+	Reis, Nudeln, Getreide, Käse, Eier

Günstige Kombinationen von Lebensmitteln

Fleisch, Fisch		Salate, Kartoffeln, Kräuter,
Getreide	+	Gemüse, Gemüsesaucen und -suppen,
Nudelgerichte		reifes Obst, kalt gepresste Pflanzenöle

Und die Portionen?

Die Viva-Mayr-Diät macht keine strengen Vorgaben, was die Größe der Portionen angeht, aber es ist wichtig, die säurebildenden Nahrungsmittel zu beschränken. Der Grund dafür ist, dass säurebildende Produkte normalerweise konzentrierter sind – das ist so, als würden Sie anstatt Ihres gewöhnlichen Waschmittels ein Konzentrat verwenden. Auf Ihren Speiseplan übertragen heißt das: Zwei Anteile basischer Lebensmittel wie Kartoffeln oder gegartes Gemüse wiegen einen Anteil säurebildender Produkte wie beispielsweise ein Steak auf.

Idealerweise berücksichtigen Sie dieses Verhältnis bei jeder Mahlzeit – aber Sie müssen nicht in Panik geraten, wenn das mal nicht klappt, denn normalerweise verfügt unser Körper über ausreichend basische Reserven, um das Gleichgewicht zu halten. Doch langfristig führt eine Übersäuerung zu gesundheitlichen Problemen – und genau das möchten wir ja vermeiden.

Legen Sie ab und an einen »Ausgleichstag« wie den heutigen ein; dann stehen hauptsächlich basische bzw. vegetarische Lebensmittel auf dem Speiseplan, die den Basen-Vorrat wiederauffüllen. Wenn Sie unsicher sind, werfen Sie noch einen Blick auf die Tabelle und stellen Sie Frühstück, Mittagessen und Abendessen ausschließlich aus basischen Lebensmitteln zusammen, zum Beispiel Gemüsespeisen oder Ofenkartoffeln mit Ratatouille. Bereiten Sie aus Gemüse mit besonders hohem basischem Anteil wie Brokkoli, Spinat, Wurzelgemüse und Kartoffel eine Suppe oder einen Salat zu und bestreuen Sie das Gericht mit Mandeln, die ebenfalls basisch sind. An den anderen Tagen sollte es Ihr Ziel sein, den basischen Anteil doppelt so hoch wie den säurebildenden Anteil zu gestalten. Ich verspreche Ihnen, dass das gar nicht schwer ist, denn die Auswahl an entsprechenden Lebensmitteln ist groß genug.

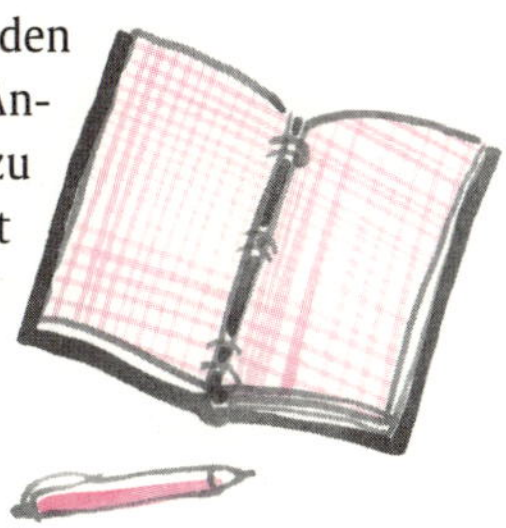

Bye-bye, Völlegefühl

Und was ist mit dem Völlegefühl und dem Blähbauch? Manchmal habe ich es noch, und zwar so stark, dass mein Magen prall wie eine Trommel auftreibt und ich mich fühle wie im 9. Monat schwanger (und übrigens auch so aussehe). »Ist dies das Reizdarmsyndrom?«, frage ich Dr. S. Seit Jahren lebe ich in der festen Überzeugung, unter einem Reizdarm zu leiden, ohne aber überhaupt genau zu wissen, was das ist. In Großbritannien leiden rund acht Millionen Menschen unter Reizdarm.

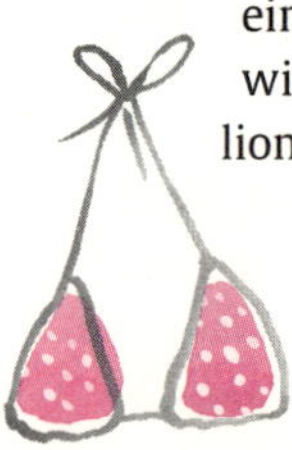

»Blähbauch und Reizdarm beruhen beide auf Übersäuerung«, erklärt Dr. Stossier. »Was passiert dabei? Im Magen benötigen wir die Magensäure um den Verdauungsprozess – vor allem den Beginn der Eiweißverdauung – zu gewährleisten. Überschüssige Magensäure stellt eine Belastung für den gesamten Verdauungsapparat dar. Lediglich im Magen selbst haben wir Schutzfaktoren, die uns vor der aggressiven Säure schützen. Aber selbst hier kann ein Zuviel an Säure zu einer Entzündung, nämlich Gastritis, sowie zu Magengeschwüren führen. Der restliche Darm ist der Säure jedoch »schutzlos« ausgeliefert und reagiert ganz empfindlich auf ein Zuviel an Säure – nämlich ebenfalls mit Entzündung und Reizung. Außerdem wird in einem zu sauren Milieu des Darmes die Verdauung im Dünndarm nur mangelhaft ablaufen und es werden wieder tendenziell die bereits bekannten Fehlverdauungsprozesse eintreten. Im Fall von Gärung und Fäulnis wird aber vermehrt Gas gebildet, das sich dann als Blähungen unangenehm bemerkbar macht.«

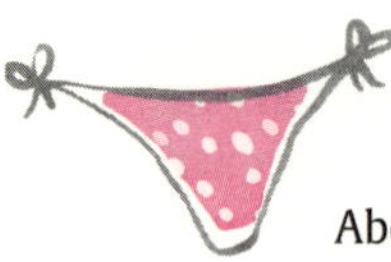

Ist dies der Fall, können wir versuchen, durch eine veränderte Ernährung – vor allem durch basische Nahrungsmittel, Abhilfe zu schaffen. Auf diese Weise wird die überschüssige Säure in gewissem Umfang neutralisiert.

Reicht es, Säuren zu vermeiden?

»Ja, bis zu einem gewissen Punkt«, sagt Dr. S. »Ist im Magen nicht genug Säure vorhanden, wird die Verdauung von Proteinen nicht ordnungsgemäß angestoßen. Dies kann zu Verdauungsstörungen und Allergien führen, insbesondere wenn Medikamente zur Blockierung der Säure eingenommen werden.«

Da ein ausgeglichener Säure-Basen-Haushalt sehr wichtig für unsere Gesundheit ist, sollte man sich auch weiterer Säure-Quellen bewusst sein. Klar, dass die Ernährung die Hauptquelle ist, aber sie ist nicht der einzige Faktor, der sich auf das Säure-Basen-Gleichgewicht auswirkt. Schwere körperliche Arbeit und intensive sportliche Betätigung beispielsweise lassen im Körper große Mengen von Säure entstehen. Bei übermäßiger Beanspruchung bekommen unsere Muskeln nicht genug Sauerstoff, um den hohen Anforderungen gerecht zu werden. Infolgedessen bildet sich Milchsäure (Laktat), die sich in den Muskeln ansammelt und letztlich Schmerzen verursacht. Bei dauerhafter Überbeanspruchung tritt eine Übersäuerung (Azidose) ein, und wir riskieren Muskelverletzungen. Sportlerinnen und Sportlern passiert dies öfter; es kommt zu Muskelzerrungen oder gar zu Bänderverletzungen. Ich will Ihnen natürlich nicht von Sport abraten, aber übertreiben Sie es nicht. Am besten, Sie pausieren nach intensiver sportlicher Aktivität einen Tag, sodass die Säure abgebaut werden kann.

Was kann ich sonst noch tun?

Sport ist prinzipiell gut für einen ausgeglichenen Säure-Basen-Haushalt. Beim Sport atmet man tiefer ein und aus. Und mit jedem Atemzug entweicht Kohlendioxid, was ja eine Säure ist, aus unserem Körper. Tatsache ist, dass das Ausatmen der beste und schnellste Weg ist, Säure (Kohlensäure) aus dem Körper zu eliminieren. Seitdem ich das weiß, schaffe ich es, einfach durch tiefes Atmen (Tiefenatmung) meinen Blähbauch etwas zu reduzieren.

Auch Entspannung wirkt sich positiv auf einen ausgeglichenen Säure-Basen-Haushalt aus. Anders ausgedrückt: Jede Art von Stress, sei es emotionaler oder körperlicher Stress, kann zu Übersäuerung führen. Gelingt es, die persönlichen Stressfaktoren zu reduzieren bzw. besser mit Stress umzugehen (siehe Seite 188), ist schon ein großer Schritt getan.

Des Weiteren können etliche klassische Stoffwechselstörungen zu Übersäuerung führen; dazu zählen Diabetes, entzündliche Prozesse wie Arthritis, Autoimmunstörungen, Zahnfleischentzündungen und das Reizdarm-Syndrom. Wie stellt man fest, ob man unter Übersäuerung leidet? Azidose äußert sich an verschiedenen Stellen des Körpers in Form zahlreicher unterschiedlicher Symptome. Der Grund liegt darin, dass die unterschiedlichen Körpergewebe jeweils unterschiedliche Funktionen haben. Dies sind die häufigsten Symptome:

- Zungenbelag, der entweder milchig-weiß oder gelb-bräunlich bis dunkelbraun sein kann. Kein schöner Anblick.
- Eine gefleckte Zunge, die anzeigt, dass die Leber schon seit Längerem damit beschäftigt ist, Säure und Giftstoffe zu eliminieren.
- Zahneindrücke an den Zungenseiten, die anzeigen, dass ein Säure-Basen-Ungleichgewicht, eine Dünndarmentzündung sowie lymphatische Stauungen vorliegen.
- Tiefe Furchen in der Zunge, die immer ein Zeichen für chronische Übersäuerung sind.

Werden Sie basischer

Von innen nach außen …

Unser Körper ist nicht in der Lage, Basen zu produzieren; wir müssen sie also über die Nahrung zu uns nehmen. Der einfachste und billigste Weg, dies zu tun, ist über Natron (auch als Speisesoda oder Backpulver bekannt), das Säure neutralisiert – vergleichbar mit dem Bicarbonat, das der Magen produziert. Lösen Sie einen gestrichenen Teelöffel Natron in 250 ml warmem Wasser auf. Ist der Geschmack zu streng, nehmen Sie etwas weniger Natron, aber genauso viel Wasser. Diese Lösung trinken Sie ausschließlich zwischen den

Mahlzeiten. Während der Mahlzeiten brauchen wir unsere konzentrierten Verdauungssäfte und einen sauren Mageninhalt, damit die Verdauung gut funktioniert. Das Letzte, was wir dann brauchen, sind verdünnte Säuren.

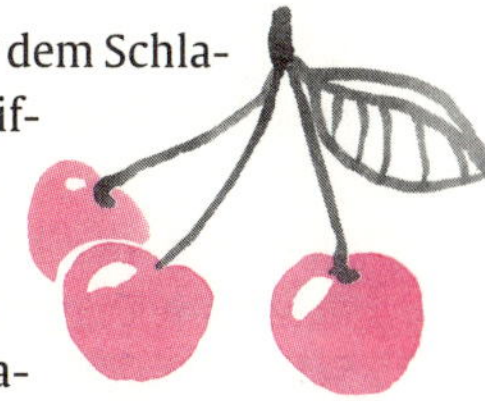

Besonders nützlich ist es, diese Lösung abends vor dem Schlafengehen zu trinken, denn sie unterstützt die Entgiftungsarbeit der Leber. Unsere Leber läuft nachts auf Hochtouren und braucht dafür eine große Menge an basischen Substanzen. Diese führt man durch die Natronlösung oder eine sogenannte »Basenpulver-Lösung« zu. Letztere ist etwas stärker, weil sie zusätzlich Mineralien enthält, die die Säure in den Zellen reduzieren. Basenpulver können Sie direkt über das Viva-Mayr-Zentrum beziehen (siehe Seite 287).

Wenn Sie unter ständig wiederkehrenden Symptomen einer Azidose leiden, können Sie auch mehrmals täglich Natronlösung bzw. Basenpulver-Lösung trinken. Aber aufgepasst – es kann zu Rülpsen führen. Die im Viva-Mayr-Basenpulver enthaltenen Mineralien wie Kalium und Magnesium, wirken gegen Krämpfe und senken die Muskelspannung; außerdem wirken sie gegen Verstopfung, Herzprobleme, hohen Blutdruck und viele Beschwerden mehr.

… und von außen nach innen.

Ein guter Weg, Säure über die Haut zu entsorgen, sind sogenannte »Basenbäder«, die man auch mühelos zu Hause durchführen kann. Basische Bäder helfen der Haut bei der Entgiftung. Regelmäßige Basenbäder (zum Beispiel einmal pro Woche) unterstützen einen ausgeglichenen Säure-Basen-Haushalt und verbessern die Hautfunktion. Auch hier ist Natron die beste basische Substanz.

Die Wassertemperatur sollte angenehme 37 Grad betragen, die Badedauer 30 bis 40 Minuten. Lassen Sie zwischendurch heißes Wasser dazulaufen, um die Temperatur konstant zu halten. Idealerweise sollten Sie mindestens eine Stunde nach dem Bad ruhen; deshalb empfiehlt es sich, es direkt vor dem Zubettgehen zu nehmen.

Auch das Abreiben des Körpers mit basischer Seife trägt dazu bei, Säure über die Haut auszuscheiden. Mit einer Bürste oder einem Massagehandschuh lässt sich die Wirkung intensivieren.

Der Ring, der sich im Innern Ihrer Badewanne bilden wird, ist das beste Zeichen dafür, wie wirksam diese Basenbäder sind. Die Schmutzschicht ist das sichtbare Resultat der intensiven Entsorgung von Giftstoffen über die Haut.

Säuren machen alt

Säuren beschleunigen den Alterungsprozess. Ebenso wie Zucker beeinträchtigen sie das Bindegewebe und die Fasern, die für Elastizität, Vitalität und jugendliches Aussehen der Haut sorgen. Säure wird vorübergehend im Bindegewebe gespeichert, was zu verminderter Elastizität, einem geringeren Tonus der Haut und somit möglicherweise zu Falten führt.

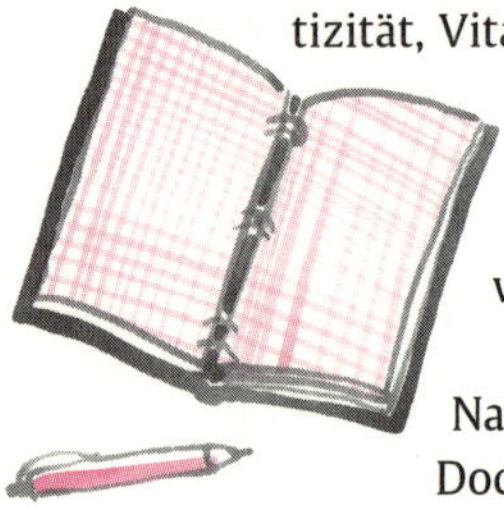

Natürlich kann niemand von uns sein Alter leugnen. Doch wenn unser Stoffwechsel übersäuert ist, findet ein beschleunigter, intensiverer Alterungsprozess statt. Auch Nägel und Haare, die ähnlich wie die Haut aufgebaut sind, büßen an Elastizität ein; das Haar wird glanzloser, die Nägel werden spröder und brüchiger oder bekommen Flecke. Außerdem kann Übersäuerung zu unangenehmen Schwellungen, Flüssigkeitseinlagerungen in den Gelenken und Muskelspannungen führen. Anfangs lassen sich diese Beschwerden mit Massagen oder Wärmeanwendungen bekämpfen, aber je weiter diese Zustände voranschreiten, desto schwieriger ist es, ihnen entgegenzutreten, da der Körper seine Fähigkeit zu kompensieren, verliert.

Nach und nach weitet sich die Übersäuerung auf größere Körperbereiche aus, führt zu Muskelverkürzungen und -versteifungen und beeinträchtigt unsere gesamte Mobilität. Unsere spontane Reaktion auf solche Symptome ist: »Hilfe, ich werde alt.« Eine angemessenere Reaktion wäre: »Hilfe, ich bin übersäuert.« Es ist sehr wohl möglich zu altern, ohne an Übersäuerung zu leiden – so bleibt man auch in fortgeschrittenerem Alter vital.

Andauernde Übersäuerung entzieht unseren Knochen Kalzium und andere Mineralien. Diese kontinuierliche, langfristige Demineralisierung führt zu Osteoporose, einer typischen Degenerationskrankheit. Um Osteoporose vorzubeugen, sind nicht nur zusätzliche Kalziumgaben in Kombination mit Vitamin D erforderlich; es muss außerdem durch richtige Ernährung das Säure-Basen-Gleichgewicht im Körper wiederhergestellt werden. Da Käse ein säurebildendes Lebensmittel ist, kann es nicht für das gewünschte Gleichgewicht sorgen – selbst wenn er reich an Kalzium ist, Käse führt zur massiven Säurezufuhr und gleichzeitig zu Kalziumverlust. Milch und Rahm sind zwar basisch, haben aber zu wenig Kalzium, als dass sie zur ausreichenden Kalziumversorgung beitragen könnten.

Der Osteoporose ein Schnippchen schlagen

Eine große Studie der Universität Zürich hat die Auswirkung basen- bzw. säurebildender Nahrung auf den Kalziumstoffwechsel gezeigt, der verantwortlich ist für starke, gesunde Knochen (und Zähne). Es wurden zwei Vergleichsgruppen gebildet. Die erste ernährte sich mehr oder weniger mit traditioneller Kost (viel tierische Eiweiße aus Fleisch, Fisch und Käse). Die zweite Gruppe ernährte sich vegetarisch. Nach einer Zeit maßen die Forscher, wie viel Kalzium durch den Urin aller Testpersonen aus dem Körper gelangte.

Erstaunlicherweise war bereits nach vier Versuchstagen der Kalziumgehalt im Urin der traditionellen Esser um 70 Prozent höher als bei der vegetarischen Gruppe. Was bedeutet dies? Zuerst einmal, dass die Proteinzufuhr sich dramatisch auf den Säure-Basen-Haushalt, und damit auf den Kalzium-Stoffwechsel, auswirkt. Je mehr Eiweiß und damit Säuren zugeführt werden, desto saurer wird der Stoffwechsel und muss als Kompensation Kalzium aus den Knochen mobilisieren, was dann über den Urin leider verloren geht. Und auch Käse – den viele Menschen in dem Glauben essen, damit Osteoporose vorzubeugen – zeigt diesen Effekt des Kalziumverlustes.

ZIELE

- Wir sollten uns bemühen, mehr basische als säurebildende Nahrungsmittel zu uns zu nehmen, wenn möglich in einem Verhältnis von 2 : 1.
- Wenn Sie einmal pro Monat einen »Basentag« einlegen, kann Ihr Körper Übersäuerung abbauen und das Säure-Basen-Gleichgewicht wiederherstellen.
- Stress kann zu einer Übersäuerung des Körpers führen, ebenso übermäßige körperliche Aktivität.
- Regelmäßiger Sport hingegen reduziert Säure, da wir mit der Atemluft das saure Gas Kohlendioxid ausstoßen.
- Halten Sie das Säure-Basen-Gleichgewicht, indem Sie täglich 2 Liter Flüssigkeit zu sich nehmen (Wasser, Kräutertees oder Gemüsebrühe).
- Reduzieren Sie die Portionsgrößen säurebildender Lebensmittel.
- Basenpulver hilft, das Gleichgewicht wiederherzustellen.

Tatsache ist: Wenn Sie den Säure-Basen-Haushalt in Ihrem Körper wiederherstellen, können Sie Osteoporose stoppen. Dasselbe gilt für andere durch Übersäuerung verursachte Beschwerden wie Herz-Kreislauf-Probleme, Autoimmunstörungen, Stoffwechselstörungen wie Diabetes sowie lokale, durch Säure hervorgerufene Magenprobleme wie Gastritis oder Magengeschwüre.

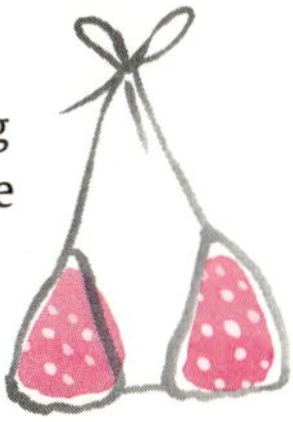

Noch interessanter ist die Tatsache, dass Übersäuerung oftmals unspezifische, eher allgemeine Symptome wie reduzierte Energie, Müdigkeit, Erschöpfung und Konzentrationsverluste hervorruft. Auch hier kann eine gezielte Basentherapie Abhilfe schaffen. Ich finde, das hört sich sehr gut an. Alles, was den Alterungsprozess verlangsamt, kann eigentlich nur gut sein – und deshalb werden wir dieses Thema im folgenden Kapitel etwas genauer unter die Lupe nehmen.

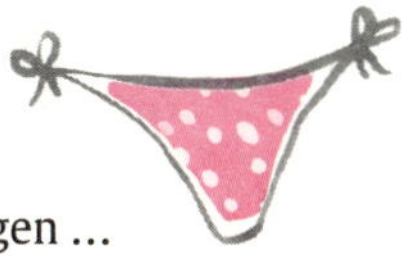

Ach, und falls es Sie interessiert: Ich bekam einen Jungen …

Jenny, 34, Bristol

»

Erst in Österreich realisierte ich, dass ich jahrelang viel zu viele Proteine zu mir genommen hatte.

Ich versuchte mehrere Diäten, aber keine half

Anfang 30 war ich übergewichtig und an einem Punkt, an dem ich kein Essen anschauen konnte, ohne nicht einen Blähbauch zu bekommen. Als wäre das Fettsein nicht schon schlimm genug, schob ich einen riesigen, gasgefüllten Bauch vor mir her. Ich versuchte mehrere Diäten, aber keine half. Dann erzählte mir eine Freundin von Viva Mayr. Ich las einiges darüber und beschloss, in die Viva-Mayr-Klinik zu gehen. Es konnte ja nur noch besser kommen – aber ich war erstaunt, wie schnell es besser kam.

Es ist schon richtig, dass man während des Klinikaufenthalts kaum etwas anderes tut, als sich auf die Verdauung und die Entspannung zu konzentrieren, aber ich war beeindruckt. Das Basenpulver wirkte schon vom ersten Augenblick an, als ich es geschluckt hatte. Genau das war es, was mein Körper brauchte – eine Art beruhigendes, basisches Gebräu, das meine jahrelange Übersäuerung einfach wegspülte. Früher habe ich mindestens einmal pro Tag Fleisch gegessen. »Fleisch und zweierlei Gemüse« – so bin ich aufgewachsen, und so habe ich auch weitergegessen, nachdem ich zu Hause ausgezogen war. Erst in Österreich realisierte ich, dass ich jahrelang viel zu viele Proteine zu mir genommen hatte.

Es ist schwer, seine Ernährung umzustellen. Heute sind der Montag, der Mittwoch und der Freitag meine Protein-Tage – an allen anderen Tagen vermeide ich Proteine. Außerdem vermeide ich es, Proteine mit anderen Lebensmitteln zu kombinieren. Manchmal bläht sich mein Bauch auch heute noch auf; ich spüre es förmlich schon beim letzten Bissen, wenn ich es mit etwas übertrieben habe. Aber ich habe in den letzten sechs Monaten mehr als zwölf Kilo abgenommen – und fühle mich hundertmal besser als vorher. Es gibt kein Zurück mehr, keine Frage. Ich habe jetzt viel mehr Energie und spüre, dass ich in Sachen langfristige Gewichtsreduktion und Gesundheit auf dem richtigen Weg bin.

Tag dreizehn

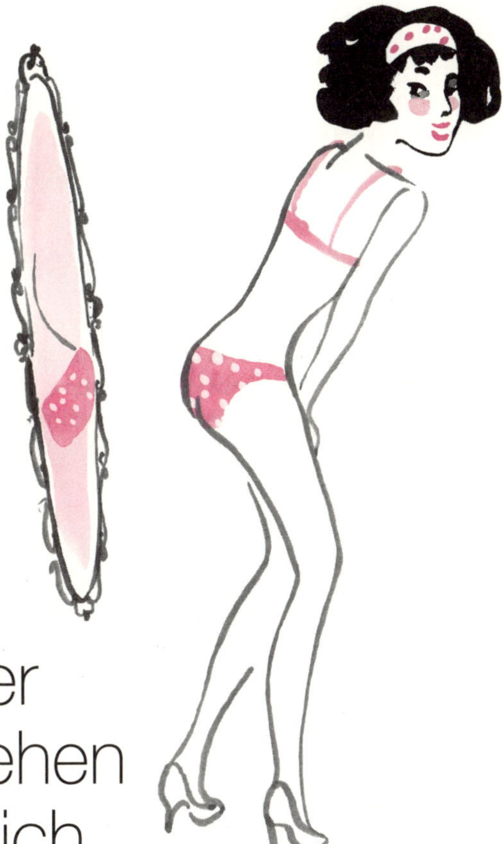

Jünger aussehen und sich jünger *fühlen*

Tag dreizehn

- Mehr über die wirksamsten Antioxidanzien in unserer Nahrung und wie sie den Alterungsprozess verlangsamen können
- Wie Sie Zucker, den Feind einer jugendlichen Haut, reduzieren können
- Wie Sie würdevoll altern und dabei so jung wie nie zuvor aussehen

Tagesmenü

Frühstück

Malzkaffee, Porridge mit frischem Obst und Leinöl

S. 275

Mittagessen

Gemischter Salat mit Joghurt-Dressing, Rinderfilet mit Gemüse- und Kartoffelwürfeln

S. 275 und 276

Abendessen

Quinoa-Kartoffel-Gnocchi mit Rahmspinat, Tomaten und Olivencreme

S. 276

Zucker macht alt

Vielleicht haben Sie schon bemerkt, dass ich eine Schwäche für Bio-Mürbteigkekse habe. Streng genommen müssen sie noch nicht einmal bio sein – ganz gewöhnliche Mürbteigkekse tun's auch. Normalerweise bleibe ich hart, wenn ich weiß, dass etwas mir nicht gut bekommt, aber beim Anblick einer Packung Kekse kann ich einfach nicht widerstehen und muss sie alle essen.

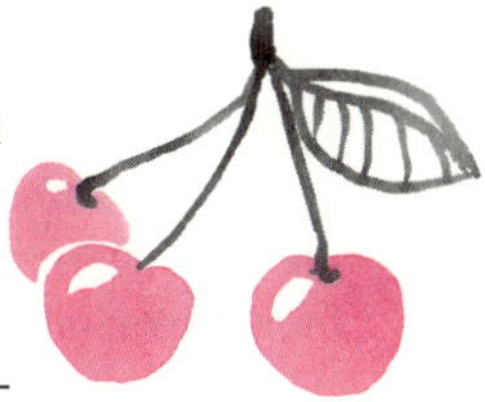

Es gibt allerdings einen guten Grund, warum ich meiner Lust nicht nachgeben sollte, und es gibt schlagende Argumente, die mich davon abhalten sollten, meine Lieblingsnaschereien zu verschlingen. Ich weiß, dass Kekse – so unscheinbar und unschuldig sie auch aussehen mögen – *alt machen*. Ja, Sie haben richtig gelesen. Diese kleinen Dinger stecken voller Zucker, und wenn ich will, dass meine Haut jung aussieht, ist Zucker das Schlechteste, was man essen kann.

Der US-amerikanische Dermatologe Dr. Frederic Brandt hat ein komplettes Anti-Aging-Programm entwickelt, das auf dem Verzicht von Zucker beruht. »Kurz gesagt: Zucker beschleunigt den Abbau von Elastin und Kollagen, die beide zu den Hautproteinen zählen. Anders ausgedrückt: Zucker lässt Sie aktiv altern.« Soweit Dr. Brandt. Nachdem er auf eine zuckerfreie Ernährung umgestiegen war, nahm er nicht nur fast 10 Kilo ab, sondern entdeckte in seinem Gesicht eine neue Elastizität und ein nie da gewesenes Leuchten. Und dieser Mann trank bis dahin jeden Tag Orangina und verspeiste auf einen Rutsch einen Kasten Eiscreme.

Zucker gelangt schnell in unseren Stoffwechsel und löst einen Prozess aus, den man Glykolisierung nennt. Dabei verbinden sich Zuckermoleküle mit Eiweißmolekülen (und insbesondere mit den Elastin- und Kollagenfasern in unserer Haut). Stellen Sie sich das Kollagen wie die Matratze in Ihrem Bett vor und das Elastin wie die Sprungfedern, die sie zusammenhalten und elastisch machen. Zucker greift diese Fasern an und macht sie spröde. Möglicherweise brechen sie. So verliert die »Matratze« in Ihrem Gesicht ihre Elastizität; sie wird schlaff. Das Ergebnis ist eine Haut, die älter aussieht, als sie tatsächlich ist, eine Haut, die hängt, die ihre Spannkraft und ihren Schimmer verloren hat. Als wäre das alles nicht schon schlimm genug, lässt der Glycolisierungsprozess die Proteine mutieren und schädliche Moleküle namens »Advanced Glycolisation Endproducts« (AGEs) entstehen, die ebenfalls unser Elastin und Kollagen angreifen. Das Resultat sind feine Linien und Falten. Ist ein Mars-Riegel das wirklich wert?

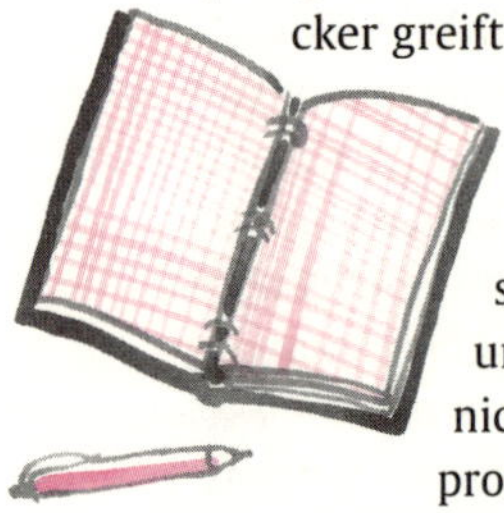

Anti-Aging-Nahrung

Ebenso wie uns bestimmte Nahrung schneller altern lässt, gibt es auch Nahrung, die den Alterungsprozess verlangsamt. Hier kommt Viva Mayr ins Spiel. Übernehmen Sie die Viva-Mayr-Gewohnheit, über alles, was Sie essen und trinken, nachzudenken. Überlegen Sie, ob das jeweilige Produkt gut oder nicht gut ist. Hilft es Ihnen, besser zu altern, macht es Sie gesünder? Wenn die Antwort »Nein« lautet, lassen Sie es weg. Inzwischen, am Tag dreizehn unserer Viva-Mayr-Diät haben wir uns schon an eine gesunde, nährstoffreiche Ernährung gewöhnt, die sich positiv auf unser Wohlbefinden und unser Gewicht auswirkt. Und besser noch: Die Viva-Mayr-Ernährung wirkt sich verlangsamend auf den Alterungsprozess aus. Tatsache ist: Wenn Sie Ihre tägliche Ernährung nur ein wenig in Richtung Viva Mayr verändern, macht das schon einen gewaltigen Unterschied in Sachen Altern.

Wählen Sie als Dessert lieber ein paar Mandeln als einen Schokoriegel. Mandeln enthalten nicht nur Substanzen, die vorbeugend gegen bestimmte Krebsarten (wie Brust-, Darm- und Prostatakrebs) wirken können, sondern liefern dem Körper eine Fülle von Vitaminen (A, B, C, D und E), Mineralstoffe (Magnesium, Phosphor, Zink und Bor), Folsäure sowie die ebenso schwer fassbare wie geheimnisvolle Substanz Resveratrol, die auch in Rotwein vorkommt und von der man annimmt, sie könne möglicherweise Krebs vorbeugen; außerdem ist dieser Stoff ein wirksames Antioxidans, also eine wichtige Waffe im Kampf gegen das Altern. Nicht schlecht für eine Handvoll Mandeln. Untersuchungen haben übrigens ergeben, dass man das Risiko einer Herzerkrankung um 50 Prozent reduzieren kann, wenn man fünfmal pro Woche Mandeln isst!

Selbst etwas so simples Tomatenmark (und selbst Ketchup – aber aufgepasst auf den Zuckergehalt!) enthält eine Substanz namens Lycopin, die unsere Haut vor den schädlichen Auswirkungen von Sonneneinstrahlung schützen kann. Es macht also wirklich einen großen Unterschied – sowohl für Ihre Gesundheit wie auch für Ihr Äußeres –, wenn Sie Nahrungsmittel wählen, die Antioxidanzien und Substanzen enthalten, die den Alterungsprozess verlangsamen.

Was sind Antioxidanzien?

Antioxidanzien sind Substanzen, die unsere Zellen vor den Effekten der freien Radikalen schützen. Freie Radikale sind Moleküle, die entstehen, wenn der Körper Nahrung aufspaltet und verdaut; aber auch äußere Einflüsse wie Tabakrauch, giftige Chemikalien, Sonneneinstrahlung sowie Umweltstrahlungen lassen freie Radikale entstehen. Freie Radikale können Zellen schädigen; sie stehen im Verdacht, mitverantwortlich für Herzerkrankungen, Krebs und andere Erkrankungen zu sein, und sie sind mitverantwortlich für viele degenerative Effekte des Alterungsprozesses wie beispielsweise schlaffe Haut und Arthritis.

Antioxidanzien finden sich vor allem in buntem Obst und Gemüse (sowie auch in Vollkornprodukten) – die Farbstoffe in Obst und Gemüse sind tatsächlich Indikatoren für Antioxidanzien: das dunkle Rot der Kirschen und Tomaten, das Orange der Karotten, das Gelb von Mais, Mangos und Safran, das dunkle Blau von Blaubeeren, schwarzen Johannisbeeren und Trauben. Die bekanntesten Komponenten von Lebensmitteln mit antioxidativen Eigenschaften sind die Vitamine A, C und E sowie die Mineralstoffe Selen und Zink und der Lycopin-Komplex.

Ihre Anti-Aging-Einkaufsliste

- Mandeln (jeden Tag ein paar essen!), Walnüsse und andere Nussarten
- Alle leuchtend bunt gefärbten Obst- und Gemüsesorten wie rote Paprika, Spinat, Süßkartoffeln, Auberginen, Mangos, Papayas, Kiwis, alle Beerensorten, Granatäpfel (deren Saft, Kerne oder Extrakte eine erstaunliche Anti-Aging-Wirkung besitzen)
- Avocados
- Tomaten (und alles, wozu sie verarbeitet werden, beispielsweise Tomatenmark und Ketchup)
- Stevia (ein guter Zuckerersatz, auch als Süß- oder Honigkraut bekannt)
- Haferflocken
- Sonnenblumen-, Sesam- und Kürbiskerne
- kalt gepresstes, natives Lein- oder Hanföl
- Grüner Tee
- Bio-Wildlachs aus Alaska (enthält spezielle Nährstoffe, die dem Hauttonus und der Elastizität der Haut ausgezeichnet bekommen. Es gibt eine bekannte Anti-Aging-Diät, bei der man nichts anderes außer dieser Fischart isst. Dr. Perricone, der Erfinder der besagten Diät, verspricht, man könne damit die Uhr regelrecht zurückdrehen.)

Andere Mittel und Wege

Neben einer gesunden, antioxidanzienreichen Ernährung können Sie noch etliches anderes tun, um den Alterungsprozess zu verlangsamen. Der erste Punkt ist: Meiden Sie die Sonne oder tragen Sie täglich Sonnenschutzcreme auf – selbst wenn es draußen schüttet. Licht, selbst Kunstlicht, enthält jede Menge schädlicher Strahlen – also schützen Sie Ihr Gesicht, Ihr Dekolleté und Ihre Hände konsequent vor Lichteinstrahlung. Und verwenden Sie dazu die richtigen Produkte. Vermeiden Sie Sonnenschutzcremes, die sogenannte »Nanopartikel« enthalten; dies sind mikroskopisch kleine Chemikalien (natürliche und künstlich hergestellte), die in die Zellen eindringen und dort Schaden verursachen können. Natürlich braucht jeder von uns Sonnenlicht; ohne natürliches Licht kann unser Körper nicht genug Vitamin D bilden, das unsere Knochen stark und gesund erhält. Gehen Sie also dem Sonnenlicht nicht komplett aus dem Weg, sondern genießen Sie die Sonne, ohne zu übertreiben und verzichten Sie auf übermäßigen Sonnenschutz.

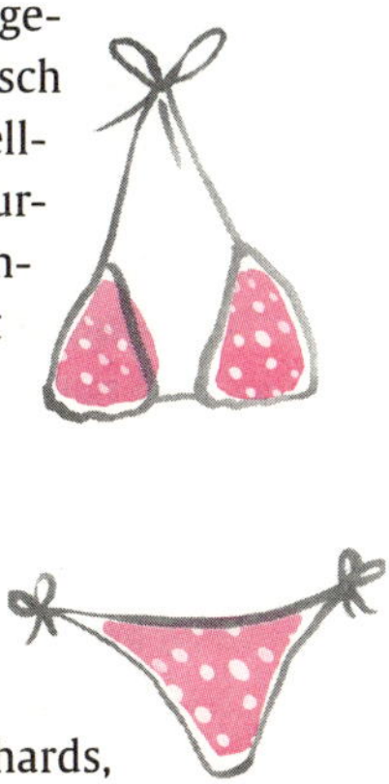

Hören Sie auf der Stelle mit dem Rauchen auf. Tina Richards, eine Anti-Aging-Expertin, die mich bei meinem Buch übers Altern sehr unterstützt hat, sagt, dass Rauchen nach der Sonneneinstrahlung der zweitschädlichste Faktor für die Haut überhaupt ist. Nicht genug damit, dass Rauchen dem Körper wichtige Nährstoffe entzieht (darunter Antioxidanzien und insbesondere das Vitamin C, das für die Kollagenproduktion benötigt wird). Darüber hinaus hat eine Studie gezeigt, dass Zellen, die dem Rauchen ausgesetzt sind, erheblich mehr jener Enzyme bilden, die für den Abbauprozess der Haut verantwortlich sind. Haut bleibt dann gesund und jugendlich, wenn sie die Möglichkeit hat, sich kontinuierlich zu regenerieren. Dieser Prozess beruht auf einem subtilen Gleichgewicht zwischen der Fähigkeit, altes Gewebe abzubauen und neues Ersatzgewebe zu bilden. Mit Enzymen namens Matrix-Metalloproteinasen (MMP) bricht der Körper altes Gewebe auf. Diese Enzyme »häckseln« jene Fasern, die das Kollagen bilden – also jenes Gewebe, das etwa 80 Prozent normaler Haut ausmacht. Untersuchungen haben ergeben, dass Hautzellen, die Rauch ausgesetzt sind, deutlich mehr MMP bilden als andere Hautzellen. Das bedeutet, dass die Haut wesentlich schneller abgebaut als ersetzt wird, wodurch es zu Falten, trockener Haut, Schlaffheit und vielem mehr kommt.

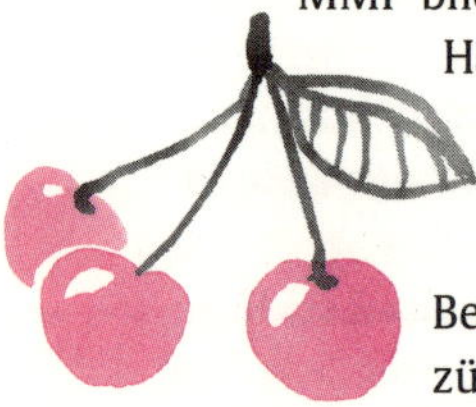

Bewegen Sie sich jeden Tag – und wenn es nur ein zügiger Spaziergang ist, der den Kreislauf anregt. Regelmäßige Bewegung erhöht den Tonus und somit die Spannkraft der Haut und erhält die Elastizität. Außerdem steigert Bewegung die Durchblutung, was die Haut frisch und schimmernd aussehen lässt. Daneben kurbelt Körperschweiß die Produktion von Hauttalg (Sebum) an, der die Haut auf natürliche Weise mit Feuchtigkeit versorgt.

Bewegung baut Stress ab. Eine Untersuchung ergab, dass stark gestresste Menschen ohne viel Bewegung 21 Prozent häufiger unter Angstzuständen leiden als gestresste Menschen, die regelmäßig Sport treiben. Körperliche Bewegung baut das durch Stress entstandene Adrenalin ab und sorgt für die Produktion von Endorphinen, die als Glückshormone bekannt sind und die Stimmung heben, die Motivation und sogar die Schmerztoleranz erhöhen. Aerobe Übungen erhöhen die Anzahl der Neurotransmitter in unserem Gehirn, sodass Nachrichten schneller von Zelle zu Zelle transportiert werden. Dies führt über einen längeren Zeitraum zu erhöhter mentaler Flexibilität und Agilität. Außerdem sorgt Sport für eine bessere Versorgung des Gehirns mit Sauerstoff, was zu verbesserter Konzentration, Aufmerksamkeit und intellektueller Leistung führt. Da wir alle auch im Alter noch scharf denken können wollen, ist Sport der beste Weg dorthin.

Stress ist ein Alterungsfaktor – und dies ist ein weiterer guter Grund, Stressfaktoren auszuschalten bzw. zu lernen, besser mit Stress umzugehen (siehe Seite 188). Ein positiver Nebeneffekt des Stressabbaus ist besserer Schlaf, und guter Schlaf wiederum verlangsamt den Alterungsprozess. Schlaf hat eine Vielzahl von Funktionen, darunter die Bewältigung von Stresseffekten sowie körperliche Regeneration und Verjüngung. Darüber hinaus zeigen die meisten Körperzellen während des Schlafs eine erhöhte Proteinbildung und einen reduzierten Proteinabbau, was sich positiv auf die Hauterneuerung sowie auf die Erneuerung jeder beliebigen Körperzelle auswirkt. Und mal praktisch gedacht: Versuchen Sie, auf dem Rücken zu schlafen, da sich in Seitenlage deutlich mehr Falten in Gesicht und Dekolleté bilden!

Verwöhnen Sie Ihre Haut

Wahrscheinlich folgen Sie bereits einer guten Hautpflegeroutine, und auch dies ist ein sehr wichtiger Faktor, um gesund und jung auszusehen. Lagern sich auf der Hautoberfläche abgestorbene Hautpartikel ab, die außerdem die Poren verstopfen, lässt das die Haut älter aussehen. Deshalb sollten Sie regelmäßig sanfte Peelings anwenden – und nicht nur im Gesicht, sondern am ganzen Körper. Ich benutze regelmäßig eine Gesichtsreinigung mit Peeling-Effekt – zwei- bis dreimal pro Woche reicht sicher aus. Wählen Sie eine Gesichtscreme, die Antioxidanzien enthält (siehe Seite 217) sowie »aktive« Inhaltsstoffe wie Vitamin C oder Auszüge von Grünem Tee.

Anmutiges Altern steht meiner Meinung nach in engem Zusammenhang mit gesunder Ernährung. Und gesunde Ernährung ist für mich gleichbedeutend mit Viva Mayr. Inzwischen treffe ich jede kulinarische Entscheidung mit Viva Mayr im Hinterkopf. So esse ich jeden Tag zu Mittag einen Salat. Das entspricht nicht nur dem Mayr Ethos, sondern auch der Anti-Aging-Strategie – zum einen, weil Salat Antioxodanzien enthält, und zum anderen, weil mein Körper mittags den Salat gut verdauen kann, ohne dass mein Verdauungsapparat in Stress gerät – und auch Stressvermeidung ist Anti-Aging.

Elegantes Altern beginnt schon im Kopf. Und auch Ihr Geisteszustand ist – wie uns dieses Buch bereits gelehrt hat – eng mit gesunder Verdauung verknüpft. Wenn Sie sich also um gute, gesunde Verdauung bemühen, fühlen Sie sich großartig – und das sieht man Ihnen garantiert an!

Helena (ja, das bin ich!), 44, Abu Dhabi

» Gute Ernährung ist die beste Anti-Aging-Waffe

Zu Beginn meiner Recherchen für mein Buch übers Altern war ich fest davon überzeugt, dass der richtige Weg in komplizierten und teuren Prozeduren wie Fettabsaugen und Botox läge. Und ich habe einiges davon selbst ausprobiert. Doch je mehr Frauen ich traf, die im positiven Sinne gealtert waren, desto mehr begriff ich, dass der wichtigste Faktor des gesunden Alterns die Ernährung ist. Sie können sich sooft Sie wollen liften lassen – wenn Sie von Diät-Coke und Fast Food leben, werden Sie niemals gut

ZIELE

- Der (exzessive) Verzehr von Zucker ist einer der größten Ernährungsfehler, den Sie Ihrer Gesundheit und Ihrer Haut antun können.
- Eine Ernährung reich an Antioxidanzien hilft Ihnen, den Alterungsprozess zu verlangsamen.
- Gute Ernährung und guter Schlaf, regelmäßige Bewegung, positive Stressbewältigung und konsequente Hautpflege (einschließlich Sonnenschutz) tragen viel dazu bei, dass Sie auf allen Ebenen positiv altern.

aussehen. Anti-Aging-Ernährung ist wirklich nicht kompliziert. Jedenfalls nicht komplizierter, als Ungesundes zu essen. Sie können eine Handvoll Chips oder eine Handvoll Mandeln essen. Sie können einen frisch gepressten Orangensaft oder eine Dose Red Bull trinken. Sie können zum Frühstück süße Schoko-Pops oder Bio-Müsli essen.

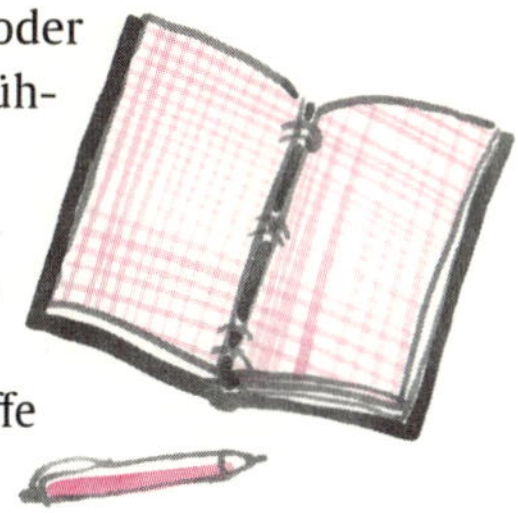

Gute Ernährung ist kein Geheimnis, und wenn man einmal verstanden hat, wie wichtig es ist, seinem Körper die richtigen Anti-Aging-Nährstoffe zuzuführen, dann ist es fast schon schwierig, es nicht zu tun. Ich habe begriffen, dass Ernährung für besseres Aussehen gleichbedeutend ist mit gesunder Ernährung. Tina Richards, eine Anti-Aging-Expertin und gute Freundin, sagte mir mal: »Esse, um deine Haut zu nähren.« Sie meinte damit, dass man mit der richtigen Ernährung die Haut zum Schimmern bringen kann. Und diese richtige Ernährung besteht natürlich nicht aus Doughnuts. Und wenn Sie richtig essen, um Ihrer Haut etwas Gutes zu tun, bleiben Sie ganz nebenbei auch schlank und gesund.

Ich habe begriffen, dass Ernährung für besseres Aussehen gleichbedeutend ist mit gesunder Ernährung.

Jeder Bissen ist eine bewusste Entscheidung. So entscheide ich mich immer für das, was gut für mich ist, und nicht für das, was mir schadet. So sage ich immer Nein zu Zucker (naja, fast immer – ich genehmige mir täglich ein kleines Stück dunkle Schokolade mit 85 Prozent Kakaoanteil) und nehme kein Koffein zu mir (denn Koffein entzieht dem Körper Flüssigkeit und Mineralstoffe und lässt ihn deshalb schneller altern – viele Anzeichen des Alterns stehen übrigens in Zusammenhang mit Flüssigkeitsverlust). Aber ich kann Ihnen versichern, dass ich nicht zur Langweilerin mutiert bin, und ich finde auch nicht, dass gesunde Ernährung langweilig ist. Gesunde Ernährung ist für mich zur

Gewohnheit geworden, und mit den meisten Gewohnheiten – schlechten wie guten – bricht man nicht so schnell. Und das Ergebnis dieser Gewohnheit ist, dass ich schlanker als je zuvor bin und dass ich nie jünger und besser als heute ausgesehen habe.

Seit der Recherche zu meinem Buch übers Altern hat sich einiges verändert. Heute bewege ich mich täglich, auch wenn es nur ein Spaziergang oder ein bisschen Stretching vor dem Fernseher ist. Außerdem ist mir meine abendliche Hautreinigung heilig, ebenso wie regelmäßiges Peeling und die Benutzung von Cremes mit aktiven Wirkstoffen, die meine Haut von außen nähren. Aber meine wirksamste Waffe gegen vorzeitiges Alter ist und bleibt die Ernährung und insbesondere der Punkt, was ich esse, wie und wann ich es esse.

Tag vierzehn

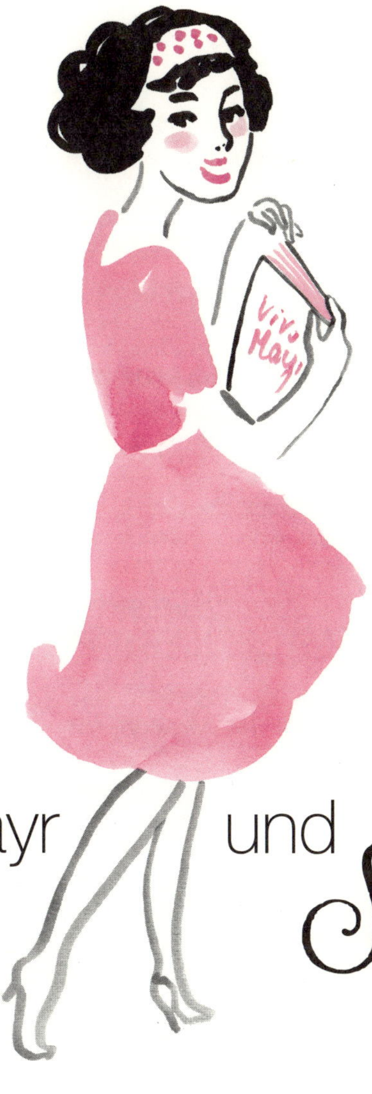

Viva Mayr und *Sie*

Tag vierzehn

- Wie Sie Ihre Gesundheit und Ihr Wohlbefinden beurteilen – von Kopf bis Fuß
- Wie Sie dafür sorgen, dass Viva Mayr zu einer fest etablierten Gewohnheit in Ihrem Leben wird
- Was zu tun ist, wenn die Gewichtsabnahme stockt

Tagesmenü

Frühstück

Grüner Tee, Viva-Vitalitätsmüsli

S. 278

Mittagessen

Risotto-Bratlinge mit Roter Bete und Spargel,

Brombeer-Creme

S. 278 und 279

Abendessen

Dinkelbrot mit Gemüseaufstrich,

Kartoffel-Liebstöckel-Suppe

S. 279 und 284

Es ist vollbracht!

Tag vierzehn – Sie haben's geschafft! Gut gemacht! Jetzt sollten Sie sich besser und gesünder, schlanker und entspannter fühlen und auch entsprechend aussehen. Wahrscheinlich schlafen Sie besser und haben mehr Energie als je zuvor.

Und wahrscheinlich ist auch Ihr Bauch flacher, und Ihr Blutzuckerspiegel hat sich auf einem stabilen Niveau eingependelt. Und vielleicht haben Sie nicht einmal bemerkt, dass Sie erheblich weniger essen als vorher! Und wichtiger noch: Womöglich haben Sie viele neue Gewohnheiten angenommen, die Ihnen schon in Fleisch und Blut übergegangen sind – wie zum Beispiel das richtige Kauen.

Wenn sich Ihre Situation nicht deutlich verändert hat, müssen Sie die Gründe dafür herausfinden. Ich gehe davon aus, dass die meisten von Ihnen dieses Buch gekauft haben, um gesünder zu leben, aber auch um abzunehmen. Zuerst sollten wir herausfinden, ob dies eingetreten ist oder nicht. Wenn Sie dem Viva-Mayr-Ansatz sklavisch gefolgt sind, kann es absolut nicht sein, dass Sie sich nicht gesünder und schlanker fühlen und auch so aussehen – es sei denn, Sie haben doch heimlich zu Doughnuts und Keksen gegriffen!

Wenn sich die Dinge nicht nach Ihrem Wunsch verändert haben, werfen Sie einen Blick in die auf der nächsten Seite aufgeführte Liste der wichtigsten Viva-Mayr-Punkte. Wenn Sie diese nicht einhalten, werden Ihre Fortschritte etwas langsamer eintreten. Geben Sie sich einen Ruck und verändern Sie Ihren Lebensstil – dann haben Sie auch Erfolg. Es lohnt sich – das verspreche ich Ihnen! Blättern Sie zurück zu den entsprechenden Kapiteln, die diese Themen behandeln; dort finden Sie hilfreiche Tipps, wie Sie Viva Mayr in Ihren Alltag integrieren können – auch wenn es ein hektischer Alltag ist.

1. Kauen, kauen und nochmals kauen – versuchen Sie, jeden Bissen 30 bis 40 Mal zu kauen.
2. Trinken Sie Wasser nur zwischen den Mahlzeiten. Zum Essen teelöffeln Sie allerhöchstens ein bisschen Kräutertee. Täglich sollten Sie zwei bis drei Liter Wasser trinken – aber wie gesagt, gut verteilt und nur zwischen den Mahlzeiten.
3. Nichts Rohes nach 16 Uhr. Es ist besser, abends gar nichts zu essen, als Ihre Verdauung komplett durcheinanderzubringen, indem Sie nach 16 Uhr Rohes zu sich nehmen.
4. Essen Sie prinzipiell früher – versuchen Sie, bis 18 Uhr zu Abend gegessen zu haben und danach wenn möglich nichts mehr zu essen. Wenn das zeitlich nicht klappt, nehmen Sie abends einen kleinen, leicht verdaulichen Snack zu sich – keine komplette Mahlzeit.
5. Frühstücken Sie wie eine Königin, essen Sie moderat zu Mittag und halten Sie das Abendessen klein und bescheiden.
6. Essen Sie nie, wenn Sie unter Stress stehen, wenn Sie gehetzt, angespannt oder ärgerlich sind. Kommen Sie erst zur Ruhe, und setzen Sie sich dann an den Tisch.
7. Hören Sie auf zu essen, wenn Sie satt sind – oder besser: Hören Sie auf, kurz bevor Sie satt sind. So hat Ihr Gehirn die Möglichkeit, diese Tatsache zur Kenntnis zu nehmen.
8. Bewegen Sie sich jeden Tag – Aerobicübungen sind toll, aber selbst ein bisschen Stretching ist besser als nichts.
9. Stellen Sie Ihre Lebensmittel so zusammen, dass Sie etwa zweimal so viel basische wie säurebildende Nahrungsmittel essen. Stellen Sie Ihr eigenes Basenpulver her und nehmen Sie Basenbäder – dies kommt Ihrer Gesundheit und Ihrer Verdauung zugute.
10. Erhöhen Sie die Zufuhr antioxidativer Nahrungsmittel wie leuchtend bunte Obst- und Gemüsesorten sowie kaltgepresste, native Pflanzenöle. Ihre Haut und Ihr ganzer Körper werden Sie dafür lieben! Und Sie werden sich schon innerhalb weniger Wochen jünger fühlen und jünger aussehen.

Viva Mayr im Alltagstrubel

Wie lässt sich Viva Mayr fortführen, wenn Sie in Ihren turbulenten Alltag zurückkehren und noch mehr Herausforderungen zu meistern haben als gesunde Ernährung? Was tun in hektischen Phasen, wenn man absolut keine Zeit für sich selbst hat? Wie kann man das neue, geringere Gewicht halten, wie das neue dynamische, gesunde Lebensgefühl konservieren?

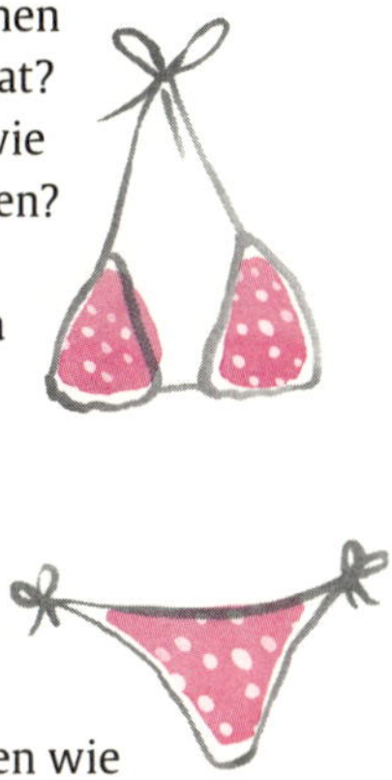

In Sachen Gewicht kann man ganz klar sagen, dass Viva Mayr keine der typischen Jo-jo-Diäten ist, sondern eine langfristige Ernährungsumstellung. Wenn man danach lebt und isst, wird man nicht wieder zunehmen. Wie Dr. Stossier zu sagen pflegt: »Es ist unmöglich, gesund und zugleich übergewichtig zu sein.« Und die Viva-Mayr-Ernährung sorgt dafür, dass wir so gesund wie möglich sind. Wenn Sie nicht so viel abgenommen haben wie erhofft – halten Sie weiter durch! Langsames Abnehmen ist ideal, weil es bedeutet, dass Sie wirklich Fett abbauen und nicht nur angestautes Wasser oder Muskeln verlieren.

Im echten Leben gibt es natürlich tausenderlei Anlässe, bei denen es unmöglich ist, die Regeln streng zu befolgen. Vielleicht setzt Ihnen Ihr Gastgeber einen Salat zum Abendessen vor, oder Sie müssen auf einer Geschäftsreise zwischen zwei Terminen in aller Eile Ihr Mittagessen einnehmen. Vergessen Sie nicht, dass Sie die passenden Werkzeuge zur Hand haben, um auch solche Situationen zu meistern: kauen! Kauen kann viele Widrigkeiten wettmachen – und niemand kann es Ihnen verwehren. Wenn Sie später am Abend noch essen müssen, dann nehmen Sie Ihrer bereits müden Verdauung einen Teil der Arbeit ab, indem Sie extrem ausgiebig kauen. Man kann gar nicht genug kauen. Wenn Sie gestresst und in Eile sind, aber unbedingt etwas zu essen brauchen, wählen Sie ein leichtes Gericht und kauen Sie es zu Tode! Das macht den Unterschied!

Wenn Sie aus welchen Gründen auch immer das Frühstück ausgelassen haben, essen Sie fürstlich zu Mittag und versuchen Sie, Ihr gewohntes Essmuster am nächsten Tag wiederaufzunehmen. Jetzt, wo Sie schon so weit gekommen sind, gibt es keinen Grund, den ganzen Erfolg von kleinen Störfeuern ruinieren zu lassen – auch dann nicht, wenn Sie in einem schwachen Moment ein paar Kekse oder Tequilas zu viel hatten. Vergessen Sie nicht, dass Viva Mayr eine Investition in Ihre zukünftige Gesundheit und Ihr zukünftiges Wohlbefinden ist. Viva Mayr wird Sie nicht nur schlank, sondern auch gesund machen und halten. Stellen Sie sich vor, welche Krankheiten Sie sich mit Viva Mayr vom Leib halten können und um wie viel besser Sie sich fühlen – und in der Zukunft fühlen werden.

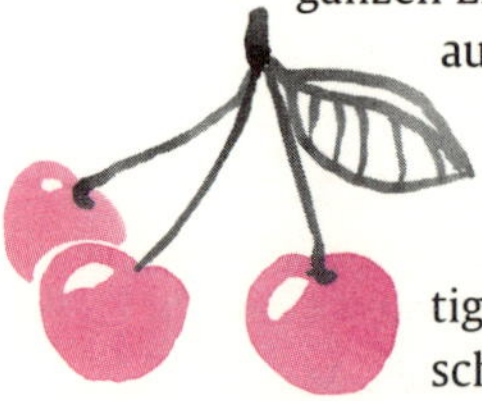

Ein Viva Mayr Leben führen

Mit den folgenden Richtlinien werden Sie zum lebenslangen Viva-Mayr-Anhänger!

Geben Sie der Nahrung und Ernährung in Ihrem Leben Priorität. Leben Sie, um zu essen – nicht umgekehrt. Denken Sie über das nach, was Sie essen, denn Ihre Ernährung beeinflusst kurzfristig Ihr Wohlbefinden und langfristig Ihre Gesundheit (ganz zu schweigen von Ihrem Aussehen!).

Kauen Sie mit leeren Händen. Legen Sie nach jedem Bissen das Besteck ab. Auf diese Weise nehmen Sie sich mehr Zeit fürs Kauen und sind in Gedanken nicht schon beim nächsten Bissen.

Essen Sie nur, wenn Sie entspannt sind. Verbannen Sie beim Essen Ihre Kontoauszüge, den Aktienindex und die letzten Nachrichten aus Ihrem Kopf. Das stresst Sie nur, und wer unter Stress steht, produziert nicht genug Speichel. Und dieser wiederum ist wichtig, weil er den Verdauungsvorgang in Gang bringt.

Hören Sie auf, wenn es genug ist. Wenn sich dieses schreckliche vollgestopfte Gefühl in Ihnen breitmacht, haben Sie eindeutig zu viel gegessen. Essen Sie bei der nächsten Mahlzeit weniger.

Essen Sie von kleinen Tellern. Auf diese Weise verkleinern sich automatisch auch die Portionen, und Sie nutzen den psychologischen Vorteil, Ihren Teller geleert zu haben – Ihr Gehirn bekommt dann die Botschaft, dass Sie satt sind. Und wenn Sie dann wirklich noch Hunger haben, essen Sie eben noch etwas. Bei Viva Mayr gibt es keine festen Regeln, was die Mengen und Portionsgrößen angeht. In dem Maße, in dem Sie abnehmen, werden Sie auch lernen, welche Mengen Ihr Körper braucht.

Nehmen Sie kleine Bissen, und dann: kauen, kauen, kauen. Kauen ist das Wichtigste überhaupt – ganz unabhängig davon, was und wann Sie essen.

Trinken Sie nicht beim Essen. Trinken während des Essens verdünnt die Verdauungssäfte und senkt damit die Leistungsfähigkeit unseres Verdauungssystems. Trinken Sie viel zwischen den Mahlzeiten, aber hören Sie 15 Minuten vor der Mahlzeit auf. Und dann erst eine Stunde nach Ende der Mahlzeit wieder trinken. Was trinkt man am besten? Frisches, klares Wasser, Kräutertees sowie Gemüsebrühe.

Erkennen Sie die Zeichen dafür, dass Sie nicht richtig verdaut haben. Wenn Sie nach dem Essen Heißhunger auf etwas Süßes haben, könnte das reine Gewohnheit sein. Es wäre aber auch möglich, dass Sie so viel gegessen haben, dass Ihr Körper nach mehr Energie verlangt. Heißhunger auf Süßes zeigt oft an, dass unsere Zellen nicht die Energie bekommen, die sie brauchen – häufigster Grund dafür ist, dass die Verdauung heruntergefahren wurde und die Nährstoffe nicht in optimaler Weise vom Körper aufgenommen werden können. Gegen den guten alten Nachtisch ist nichts einzuwenden – aber denken Sie daran, dass man diesen auch durchaus gesund gestalten kann.

Keine Snacks zwischen den Mahlzeiten. Unser Verdauungssystem muss zwischen den Mahlzeiten Pause machen, um sich auf die nächste Schlacht vorzubereiten! Wenn Sie Hunger bekommen, trinken Sie einen Schluck Saft, Wasser oder Tee.

Nehmen Sie sich Zeit zum Essen. Es ist besser, eine Mahlzeit ganz ausfallen zu lassen, anstatt sie unter Stress oder in Zeitnot zu sich zu nehmen.

Essen Sie abends früher. Im kulturellen Kontext ist das manchmal sehr schwierig, aber für unsere Gesundheit ist es essenziell. Wenn es Ihnen nicht immer gelingt, vor 18 Uhr zu Abend zu essen, beginnen Sie mit zweimal pro Woche, steigern Sie sich auf viermal pro Woche und vielleicht gelingt es Ihnen irgendwann auch jeden Abend, vor 18 Uhr zu essen. Wenn Sie später am Abend auswärts essen, essen Sie so wenig wie möglich und zerkauen Sie jeden Bissen zu einem flüssigen Brei.

Nehmen Sie sich Zeit zum Verdauen. Treiben Sie nicht unmittelbar nach dem Essen Sport und gehen Sie auch keinen anderen stressigen Aktivitäten nach. Lassen Sie es zu, dass Ihr Körper seine ganze Energie auf die Verdauung verwendet.

Betreten Sie keinen Supermarkt, wenn Sie hungrig sind. Das Ergebnis ist, dass Sie zwangsläufig zu viel einkaufen – und oft die falschen Lebensmittel!

Denken Sie immer daran, dass wir viel zu viel essen. Verkleinern Sie Ihre Portionen.

Helfen Sie Ihrem Körper in Stresssituationen. Bei Geschäftsessen oder Mahlzeiten, bei denen man sich auf andere Dinge als das Essen konzentriert, sollten Sie leicht verdauliche Gerichte wählen und auf Alkohol verzichten.

Kochen Sie nicht für Menschen, die Sie nicht mögen! Es ist dokumentiert, dass Essen nicht nur reine Nahrungsaufnahme ist, sondern auch stark von der Umgebung beeinflusst wird, in der es stattfindet. Wenn Sie mit Menschen essen, die Sie nicht mögen, wirkt sich dies negativ auf Ihre Verdauung auf. Essen Sie in einer stressfreien Umgebung und Situation.

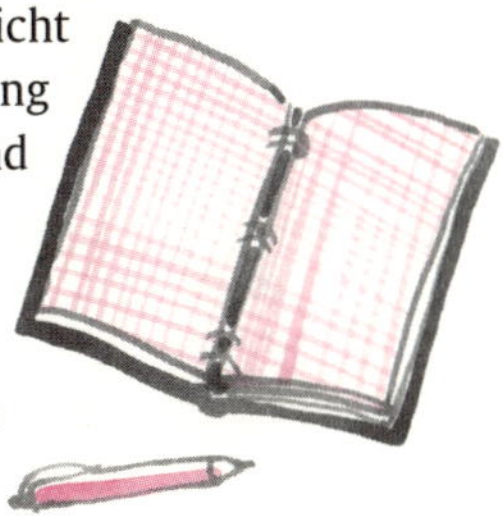

Keine Mahlzeit unter 30 Minuten. Selbst wenn Sie mittags an Ihrem Schreibtisch nur ein Sandwich verzehren, sollten Sie das Beste aus dieser Mahlzeit machen. Schauen Sie zu Anfang auf die Uhr und teilen Sie sich Ihr Sandwich so ein, dass Sie mit ausgiebigem Kauen mindestens 30 Minuten brauchen. Sie werden ganz sicher nie wieder dieses schreckliche Erschöpfungsgefühl nach dem Essen verspüren.

So viel bio wie möglich. Bio-Produkte enthalten viel mehr Nährstoffe als in konventioneller Landwirtschaft erzeugte Nahrungsmittel – sie sind den höheren Preis eindeutig wert. Und außerdem stecken sie voller Vitalität, die sich auf Sie überträgt.

Nichts in der Mikrowelle zubereiten. Verbannen Sie die Mikrowelle am besten gleich ganz aus Ihrer Küche. Nicht nur, dass sie den Lebensmitteln Nährstoffe entzieht; sie raubt der Nahrung auch ihre Vitalität.

Leben Sie nach dem natürlichen Rhythmus Ihres Körpers. Frühstücken Sie wie ein König, denn frühmorgens ist Ihre Verdauungskapazität am höchsten; essen Sie zu Mittag wie ein Fürst, denn auch dann ist der Verdauungsapparat noch leistungsfähig. Essen Sie wie ein Bettler zu Abend, denn abends ist Ihre Verdauung ebenso wie Sie erschöpft. Das Resultat ist ein guter Nachtschlaf. Wenn Sie abends wenig und früh essen, erwachen Sie morgens erfrischt und voller Energie.

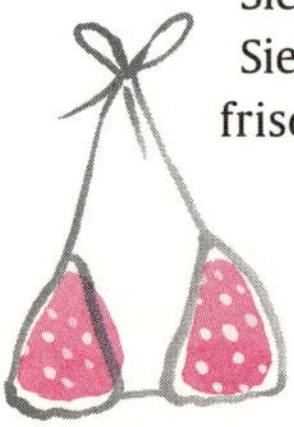

Keine Rohkost nach 16 Uhr. Ab dem späteren Nachmittag ist Ihr Körper nicht mehr in der Lage, optimal zu verdauen. Infolgedessen werden Sie sich unwohl fühlen und unter anderen unangenehmen Symptomen leiden. Und mehr noch: Ihr Körper ist nicht in der Lage, die Nährstoffe aus der Nahrung aufzunehmen – ganz gleich, wie gesund Ihre Kost ist.

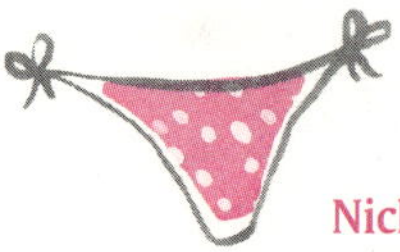

Nicht schlimm, wenn eine Mahlzeit ausfällt. Insbesondere auf das Abendessen können wir ab und an verzichten. Diese Form des unfreiwilligen Fastens schadet uns keineswegs.

Schluss mit schlechten Gewohnheiten. Essen oder trinken Sie keine Nahrungsmittel mit geringem oder keinem Nährwert wie Coca Cola, Doughnuts oder, nun ja, Kekse. Es dauert nicht lange, schlechte Gewohnheiten über Bord zu werfen – und schon wenig später wird es Sie beim bloßen Gedanken an diese Dinge schütteln.

Wenn Sie vom Viva-Mayr-Zug fallen, steigen Sie einfach wieder auf. Es gibt Schlimmeres, als mal das Frühstück ausfallen zu lassen oder erst um Mitternacht zu Abend zu essen. Deswegen müssen Sie nicht alles hinwerfen. Viva Mayr ist eine lebenslange Ernährungsweise, und jetzt, da Sie sie entdeckt haben, werden Sie sie auch nach und nach in Ihr Leben integrieren.

Bewegung muss sein! Treiben Sie jeden Tag ein bisschen Sport – und wenn es nur ein Spaziergang oder ein paar Dehnübungen sind.

Nutzen Sie jede körperliche Aktivität für Ihren Zweck. Führen Sie beispielsweise bei der Hausarbeit jede Bewegung ein wenig engagierter und kraftvoller aus. Oder legen Sie bewusst noch einen Schritt zu, wenn Sie eine Steigung erklimmen.

Als ich von Viva Mayr hörte, war mein erster Gedanke: »Ach, noch eine Diät.« Dann lernte ich Dr. Stossier kennen und begriff, dass Viva Mayr so viel mehr ist – es ist eine Lebensweise. Nachdem auch ich sie angenommen habe, bin ich regelrecht süchtig danach und kann mir ein Leben ohne Viva Mayr nicht mehr vorstellen. Ich wundere mich manchmal über mich selbst, wie sehr ich dahinterstehe. Gestern abend aß mein Mann einen Salat, ich hatte ein bisschen Käse und Hafercracker. Ich kam nicht einmal auf die Idee, auch einen Salat zu wollen. Rohkost nach 16 Uhr ist für mich ganz einfach tabu. Jetzt muss ich nur noch den Rest der Familie überzeugen …

ZIELE

- Viva Mayr ist nicht nur eine Diät, sondern eine Lebensweise.
- Wenn Sie zwischendurch mal vom Viva-Mayr-Zug fallen, können Sie jederzeit wieder aufspringen ohne erhebliche Einschnitte in Ihrer Entwicklung.
- Wenn es mal nicht möglich ist, die richtigen Nahrungsmittel zur richtigen Zeit zu essen, können Sie dieses Manko wettmachen, indem Sie kauen, kauen, kauen.
- Sie können schrittweise vorgehen und Ihren täglichen Lebensstil nach und nach verändern, bis Sie besser aussehen und sich besser fühlen als jemals zuvor. Denn genau darum geht es bei Viva Mayr – das Beste aus sich zu machen und sich das Beste vom Leben zu holen.

Immerhin habe ich es geschafft, sie etwas zur Ruhe zu bringen. Nach einem Jahr Viva Mayr finde ich es schrecklich zu beobachten, wie jemand sein Essen hinunterschlingt. Bei dem Gedanken, was dieser Mensch seiner Verdauung damit antut, würde ich ihn am liebsten davon abhalten – oder ihn zum KAUEN bekehren!

Ich kann mir vorstellen, mich den Rest meines Lebens nach Viva Mayr zu ernähren und immer fleißig zu kauen, auch wenn ich bis dahin keine eigenen Zähne mehr im Mund habe. Ich werde Dr. Stossier und seinem Viva-Mayr-Team immer dankbar sei, dass sie mir den Weg zur richtigen Ernährung und zum richtigen Essen gewiesen haben. Das ist etwas so Schlichtes und Einfaches – und doch kann man dabei so enorm falschliegen, wenn man den richtigen Weg nicht kennt. Aber den kennen Sie ja inzwischen. Gehen Sie ihn weiter … und kauen Sie!

Fiona, 58, Brighton

» Ich habe mein Gewicht gehalten und fühle mich großartig!

Den Aufenthalt in der Viva-Mayr-Klinik habe ich mir selbst zum 50. Geburtstag geschenkt. Wieder zurück im normalen Leben, hielt ich es anfangs nicht für möglich, die Viva-Mayr-Ernährung fortzuführen. Aber dann ärgerte mich der Gedanke, alles, was ich gelernt hatte, einfach wegzuwerfen. Also bemühte ich mich, wenigstens die Hauptregeln in meinen Alltag zu integrieren.

Das Gewicht, das ich in der Viva-Mayr-Klinik abgenommen habe, habe ich nicht wieder zugenommen.

Das mit dem Kauen war einfach, und nach 16 Uhr auf Rohes zu verzichten fiel mir auch nicht schwer – meistens jedenfalls. Das Schwierigste war für mich, früh zu Abend zu essen. Mein Mann kommt abends meistens nicht vor halb acht nach Hause, und wir genießen das gemeinsame Abendessen. Das ist ein schöner, entspannender Abschluss eines Arbeitstages. Und diesen Kompromiss habe ich gefunden: Den Aperitif habe ich gestrichen (außer an Wochenenden), sodass wir uns gleich an den Tisch setzen können. Ich bereite eine leicht verdauliche Mahlzeit zu, wie eine Gemüsesuppe oder Ofenkartoffeln, und kaue wie eine Besessene. Ich nehme mir selbst nur eine sehr kleine Portion, und einmal pro Woche lasse ich das Abendessen ausfallen. Das Gewicht, das ich vor vielen Jahren in der Viva-Mayr-Klinik abgenommen habe, habe ich nicht wieder zugenommen – und ich fühle mich großartig. Und besser noch: Auch mein Mann hat abgenommen, und auch er hat sich seit Jahren nicht mehr so wohlgefühlt wie heute.

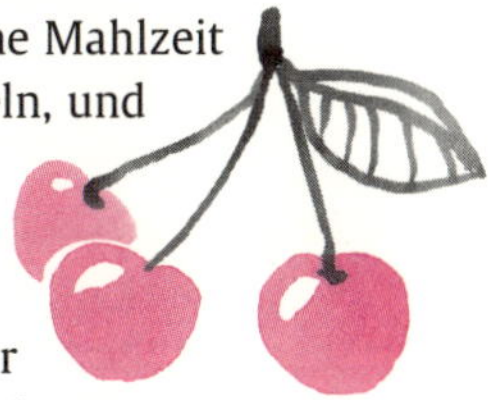

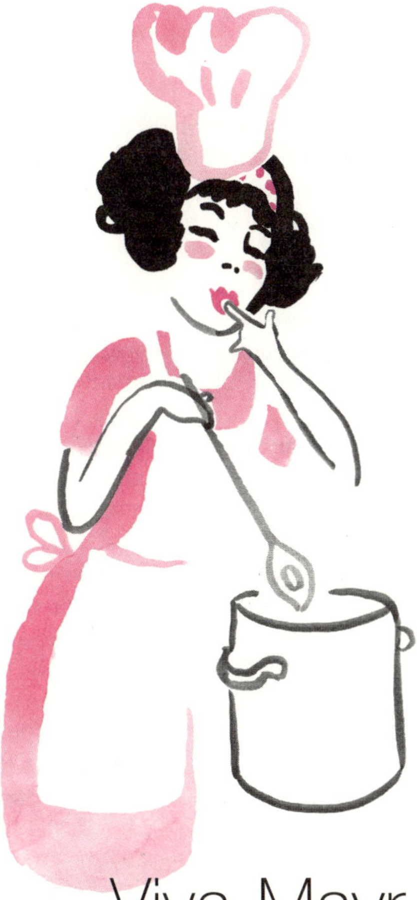

Viva-Mayr-

Rezepte

Viva-Mayr-Rezepte

Die für die 14-tägige Viva-Mayr-Diät vorgeschlagenen Rezepte sind optimal aufeinander abgestimmt. Sie berücksichtigen alle Viva-Mayr-Prinzipien wie leichte Verdaulichkeit, einen ausgewogenen Säure-Basen-Haushalt und den Verzicht auf Rohkost am Abend.

Alle Gerichte können im Voraus zubereitet werden. Aufstriche und Suppen sind im Kühlschrank zwei bis drei Tage haltbar. Frisch gebackenes Viva-Brot und -Brötchen können Sie einfrieren und am Vorabend des Verzehrs zum Auftauen herausnehmen.

Wer im Büro arbeitet, bereitet das Mittagessen am Vorabend zu und nimmt es in einer Frischhaltebox mit. Am besten wärmt man es in einem Dampfgargerät auf. Wenn möglich, verzichtet man auf die Mikrowelle. Wer keine Möglichkeit hat, die Mahlzeit zu erhitzen, verzehrt sie lieber kalt, als sie in die Mikrowelle zu schieben, denn dort werden alle wertvollen Vitamine, Nähr- und Mineralstoffe zerstört (siehe The Journal of the Science of Food and Agriculture, Ausgabe No. 4 (2003)).

Im Restaurant zu essen ist bei der Viva-Mayr-Diät problemlos möglich. Als Mittagessen wählen Sie ein leichtes Zwei-Gänge-Menü; als Vorspeise gibt es Salat, danach einen gesunden Hauptgang. Oder aber Sie entscheiden sich für ein Hauptgericht und ein kleines Dessert. Befolgen Sie die Kombinationsregeln, so dass die Mahlzeit leicht verdaulich ist: Fisch, Fleisch, Pasta, Kartoffeln oder Reis sollten ausschließlich mit Gemüse als Beilage gereicht werden. Also: keine Pommes frites und auch kein Fleisch mit Reis. Und: gut kauen!

Ich hoffe, Sie genießen die folgenden Rezepte und betrachten Sie als tollen Auftakt zu Ihrer neuen leichten Küche.

Tag eins

Früchtemüsli mit Nüssen

Für 2 Portionen

80 g Ziegen- oder Schafsfrischkäse (ungesalzen) · 100 g frisches, reifes Obst der Saison · 15 g Walnüsse · 15 g Mandeln · 2 EL ungeschälter Leinsamen · 1 TL Honig · 2–3 EL ungesüßter Sojadrink · Zitronen- oder Orangensaft zum Abschmecken · 3 EL Lein- oder Hanföl

- Die Walnüsse, Mandeln und Leinsamen im Blitzhacker grob zerkleinern und in eine Glasschüssel geben.
- Den Käse, den Honig und den Sojadrink unterrühren. Mit Zitronen- oder Orangensaft abschmecken.
- Das Obst schälen und klein schneiden (nur die Beeren im Ganzen belassen). Die Creme-Mischung in zwei Schälchen verteilen und das Obst darübergeben. Mit dem Öl beträufeln und sofort verzehren.

Gemüsesalat mit Hühnchenstreifen

Für 4 Portionen

Kokosöl · 2 Prisen Steinsalz · 4 Hühnerbrustfilets, ohne Haut und Knochen · 1 Zweig Rosmarin, gehackt · 4 EL Hanf-, Oliven- oder Sonnenblumenöl · 2 EL Apfelessig · 500 g gemischte Blattsalate · 2 Tomaten, gewürfelt · 1 Karotte, geschält und gewürfelt · 4 Radieschen, gewürfelt · 1 Kohlrabi, in Streifen geschnitten · frische Kräuter wie Basilikum, Thymian, Majoran oder Petersilie zum Garnieren

- Etwas Kokosöl in einer Pfanne erhitzen. Das Hühnchenfleisch mit 1 Prise Steinsalz und dem Rosmarin bestreuen und 8 bis 10 Minuten goldbraun und gar braten. Dann das Fleisch in Streifen schneiden und beiseitestellen.

- Das Öl, den Apfelessig und 1 Prise Steinsalz verrühren. Den Salat und das Gemüse vermischen, dann das Dressing darübergeben. Den Salat auf Teller verteilen und die Fleischstreifen darauf anrichten. Mit frischen Kräutern Ihrer Wahl garnieren.

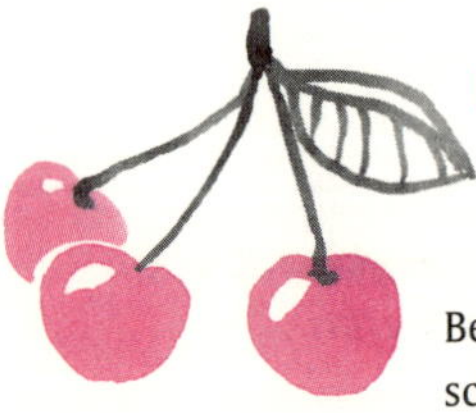

Beeren-Frischkäse-Creme

Für 4 Portionen

120 g Ziegen- oder Schafsfrischkäse · 100 g frisches Beerenpüree · 2 EL Honig · 250 ml Schlagsahne, aufgeschlagen · 4 frische Minzeblätter

- Den Frischkäse, das Beerenpüree (etwa 20 ml davon für später aufbewahren) und den Honig verrühren. Die geschlagene Sahne unterheben und die Creme in 4 Dessertgläser verteilen. Auf jede Portion einen Klecks des restlichen Beerenpürees geben und mit den Minzeblättern garnieren. Sofort servieren.

Tipp:

Sie können Ihr eigenes Beerenpüree herstellen, indem Sie frische Beeren pürieren und anschließend durch ein feines Sieb streichen, um die Kerne zu entfernen. Alternativ können Sie ein fertiges Beerenpüree ohne Zuckerzusatz verwenden.

Polentabrei mit gedämpftem Gemüse und Kräutern

Für 4 Portionen

500 ml Wasser oder Gemüsebrühe · 200 g feinkörnige Polenta · 20 g Butter · Steinsalz zum Abschmecken · 100 g Brokkoli, gewürfelt · 100 g Fenchel, gewürfelt · 100 g Karotten, gewürfelt · 100 g Zucchini, gewürfelt · 100 g Kohlrabi, gewürfelt · frische Majoran- oder Basilikumblätter zum Garnieren

- Das Wasser oder die Brühe in einem Topf zum Kochen bringen und die Polenta einrühren. Die Butter und etwas Salz hinzufügen und den Brei einige Minuten köcheln lassen. Dann den Topf vom Herd nehmen und zugedeckt 20 Minuten stehen lassen, bis alle Flüssigkeit aufgenommen wurde und der Polentabrei luftig-locker ist.
- Dann das Gemüse kurz in etwas Salzwasser garen bzw. einige Minuten dämpfen.
- Den Polentabrei auf Teller verteilen und das Gemüse darauf anrichten. Mit Majoran oder Basilikum bestreut servieren.

Tag zwei

Rohkost-Sticks

Für 2 Portionen

50 g Karotten, geschält und in Sticks aufgeschnitten · 50 g Stangensellerie, in Sticks aufgeschnitten · 50 g Frühlingszwiebeln oder frischen Rettich, in feine Streifen aufgeschnitten · 50 g Tomaten, geviertelt

- Das aufgeschnittene Gemüse auf einen Teller legen und mit dem Viva-Dip oder einem anderen Kräuter-Dip servieren (siehe Seite 284).

Blattsalate mit Walnüssen, Äpfeln und Leinöl-Dressing

Für 4 Portionen

400 g gemischte Blattsalate · 2 Äpfel, entkernt und geviertelt · 50 g Walnüsse, unzerkleinert · 4 EL Leinöl · 2 EL frisch gepresster Limettensaft · 2–3 frische Basilikumblätter · 1 EL Sauerrahm · 1 Prise Steinsalz · 1 Schälchen Kresse

- Den Salat behutsam waschen und trocken schleudern. Die Äpfel und Nüsse unterheben und beiseitestellen.
- Das Leinöl, den Limettensaft, das Basilikum, den Sauerrahm und das Salz im Mixer cremig pürieren.
- Den Salat auf Glasteller verteilen und mit dem Dressing beträufeln. Mit Kresse bestreut servieren.

Kartoffel-Gemüse-Gratin mit Spinatsauce

Für 4 Portionen

1 kg festkochende Kartoffeln, geschält und in hauchdünne Scheiben aufgeschnitten · 100 g Karotten, gewaschen und geraspelt · 100 g Zucchini, gewaschen und geraspelt · 100 g Knollensellerie, gewaschen und geraspelt · 250 ml Crème double · frische Kräuter wie Basilikum, Thymian und Petersilie, fein gehackt · 1 Prise geriebene Muskatnuss · 1 Prise Steinsalz · Olivenöl · 500 ml Gemüsebrühe oder Wasser · 300 g frischer Spinat, gewaschen · 1 Prise Steinsalz · 1 Prise geriebene Muskatnuss

- Den Ofen auf 175 Grad (Gas Stufe 3) vorheizen. Die Kartoffelscheiben und das geraspelte Gemüse vermischen und die Crème double unterrühren. Die Masse mit frischen Kräutern, Muskatnuss und Salz abschmecken.
- Eine Auflaufform mit Olivenöl einfetten, die Kartoffel-Gemüse-Mischung hineingeben und etwa 40 Minuten im Ofen backen.
- Während der Backzeit das Wasser bzw. die Gemüsebrühe zum Kochen bringen, den Spinat darin etwa 1 Minute blanchieren und anschließend mit dem Kochwasser pürieren. Mit Salz und geriebener Muskatnuss abschmecken. Wer mag, gibt zusätzlich frische Kräuter nach Gusto hinzu, zum Beispiel Petersilie, Koriander und/oder Dill.
- Ist der Auflauf schön gebräunt, nimmt man ihn aus dem Ofen und serviert ihn mit der Spinatsauce.

Pochierte Forelle mit Gemüse und Zitronengras

Für 4 Portionen

500 ml Bio-Gemüsebrühe oder Wasser · 1 kleiner Bund frisches Basilikum oder Petersilie, fein gehackt · 1 Stängel Zitronengras, gehackt · 1 Prise Steinsalz · 4 frische Forellenfilets (wer mag, kann auch Lachs nehmen) · 100 g Karotten, in 2 mm dicke Halbkreise aufgeschnitten · 100 g Stangensellerie, in 2 mm dicke Halbkreise aufgeschnitten · 100 g

Pastinaken, in 2 mm dicke Halbkreise aufgeschnitten · 100 g Zucchini, in 2 mm dicke Halbkreise aufgeschnitten · Zitronengras und frische Kräuter, gehackt, zum Garnieren

- Die Brühe bzw. das Wasser in einer flachen Pfanne zum Kochen bringen und die frisch gehackten Kräuter, das Zitronengras und das Salz einrühren.
- Dann eine beschichtete Pfanne erhitzen, einige Tropfen Olivenöl hineingeben, heiß werden lassen und das Gemüse darin unter Rühren einige Minuten braten.
- Die Fischfilets in der Kräuterbrühe einige Minuten pochieren, dann aus dem Sud nehmen und zugedeckt beiseitestellen. Den Sud zu dem pfannengerührten Gemüse geben und dieses darin leise köchelnd gar ziehen lassen. Dann abgießen.
- Das Gemüse auf Teller verteilen und die Fischfilets darauf anrichten. Mit gehacktem Zitronengras und Kräutern bestreut servieren.

Tag drei

Zucchinisuppe

Für 4 Portionen

1 l Bio-Gemüsebrühe oder Wasser · 100 g Kartoffeln, geschält und gewürfelt · 300 g Zucchini, geschält und gewürfelt · 1 Prise Steinsalz · 1 kleiner Bund frische Petersilie, fein gehackt · 4 TL Lein-, Hanf- oder Olivenöl

- Die Brühe bzw. das Wasser in einem großen Topf zum Kochen bringen und die Kartoffeln hineingeben. 8 bis 10 Minuten köcheln lassen, dann die Zucchini hinzufügen und weitere 4 Minuten köcheln lassen.
- Den Topf vom Herd nehmen und die Suppe mit dem Pürierstab oder im Mixer pürieren. Mit Petersilie und Salz abschmecken und in Suppenschalen verteilen. In jede Portion etwas Öl geben und servieren.

Gegrilltes Hühnchen auf Bratkartoffeln und Gemüse

Für 4 Portionen

200 g festkochende Kartoffeln · 100 g Kohlrabi, geschält und in Scheiben geschnitten · 110 g Karotten, geschält und in Scheiben geschnitten · 100 g Stangensellerie, geschält und in Scheiben aufgeschnitten · 1 EL Kokosöl · 4 Hühnerbrustfilets, ohne Haut und Knochen · 6 EL Olivenöl extra vergine · je 1 Bund frisches Basilikum und Petersilie, gehackt · 2 EL frisches Rosmarin und Thymian, gehackt · 1 Prise Steinsalz

- In einem großen Topf Wasser zum Kochen bringen und die Kartoffeln darin gar kochen. Abgießen, etwas abkühlen lassen, schälen und in Scheiben schneiden. Dann das restliche Gemüse kurz blanchieren oder dämpfen.

- Etwas Kokosöl in einer Pfanne erhitzen und darin die Kartoffeln und das Gemüse unter ständigem Wenden goldbraun und knusprig braten.
- In einer weiteren Pfanne etwas Kokosöl erhitzen und darin das Hühnchenfleisch unter mehrmaligem Wenden hellbraun braten.
- In der Zwischenzeit das Olivenöl und die Kräuter im Mixer pürieren.
- Das gebratene Gemüse mit Rosmarin, Thymian und Salz würzen und die Hühnchenbrustfilets darauf anrichten. Mit dem Kräuteröl beträufeln und sofort servieren.

Buchweizen-Blinis mit Gemüsewürfeln

Für 4 Portionen

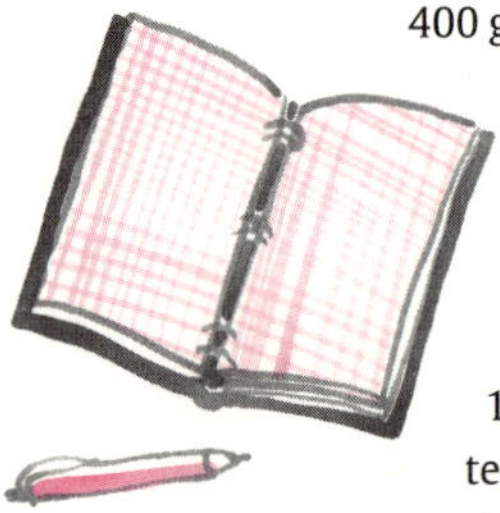

400 g Kartoffeln · 4 Eier, verrührt · 100 g sehr fein gemahlenes Buchweizenmehl · 125 ml Sahne · 1 Prise Steinsalz · 1 Prise geriebene Muskatnuss · 2 EL Olivenöl · 1 Zucchini, gewürfelt · 1 Aubergine, gewürfelt · 1 Kohlrabi, gewürfelt · 1 Stange Sellerie, gewürfelt · 125 ml Bio-Gemüsebrühe · 1 Handvoll frischer Kräuter (zum Beispiel Basilikum, Petersilie und Koriander), gehackt

- In einem großen Topf Wasser zum Kochen bringen und die Kartoffeln darin 8 bis 10 Minuten gar kochen. Abgießen, etwas abkühlen lassen, schälen und durch ein Sieb drücken oder mit den Händen zerquetschen. Den Brei in einer Schüssel mit den Eiern, dem Mehl, der Sahne, Salz und geriebener Muskatnuss verrühren. Ist die Masse zu flüssig, noch etwas Mehl hinzufügen. Dann aus dem Brei kleine Pfannkuchen oder Bratlinge formen.

- 1 EL Olivenöl in einem Wok erhitzen. Darin das Gemüse unter Rühren einige Augenblicke anbraten und anschließend die Gemüsebrühe dazugeben. Köcheln lassen, bis das Gemüse zart ist aber noch etwas Biss hat.
- Während das Gemüse köchelt, in einer Pfanne einige Tropfen Olivenöl erhitzen und die Blinis von jeder Seite 2 Minuten braten.
- Anschließend die frischen Kräuter unter das gegarte Gemüse heben und mit Salz abschmecken. Die Blinis auf Teller verteilen und mit dem Gemüse servieren.

Tipp:
Eine gute Übung, um sich an das gründliche Kauen zu gewöhnen: Löffeln Sie ein Glas guten Granatapfelsaft mit Kernen.

Tag vier

Viva-Müsli mit Frischkäse und frischem Obst

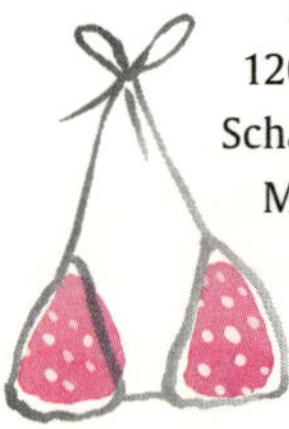

Für 2 Portionen

120 g frisches Obst der Saison, gewürfelt · 100 g Ziegen- oder Schafsfrischkäse · 3 EL Leinöl · 30 g Walnüsse zum Garnieren · Minzeblätter zum Garnieren

- Das gewürfelte Obst in eine Glasschüssel geben. Den Frischkäse und das Öl cremig verrühren; falls die Masse zu trocken ist, einige Esslöffel Wasser hinzufügen. Dann die Creme über das Obst geben. Mit Walnüssen und Minzeblättern bestreut servieren.

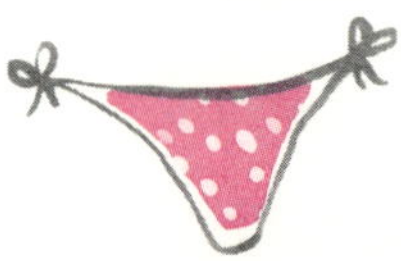

Brokkolisuppe

Für 4 Portionen

1 l Wasser oder Bio-Gemüsebrühe · 300 g Brokkoli, gewaschen und zerkleinert · 100 g Kartoffeln, geschält und zerkleinert · Steinsalz zum Abschmecken · geriebene Muskatnuss zum Abschmecken · 2 EL Nussöl extra vergine

- Das Wasser bzw. die Brühe in einem großen Topf zum Kochen bringen und die Kartoffeln darin 5 Minuten kochen; dann den Brokkoli hinzufügen und weitere 7 Minuten köcheln lassen. Den Topf vom Herd nehmen und die Suppe pürieren. Mit Salz und geriebener Muskatnuss abschmecken und nochmals erhitzen. Heiß und mit einigen Tropfen Nussöl beträufelt servieren.

Wildlachs mit Spinat und Karottenpüree

Für 4 Portionen

200 g Karotten, geschält und zerkleinert · 1 Prise Steinsalz · 1 Stängel Zitronengras · 1 Prise frisch geriebener Ingwer · 250 ml Bio-Gemüsebrühe · 4 Bio-Wildlachs-Filets à 120 g · ½ EL Butter · 400 g frischer Bio-Spinat, gewaschen, die harten Stiele entfernt · geriebene Muskatnuss zum Abschmecken · 1 Handvoll frisches Basilikum, gehackt · 6 EL Olivenöl

- Die Karotten in einem kleinen Topf zugedeckt 5 bis 7 Minuten gar kochen. Den Topf vom Herd nehmen und die Karotten klein stampfen oder pürieren. Das Zitronengras und den Ingwer einrühren, salzen. Zugedeckt beiseitestellen.
- Die Brühe in einer Pfanne oder einem Wok erhitzen. Die Lachsfilets salzen, in die leise köchelnde Brühe legen und einige Minuten garen.
- Während der Lachs gar kocht, die Butter in einem Topf zerlassen und den Spinat darin 1 bis 2 Minuten dünsten. Salzen und mit geriebener Muskatnuss abschmecken. Das gehackte Basilikum mit dem Öl pürieren und mit etwas Salz abschmecken.
- Auf jedem Teller ein Spinatbett anrichten, Karottenpüree und den Fisch daraufgeben. Mit Basilikumöl beträufelt servieren.

Tipp:
Restliches Basilikumöl können Sie im Kühlschrank in einer Glasflasche oder einem Schraubglas einige Tage aufbewahren.

Ofenkartoffeln mit frischem Kräuter-Dip

Für 4 Portionen

4 große Kartoffeln · Olivenöl · 4 Zweige Rosmarin · 100 g Sauerrahm · 4 EL gehackte Kräuter (zum Beispiel Petersilie, Liebstöckel, Basilikum, Kerbel und/oder Koriander) · 1 EL Olivenöl, zusätzlich · 1 Prise Steinsalz

- Den Ofen auf 175 Grad (Gas Stufe 3) vorheizen. Die Kartoffeln gründlich waschen, mit einer Gabel mehrfach einstechen und mit etwas Olivenöl bestreichen. Dann auf jede Kartoffel einen Zweig Rosmarin legen und alles in Alufolie wickeln. 40 bis 50 Minuten backen, bis die Kartoffeln gar sind.
- Den Sauerrahm mit den Kräutern, dem zusätzlichen Öl und etwas Salz verrühren.
- Die Kartoffelpäckchen öffnen, die Kartoffeln teilen und mit dem Sauerrahm-Kräuter-Dip füllen. Sofort servieren.

Tag fünf

Haferbrei mit frischem Obst und Leinöl

Für 2 Portionen

350 ml Wasser · 130 g Haferflocken, gemahlen · 1 Prise Steinsalz · 2 EL Leinöl · frisches Obst der Saison, gewürfelt · 2 TL Honig oder Ahornsirup · Leinöl

- Das Wasser in einem kleinen Topf zum Kochen bringen und die Haferflocken einrühren. Die Masse aufkochen lassen, vom Herd nehmen und zugedeckt 3 bis 5 Minuten quellen lassen.
- Dann das gewürfelte Obst unter den Haferbrei heben und in Müslischalen verteilen. Mit Honig oder Ahornsirup sowie etwas Leinöl beträufeln und sofort servieren.

Gemüse-Risotto mit Oliven, Basilikum und Parmesan

Für 4 Portionen

1 EL Olivenöl · 2 Schalotten, fein gehackt · 300 g Risottoreis, mit kaltem Wasser abgespült · 150 ml Tomatensaft · 1 l Gemüsebrühe oder Wasser · 300 g gemischtes Gemüse (zum Beispiel Karotten, Zucchini, Fenchel), fein gewürfelt · 16 grüne oder schwarze Oliven · etwa 3 Prisen Steinsalz · 1 EL frisches Basilikum, fein gehackt · 4 EL frisch geriebener Parmesan

- Das Olivenöl in einem Topf erhitzen und darin die Schalotten glasig andünsten. Dann den Reis hinzufügen und unter Rühren ebenfalls glasig andünsten (aber weder die Schalotten noch der Reis sollten braun werden). Unter Rühren den Tomatensaft dazugeben, dann nach und nach die Brühe oder Wasser. Kurz aufkochen lassen und anschließend bei reduzierter Temperatur köcheln lassen.

- Wenn der Reis nach etwa 10 Minuten fast gar ist, nach und nach das gewürfelte Gemüse und die Oliven einrühren; mit Salz abschmecken. Weitere 5 Minuten rühren, bis das Risotto gar ist. Mit den Kräutern und dem Parmesan bestreut servieren.

Reis-Burger mit Rote-Bete-Ragout und Spargel

Für 4 Portionen

500 g weich gegarter Risottoreis · 125 ml Sahne · 2 Eier, geschlagen · 1 Prise Steinsalz · 1 Prise geriebene Muskatnuss · 3 EL gehackte Petersilie · Etwas Kokosöl · 1 kg frische Rote Bete, gewaschen und geschält · 1 Zimtstange · 1 TL Nelken · 1 EL Kartoffelmehl · 400 g grüner Spargel · 1 EL Butter · frische gehackte Kräuter zum Garnieren

- Den Reis, die Sahne, die Eier, Salz, Muskatnuss und Petersilie gut verrühren und zu kleinen Burgern formen.
- Etwas Kokosöl in einer Pfanne erhitzen und die Burger darin unter gelegentlichem Wenden goldbraun braten.
- Die Hälfte der Roten Bete würfeln, die andere Hälfte im Mixer pürieren. Die Würfel und den Saft in einem kleinen Topf zusammen mit der Zimtstange, den Nelken und dem Salz köcheln lassen, bis die Würfel gar sind.
- Das Kartoffelmehl in einer kleinen Schüssel mit etwas kaltem Wasser glatt rühren und damit die Rote Bete andicken.
- In einem anderen Topf den Spargel in leicht gesalzenem Wasser garen. Herausnehmen und die Butter darauf zergehen lassen.
- Das Rote-Bete-Ragout auf Teller verteilen, die Reis-Burger darauf setzen und den Spargel rundherum arrangieren. Mit Kräutern bestreut servieren.

Tag sechs

Leinsamen-Joghurt mit Papaya und Ahornsirup

Für 2 Portionen

15 g Walnüsse · 2 EL Leinsamen · 200 g Joghurt mit Lebendkulturen (aus Kuh-, Schafs- oder Ziegenmilch) · 2 EL Leinöl · 1 TL Ahornsirup · frisch gepresster Zitronen- oder Orangensaft zum Abschmecken · 100 g Papaya, geschält und gewürfelt

- Walnüsse und Leinsamen im Blitzhacker grob zerkleinern. In eine Schüssel geben und mit dem Joghurt, Leinöl und Ahornsirup verrühren. Mit Zitronen- oder Orangensaft abschmecken.
- Den Joghurt in zwei Schälchen verteilen und die gewürfelte Papaya großzügig darüber verteilen. Sofort servieren.

Sprossensalat mit Obst und Leinsamen

Für 4 Portionen

200 g Sojasprossen · 4 EL gemischte Sprossen (zum Beispiel Alfalfa, Bockshornklee, Mungobohnen oder Rettich) · 1 Karotte, geschält und dünn aufgeschnitten · 1 Apfel, entkernt und dünn aufgeschnitten · 1 Orange, geschält und dünn aufgeschnitten · 1 Granatapfel, halbiert und entkernt · 1 Mango, geschält und dünn aufgeschnitten · 2 EL Leinöl · Saft von 1 Limette · 1 Handvoll frische Basilikumblätter · Steinsalz zum Abschmecken · 2 EL Leinsamen

- Die Sprossen waschen, abtropfen lassen und auf eine große Platte geben.
- Karotte, Apfel, Orange, Granatapfelkerne und Mango vermischen und auf den Sprossen verteilen. Mit Leinöl und Limettensaft beträufeln, mit Basilikum und Leinsamen bestreuen. Sofort servieren.

Sellerie mit Putenbruststreifen, Gemüse und frischer Kräutercreme

Für 2 Portionen

2 Knollensellerie, in dicke Scheiben aufgeschnitten · 1 Handvoll frischer Kräuter · Steinsalz zum Abschmecken · 2 mittelgroße Kartoffeln, geschält und gewürfelt · frische Kräuter (zum Beispiel Basilikum, Liebstöckel, Petersilie oder Kerbel), fein gehackt · 2 EL Olivenöl · verschiedene Gemüse (zum Beispiel Zucchini, Tomaten, Auberginen, Kohlrabi und Fenchel), gewürfelt · 8 Scheiben Putenbrust

- Den Ofen auf 180 Grad (Gas Stufe 4) vorheizen. Jede Selleriescheibe mit frischen Kräutern und etwas Salz bestreuen und einzeln in Alufolie wickeln. Dann im Ofen 15 bis 18 Minuten schmoren.
- Während der Backzeit die Kräutercreme zubereiten. Dazu die Kartoffeln in leicht gesalzenem Wasser gar kochen, abgießen und mit den gehackten Kräutern sowie etwas Salz pürieren. Es sollte eine leuchtend grüne Paste entstehen.
- Anschließend das Olivenöl in einer Pfanne erhitzen und darin das gewürfelte Gemüse gerade bissfest schmoren.
- Auf jeden Teller eine Scheibe Sellerie legen, etwas Schmorgemüse darübergeben, jede Portion mit einer Scheibe Putenbrust belegen, eine weitere Scheibe Sellerie daraufsetzen und so weiter. Mit der frischen Kräutercreme servieren.

Gemüse im Asia-Stil mit Zitronengras und Kräutern

Für 4 Portionen

1 TL warm gepresstes Olivenöl · 3 EL Gemüsebrühe · 100 g Karotten, geschält und in feine Streifen geschnitten · 100 g Knollensellerie, geschält und in feine Streifen geschnitten · 100 g Zucchini, geschält und in feine Streifen geschnitten · 50 g Fenchel, in feine Streifen geschnitten · 100 g Sojabohnensprossen · 1 Stängel Zitronengras, gehackt · 2 EL Bio-

Sojasauce · 2 EL frische Kräuter (zum Beispiel Basilikum oder Petersilie), gehackt

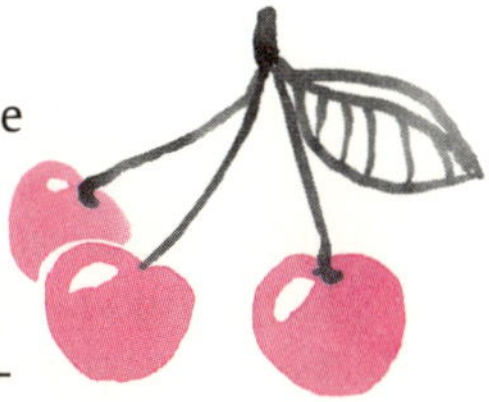

- Das Olivenöl in einem Wok oder einer Pfanne mit dickem Boden erhitzen, dann die Brühe und das geschnittene Gemüse dazugeben. Anschließend die Sojabohnensprossen unterheben und unter ständigem Rühren braten, bis die Flüssigkeit verdampft ist. Mit frischen Kräutern bestreut sofort servieren.

Tag sieben

Hummus

Für 2 Portionen

400 g getrocknete Kichererbsen · 2 EL Olivenöl extra vergine · 3 EL Zitronensaft · 2 Prisen Steinsalz

- Die Kichererbsen in reichlich kaltem Wasser mindestens 24 Stunden einweichen. Dann kalt abspülen und in leicht gesalzenem Wasser etwa 20 Minuten gar kochen.
- Abgießen und mit dem Olivenöl, dem Zitronensaft und etwas Salz pürieren. Ist die Masse zu dick, etwas Wasser dazugeben.
- Mit Gemüse-Sticks servieren (siehe Seite 244).

Tipp:
Wenn Sie möchten, können Sie auch fertiges Hummus aus dem Bio-Laden verwenden.

Rucola-Salat mit Räucherlachs und Meerrettich

Für 4 Portionen

200 g frischer Rucola · 1 EL kalt gepresstes Olivenöl extra vergine · 1 TL Balsamessig · 1 Prise Steinsalz · 8 Scheiben Räucherlachs · 1 EL frisch geriebener Meerrettich (oder guter Meerrettich aus dem Glas)

- Den Rucola in einer Glasschüssel mit dem Olivenöl und dem Balsamessig vermischen und mit etwas Salz abschmecken. Dann den Rucola-Salat auf Teller verteilen; darauf den Räucherlachs anrichten und alles mit Meerrettich bestreuen (oder mit dem Meerrettich aus dem Glas bestreichen).

Buchweizen-Crêpes mit Pastinaken-Püree auf Kerbelcreme

Für 4 Portionen

250 ml Milch · 125 g fein gemahlenes Buchweizenmehl · 2 Eier, leicht verschlagen · 1 Prise Steinsalz · 1 EL Petersilie, fein gehackt · Etwas Kokosöl · 2 mittelgroße Kartoffeln, geschält und gewürfelt · 1 kleiner Bund frischer Kerbel · Steinsalz zum Abschmecken · 300 g frische Pastinaken, geschält und gewürfelt · 1 Prise frisch gemahlene Muskatnuss · gehackte frische Kräuter zum Garnieren

- Die Milch, das Mehl, die Eier, etwas Salz und die fein gehackte Petersilie in der Küchenmaschine oder mit dem Mixer zu einem glatten Teig verrühren.
- Etwas Kokosöl in einer Pfanne erhitzen. Einen Klecks Teig in die Pfannenmitte geben und schnell mit einem Löffelrücken dünn in der Pfanne verteilen. Etwa 30 Sekunden backen, dann wenden und auf der anderen Seite goldbraun braten. Mit dem restlichen Teig ebenso verfahren.
- Für die Kerbelcreme die Kartoffeln in leicht gesalzenem Wasser gar kochen und anschließend mit dem Kerbel und etwas Salz pürieren. Die Creme auf vier Teller verteilen und beiseitestellen.
- Dann die gewürfelten Pastinaken in leicht gesalzenem Wasser garen. Abgießen und die Hälfte der Pastinakenwürfel pürieren. Die restlichen Würfel unterheben, mit Salz und Muskatnuss abschmecken. Das Püree sollte dick und etwas trocken sein. Ist es zu flüssig, noch mal erhitzen und etwas einkochen lassen.
- Die Buchweizen-Crêpes mit der Pastinaken-Mischung bestreichen und zusammenrollen. Jeden Crêpe dritteln und auf der Kerbelcreme anrichten. Mit frischen Kräutern bestreut sofort servieren.

Estragon-Tofu-Burger mit Schmorgemüse

Für 4 Portionen

300 g Seidentofu · 2 Eier, verschlagen · 2 EL Sojamehl · 1 kleiner Bund Bio-Estragon, fein gehackt · 1 Prise Steinsalz · Kokosöl · 250 ml Gemüsesaft (zum Beispiel Karotten-, Fenchel- oder Selleriesaft) · 150 g Karotten, geschält und klein geschnitten · 150 g Zucchini, geschält und klein geschnitten · 150 g Brokkoli, in Röschen zerteilt · 150 g Fenchel, gewürfelt · 1 EL Kartoffelmehl · 1 Handvoll frischer Kräuter (zum Beispiel Petersilie, Koriander, Basilikum oder Dill), fein gehackt

- Tofu, Eier, Sojamehl, Estragon und Salz in der Küchenmaschine oder im Mixer zu einer glatten Masse verarbeiten und diese zu kleinen Burgern à ca. 50 g formen.
- Das Kokosöl in einer Pfanne erhitzen und darin die Mini-Burger unter Wenden von beiden Seiten goldbraun braten.
- Anschließend den Gemüsesaft in einem kleinen Topf zum Kochen bringen und darin das zerkleinerte Gemüse garen. Das Kartoffelmehl mit etwas Wasser glatt rühren und damit das Gemüse andicken. Mit Salz abschmecken und die frischen Kräuter einrühren.
- Das Schmorgemüse auf Teller verteilen, darauf die Tofu-Burger anrichten und mit frischen Kräutern bestreut servieren.

Tag acht

Mozzarella mit Avocado, Tomaten und Basilikum-Pesto

Für 2 Portionen

2 EL Olivenöl extra vergine · 1 Handvoll frisches Basilikum, fein gehackt · 1–2 reife Avocados, geschält und in Scheiben geschnitten · 1–2 große, reife Tomaten, geviertelt · 2 Kugeln Mozzarella, in Scheiben aufgeschnitten

- Zuerst das Basilikum-Pesto herstellen. Dazu das Olivenöl und das Basilikum zusammen pürieren.
- Anschließend die Avocados, die Tomatenviertel und die Mozzarellascheiben auf Tellern anrichten und mit dem Pesto beträufeln. Sofort servieren.

Karotten-Ingwer-Suppe

Für 4 Portionen

300 g Karotten, gewaschen und zerkleinert · 100 g Kartoffeln, gewaschen und zerkleinert · 750 ml Wasser oder Gemüsebrühe · 1 kleine Ingwerwurzel, gerieben · 1 Prise Steinsalz

- Etwa ein Drittel der Karotten entsaften und den Saft beiseitestellen. Die Brühe bzw. das Wasser in einem Topf erhitzen und die restlichen Karotten sowie die Kartoffeln darin gar kochen. Dann den Topf vom Herd nehmen.
- Das Gemüse mit dem Ingwer und dem Kochsud pürieren. Den Karottensaft einrühren und die Suppe mit Salz abschmecken. Nochmals erhitzen (aber nicht zum Kochen bringen) und sofort servieren.

Puten-Rosmarin-Spießchen mit sautiertem Fenchel-Zucchini-Gemüse

Für 4 Portionen

2 große Bio-Putenbrüste ohne Haut und Knochen, jeweils in 6 gleich große Stücke geschnitten · 4 lange Zweige Rosmarin · Kokosöl · frischer Fenchel, in dünne Streifen geschnitten · 4 kleine Zucchini, in dünne Halbkreise geschnitten · frische Kräuter (zum Beispiel Basilikum, Kerbel, Petersilie, Koriander oder Estragon), fein gehackt · Steinsalz zum Abschmecken · Trüffelöl (wer mag)

- Auf jeden Rosmarinzweig 3 Fleischstücke spießen und etwas salzen. Etwas Kokosöl in einer Pfanne mit dickem Boden erhitzen und darin die Spießchen bei mittlerer Temperatur hellbraun anbraten, bis sie gar sind.
- Anschließend etwas Kokosöl in einem Wok erhitzen und das Gemüse darin 3 bis 4 Minuten braten. Mit Salz und den frischen Kräutern würzen.
- Zum Servieren das Gemüse in die Mitte der Teller geben und jeweils einen Spieß darauflegen. Mit frischen Kräutern dekoriert servieren. Wer mag, gibt einige Tropfen Trüffelöl darüber.

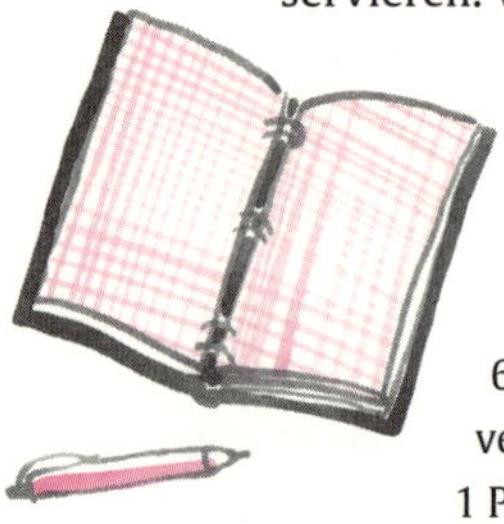

Kartoffelküchlein mit Hüttenkäse und Leinöl

Für 4 Portionen

600 g festkochende Bio-Kartoffeln, gerieben · 2 Eigelb, verschlagen · 1 Prise geriebene Muskatnuss · 1 Prise Steinsalz · 1 EL Olivenöl · 200 g Hüttenkäse · 1 EL Leinöl · 1 Handvoll frischer Kräuter, gehackt, zum Garnieren

- Die geriebenen Kartoffeln in ein sauberes Küchentuch geben und sämtliche Flüssigkeit herausdrücken. Die Kartoffelmasse mit den Eigelben, der Muskatnuss und dem Salz vermengen und aus diesem Teig Küchlein formen.

- Das Olivenöl in einer Pfanne erhitzen und die Küchlein von beiden Seiten goldbraun und knusprig frittieren. Zum Abtropfen auf Küchenpapier legen.
- Dann die Küchlein auf Teller verteilen und auf jedes Küchlein einen Klecks Hüttenkekse geben. Mit Leinöl beträufeln, mit frischen Kräutern bestreuen und servieren.

Tag neun

Frisch gepresster Obst- und Gemüsesaft

Für 2 Portionen
2 große Äpfel, gewaschen und gewürfelt · 2 Orangen, geschält und gewürfelt · 2 Grapefruits, geschält und gewürfelt · 2 Karotten, geschält und gewürfelt · ½ Knollensellerie, gewaschen und gewürfelt · 1–2 EL Oliven-, Hanf- oder Leinöl

- Alle Zutaten in den Entsafter geben. Den Saft in hohe Gläser füllen und in jedes davon einige Tropfen Öl geben. Sofort servieren.

Wurzelgemüsesuppe

Für 4 Portionen
1 TL Kokosöl · 50 g Schalotten, gehackt · 150 g Kartoffeln, geschält und zerkleinert · 50 g Karotten, geschält und zerkleinert · 50 g Pastinaken, geschält und zerkleinert · 50 g Steckrüben, geschält und zerkleinert · 50 g Stangensellerie, zerkleinert · 1 l Wasser · 1 Prise Steinsalz · 150 ml Sahne

- Das Kokosöl langsam in einem Topf erhitzen und bei niedriger Temperatur darin die Schalotten glasig andünsten. Das zerkleinerte Gemüse zusammen mit dem Wasser dazugeben und das Gemüse leise köchelnd garen. Dann den Topf vom Herd nehmen, die Sahne einrühren und die Suppe pürieren. Salzen und vor dem Servieren nochmals behutsam erhitzen.

Hirse-Sellerie-Auflauf mit Brokkolipüree

Für 4 Portionen

150 g Hirse, gewaschen · 250 g Knollensellerie (oder anderes Wurzelgemüse), gewaschen und gewürfelt · 2 Eigelb, verschlagen · 1 Handvoll frisches Basilikum · 1 Handvoll frischer Petersilie · 1 Prise geriebene Muskatnuss · 1 Prise Steinsalz · 2 Eiweiß, steif geschlagen · 350 g Brokkoli, gewaschen und zerkleinert

- Den Ofen auf 170 Grad (Gas Stufe 3) vorheizen. Die Hirse in etwas Wasser weich kochen, abgießen, aber nicht abspülen.
- Dann den Sellerie in etwas Wasser weich kochen und den Topf vom Herd nehmen. Die Hirse zusammen mit dem Sellerie pürieren, die Eigelbe, das Basilikum und die Petersilie hinzugeben und mit Salz und Muskatnuss abschmecken.
- Anschließend den Eischnee unter die Hirse-Sellerie-Mischung heben, die Masse in eine gefettete Auflaufform füllen und 25 Minuten backen.
- Während der Backzeit den Brokkoli in einem kleinen Topf in etwas Wasser garen und anschließend pürieren. Ist der Brei zu dick, noch etwas Wasser hinzufügen. Mit Steinsalz abschmecken.
- Den Auflauf aus dem Ofen nehmen, in Scheiben aufschneiden und mit dem Brokkolipüree auf den Tellern anrichten.

Gemüseterrine mit frischen Kräutern und Leinöl-Frischkäse

Für 4 Portionen

300 g Brokkoli, gewaschen und zerkleinert · 500 g Knollensellerie, geschält und zerkleinert · 400 g Karotten, geschält und zerkleinert · 3 Eier · 750 ml Gemüsebrühe oder frische Sahne · 1 Prise Steinsalz · reichlich geriebener Ingwer · 100 g Ziegen- oder Schafsfrischkäse · 1 Handvoll frischer Kräuter (zum Beispiel Basilikum, Petersilie oder Kerbel), fein gehackt · 2 EL Leinöl

- Den Ofen auf 170 Grad (Gas Stufe 3) vorheizen. Alle Gemüsesorten separat garen, bis sie weich sind. Dann den Brokkoli zusammen mit 1 Ei und einem Drittel der Brühe oder der Sahne pürieren und mit Salz abschmecken. Ebenso mit dem Sellerie verfahren. Die Karotten zusammen mit dem Ingwer pürieren.
- So erhalten Sie drei verschiedene Gemüsepürees.
- Dann verrühren Sie den Frischkäse mit den frischen Kräutern und dem Leinöl.
- Die Gemüsepürees abwechselnd in hohe ofenfeste Gläser schichten und mit dem Kräuter-Frischkäse krönen. Anschließend die Gläser ins Wasserbad stellen und die Pürees 25 Minuten im Ofen garen.
- Vor dem Servieren die Terrinen mit frischen Kräutern garnieren.

Tag zehn

Hirse-Porridge mit Dörrobst und Leinöl

Für 2 Portionen

350 ml Wasser · 1 Prise Steinsalz · 130 g fein gemahlene Hirseflocken · 1 Handvoll Dörrobst (zum Beispiel Backpflaumen, Sultaninen, Rosinen, Aprikosen), gehackt · 2 TL Honig oder Ahornsirup · 2 EL Leinöl

- Das leicht gesalzene Wasser in einem Topf zum Kochen bringen und die Hirseflocken einrühren. Kurz aufkochen, dann den Topf vom Herd nehmen und zugedeckt 5 bis 6 Minuten stehen lassen. Wenn Ihnen das Porridge zu fest ist, rühren Sie noch etwas Wasser ein.
- Dann das Dörrobst unter das Porridge heben und mit Honig oder Ahornsirup süßen. Mit Leinöl beträufelt sofort servieren.

Karotten-Rote-Bete-Salat mit Zitrone und Koriander

Für 4 Portionen

200 g Karotten, geschält und gerieben · 200 g Knollensellerie, geschält und gerieben · 200 g Rote Bete, geschält und gerieben · 1 kleiner Bund frischer Koriander, grob gehackt · 2 EL Leinöl · 2 EL frisch gepresster Zitronensaft · 2 EL Walnüsse, grob gehackt · ¼ TL frisch geriebener Ingwer · 1 Prise Steinsalz · 1 Orange, geschält und in Spalten zerteilt

- Das geriebene Gemüse in einer großen Schüssel mit dem Koriander, dem Leinöl, dem Zitronensaft, den Nüssen und dem Ingwer vermischen und anschließend mit Steinsalz abschmecken.
- Den Salat auf Teller verteilen und mit den Orangenspalten garniert sofort servieren.

Lammlende mit Sellerie und Brokkoli

Für 4 Portionen

400 g Lammlende, in 4 Stücke zerteilt · 2 Prisen gemischte frische Kräuter (zum Beispiel Thymian, Koriander, Rosmarin), fein gehackt · einige Tropfen Kokosöl · 1 mittelgroße Knolle Sellerie, geschält und zerkleinert · 1 Prise Steinsalz · ½ TL Trüffelöl · 300 g Brokkoli

- Den Ofen auf 170 Grad (Gas Stufe 3) vorheizen. Das Lammfleisch mit ¾ der Kräutermischung einreiben. Das Kokosöl in einer Pfanne erhitzen und das Lammfleisch bei mittlerer Temperatur rundum braun anbraten. Dann das Fleisch aus der Pfanne nehmen und auf einem Blech im Ofen 6 bis 7 Minuten schmoren. Aus dem Ofen nehmen und einige Minuten ruhen lassen.
- Den Knollensellerie in einem flachen Topf zugedeckt weich kochen, dann pürieren, mit Salz abschmecken und mit etwas Trüffelöl beträufeln. Den Brokkoli in Röschen zerteilen und 8 Minuten dämpfen.
- Die Lammfilets halbieren und auf vorgewärmte Teller verteilen. Das Selleriepüree und den Brokkoli daneben anrichten, alles mit den restlichen Kräutern bestreuen und mit etwas Trüffelöl beträufeln.

Kartoffel-Sesam-Bratlinge mit Olivencreme, Zucchini und Ofentomaten

Für 4 Portionen

720 g festkochende Kartoffeln · 2 Eigelb, leicht verschlagen · 1 Handvoll frischer Kräuter (zum Beispiel Basilikum, Petersilie und Liebstöckel), fein gehackt · 1 Prise Steinsalz · 1 Prise geriebene Muskatnuss · 100 g Sesamkörner · 1 EL Olivenöl · 2 mittelgroße Kartoffeln, abgekocht · 8 schwarze oder grüne Oliven, entsteint · 125 ml Wasser oder Bio-Gemüsebrühe · 200 g Kirschtomaten · 2 mittelgroße Zucchini, in Scheiben aufgeschnitten

- Die ungeschälten Kartoffeln in Salzwasser gar kochen, abgießen, abkühlen lassen, schälen und durch ein Sieb drücken.
- In einer großen Schüssel die Kartoffelmasse mit den Eiern, den Kräutern, etwas Salz und geriebener Muskatnuss vermengen. Aus diesem Teig 8 Bratlinge von jeweils etwa 90 g formen und in den Sesamkörnern wälzen.
- Dann für die Schmortomaten den Ofen auf 180 Grad (Gas Stufe 4) vorheizen.
- Das Olivenöl in einer Pfanne erhitzen und die Bratlinge von beiden Seiten goldbraun frittieren. Bis zum Servieren warm halten.

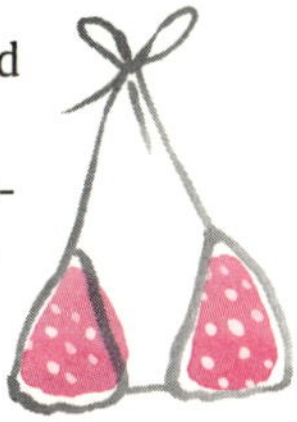

- Ist der Ofen heiß, die Kirschtomaten auf einem Backblech verteilen und 10 Minuten schmoren. Die Zucchinischeiben und etwas Gemüsebrühe in eine Pfanne geben und die Zucchini garen.

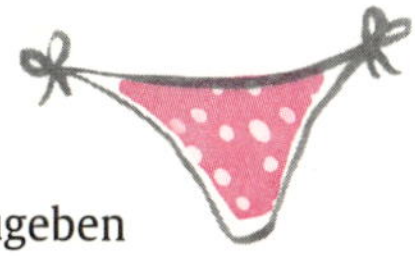

- Dann die Olivencreme zubereiten. Dazu die beiden bereits gekochten Kartoffeln im Wasser oder der Brühe nochmals erwärmen, die Oliven dazugeben und alles 1 Minute kochen. Den Topf vom Herd nehmen und alles pürieren. Mit Salz abschmecken.
- Die Gemüsebratlinge mit den gedämpften Zucchini und den Schmortomaten sowie einem reichlichen Klecks Olivencreme servieren.

Tag elf

Gemüseomelett mit frischen Kräutern

Für 2 Portionen

Kokos- oder Olivenöl · 100 g frisches gemischtes Gemüse der Saison, geschält und fein aufgeschnitten · 4 Eier, verschlagen · frische Kräuter (zum Beispiel Koriander, Basilikum oder Petersilie), fein gehackt · 1 Prise Steinsalz

- Etwas Öl in einer Pfanne erhitze. Das Gemüse darin etwa 1 Minute andünsten. Die Eier und die frischen Kräuter darübergeben, unter ständigem Rühren stocken lassen. Ist die Eimasse fest, mit Salz abschmecken und das Omelett sofort servieren.

Blattsalate mit Leinöl-Apfelessig-Dressing

Für 4 Portionen

2 EL Leinöl · 2 EL Apfelessig · 1 Prise Steinsalz · 500 g gemischte Blattsalate, gewaschen und mundgerecht zerkleinert · frische Kräuter (zum Beispiel Basilikum und Petersilie), grob gehackt

- Öl, Essig und Salz zu einem Dressing verrühren.
- Den Salat in eine Schüssel geben und mit dem Dressing beträufeln. Mit den frischen Kräutern bestreut servieren.

Amaranth-Gemüse-Curry

Für 4 Portionen

150 g Amaranth · 4–5 EL Wasser oder Gemüsebrühe · 250 g frisches gemischtes Gemüse, geschält und zerkleinert · 1 TL milde Bio-Currypaste · 1 EL Olivenöl · 2–3 EL frische Kräuter (zum Beispiel Basilikum und Petersilie), fein gehackt · 1 Prise Steinsalz

- Den Amaranth in warmem Wasser waschen und in kochendem Wasser zugedeckt 12 bis 15 Minuten garen. Abgießen und kalt abschrecken.
- Das Wasser bzw. die Gemüsebrühe erhitzen und das Gemüse 3 bis 5 Minuten darin dämpfen. Dann bei reduzierter Hitze leise köcheln lassen, bis die Flüssigkeit größtenteils verdampft ist. Die Currypaste, das Olivenöl und die Kräuter dazugeben, alles gut verrühren.
- Anschließend den gegarten Amaranth einrühren und erhitzen. Mit Steinsalz abschmecken und warm servieren.

Kartoffel-Blinis mit Gemüsepüree und Saiblingskaviar

Für 4 Portionen

320 g Kartoffeln, gewaschen · 100 ml frische Sahne · 3 Eier, verschlagen · 50 g Kartoffelmehl · 1 Prise Steinsalz · 1 Prise geriebene Muskatnuss · 1 TL Kokosöl · 250 g Knollensellerie, Kürbis oder Pastinaken, geschält und zerkleinert · 1 TL Oliven- oder Leinöl · 1 Handvoll frische gemischte Kräuter (zum Beispiel Petersilie, Basilikum, Koriander oder Thymian), fein gehackt · 4 EL Saiblingskaviar

- Die ungeschälten Kartoffeln gar kochen, abkühlen lassen, schälen und durch ein Sieb drücken. Die Sahne mit den Eiern, dem Kartoffelmehl, Salz und Muskatnuss verrühren und mit den Kartoffeln vermengen.
- Aus esslöffelgroßen Teigportionen Blinis formen und diese in dem heißen Kokosöl von beiden Seiten etwa 4 bis 5 Minuten goldbraun frittieren. Die fertigen Blinis nötigenfalls bis zum Servieren warm stellen.
- Dann das Gemüse garen, salzen und pürieren. Das Öl einrühren und mit den frischen Kräutern abschmecken.
- Die Blinis auf Teller verteilen, Gemüsepüree daneben anrichten und einen Klecks Saiblingskaviar auf jeden Blini setzen.

Tag zwölf

Papaya-Bananen-Salat mit Zimtjoghurt und Mandelpüree

Für 2 Portionen

200 g Mandeln (geschält oder ungeschält) · 100 ml Wasser · 3 EL Mandel- oder Walnussöl · 125 ml Ziegenmilch-, Schafsmilch- oder Kuhmilchjoghurt mit Lebendkulturen oder Soja-Joghurtalternative · 1 Prise gemahlener Zimt · 1 reife Papaya, geschält und klein gewürfelt · 1 Banane, geschält und klein gewürfelt

- Mandeln, Wasser und Öl pürieren. Falls das Püree zu trocken ist, noch etwas Wasser dazugeben.
- Den Zimt unter den Joghurt rühren und in eine flache Schale geben. Eine Schicht Bananenstückchen und eine Schicht Papayawürfel darauf verteilen. Mit einem Klecks Mandelcreme krönen und sofort servieren.

Kartoffelroulade mit Roter Bete, Brokkoli und Petersilienöl

Für 4 Portionen

6 große Ofenkartoffeln · 4 Eigelb, leicht verschlagen · 4 EL Kartoffelmehl · Steinsalz zum Abschmecken · Olivenöl · 2 EL Sesamkörner · frische Kräuter, fein gehackt · 3 Knollen frische Rote Bete, gewaschen und geschält · 1 Prise Kümmel · 1 Brokkoli, in Röschen zerteilt · 4 EL Olivenöl · 3 EL frische Petersilie, gehackt

- Den Ofen auf 170 Grad (Gas Stufe 3) vorheizen. Die Kartoffeln im Ofen garen; nach der halben Backzeit wenden. Die gegarten Kartoffeln aus dem Ofen nehmen und etwas abkühlen lassen. Dann halbieren und das Fleisch auskratzen.

- Dieses mit den Eigelben, dem Kartoffelmehl, Salz und dem Olivenöl vermengen – wenn Sie möchten, können Sie dazu die Küchenmaschine verwenden. Den Teig noch einmal mit den Händen durchkneten; falls er zu klebrig ist, noch etwas mehr Kartoffelmehl dazugeben.
- Ein 30 cm langes Stück Alufolie mit etwas Olivenöl einfetten, den Teig darauf geben und mit den Händen zu einer gleichmäßigen, 1 cm dicken Schicht flachdrücken.
- Den Teigboden mit Sesam und frischen Kräutern bestreuen, längs zusammenrollen und gut in Alufolie verpacken. Im Dampfgarer dämpfen oder in einem Topf mit etwas Wasser 30 Minuten garen.
- Während die Kartoffelroulade gart, eine der Rote-Bete-Knollen entsaften; die restlichen beiden zerkleinern und im Saft gar kochen. Etwas Kümmel dazugeben und salzen. Dann die Brokkoliröschen behutsam in leicht gesalzenem Wasser dämpfen. Das Olivenöl und die Petersilie zusammen pürieren – fertig ist das Petersilienöl.
- Die Kartoffelroulade aus dem Wasser nehmen und die Alufolie entfernen. Dann die Roulade in 2 cm dicke Scheiben aufschneiden. Die Rote Bete in der Mitte der Teller anrichten, die Rouladenscheiben darauf arrangieren und den Brokkoli rundherum verteilen. Mit Petersilienöl beträufelt servieren.

Bananen-Mousse

Für 4 Portionen

1 Banane · 50 g Ziegen- oder Schafsfrischkäse · 1 EL Ahornsirup · 1 EL Honig · 200 ml Sahne, aufgeschlagen · 4 frische Minzeblätter zum Garnieren

- Die Banane zusammen mit dem Frischkäse, dem Ahornsirup und dem Honig pürieren. Dann behutsam die geschlagene Sahne unterheben.

- Die Mousse in vier Dessertgläser verteilen, jede Portion mit einem Minzeblatt dekorieren.

Artischocken-Kartoffel-Basensuppe

Für 4 Portionen

2 frische Artischocken · 1 l Wasser · 200 g Kartoffeln, geschält und zerkleinert · 1 Prise Steinsalz

- Die Artischocken im Wasser 20 Minuten garen oder so lange, bis sich die mittleren Blätter leicht herausziehen lassen. Aus dem Topf nehmen und abkühlen lassen; das Kochwasser aufbewahren. Die zerkleinerten Kartoffeln in dem Artischockensud gar kochen.
- Die äußeren Blätter der Artischocke entfernen und den Stiel abschneiden. Die Herzen zusammen mit den gar gekochten Kartoffeln und dem Sud sehr fein pürieren. Mit Steinsalz abschmecken, erneut erwärmen und servieren.

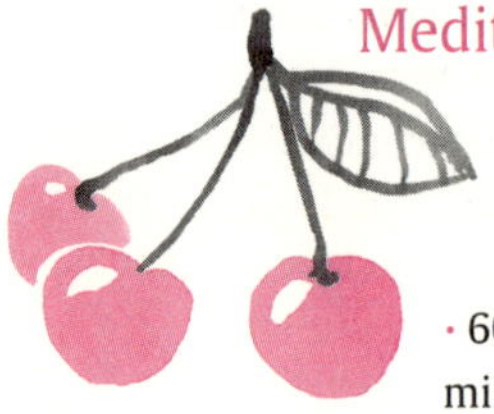

Mediterraner Gemüseaufstrich

Für 4 Portionen

Olivenöl · 150 g Zucchini, zerkleinert · 50 g Aubergine, zerkleinert · 40 g schwarze Oliven ohne Stein · 60 g Schafsmilchjoghurt · 150 g Ziegen- oder Schafsmilchfrischkäse · 2 EL Basilikum · 1 Prise Steinsalz

- Einige Tropfen Olivenöl in einer beschichteten Pfanne erhitzen und die Zucchini sowie die Aubergine 3 bis 5 Minuten andünsten. Das Gemüse mit den restlichen Zutaten fein pürieren.

Tag dreizehn

Porridge mit frischem Obst und Leinöl

Für 2 Portionen

500 ml Soja-, Reis- oder Haferdrink · 50 g feine Hafer-Schmelzflocken (oder Hirse-, Mais- oder Reisflocken) · 100 g frisches Obst der Saison, gewürfelt · 1 EL Leinöl

- Den Drink in einem kleinen Topf erhitzen und die Flocken einrühren. Bei reduzierter Temperatur unter ständigem Rühren 3 bis 5 Minuten sämig kochen.
- Das Obst in zwei Schälchen verteilen und den Porridge darübergeben. Mit Leinöl beträufelt sofort servieren.

Gemischter Salat mit Joghurt-Dressing

Für 4 Portionen

100 g Ziegenmilch-, Schafsmilch- oder Kuhmilchjoghurt mit Lebendkulturen oder Soja-Joghurtalternative · 2 EL Olivenöl · 2 EL frische Petersilie, fein gehackt · 1 Prise Steinsalz · 500 g gemischte Blattsalate (zum Beispiel Chicorée, Radicchio und Rucola), gewaschen und mundgerecht zerkleinert · 2 EL Pistazien, fein gemahlen

- Den Joghurt in einer Schüssel mit dem Öl, der Petersilie und etwas Salz verrühren.
- Den Salat auf einem großen Teller oder in einer flachen Schale arrangieren und mit dem Joghurt-Dressing beträufeln. Mit den gemahlenen Pistazien bestreut sofort servieren.

Rinderfilet mit Gemüse- und Kartoffelwürfeln

Für 4 Portionen

200 g Kartoffeln · 400 g Rinderfilet, in 4 gleich große Portionen geschnitten · 1 Prise Steinsalz · Kokosöl · Frische Rosmarinnadeln, gehackt · 100 g Karotten, fein gewürfelt · 100 g Zucchini, fein gewürfelt · 100 g Fenchel, fein gewürfelt · 100 g Brokkoli, fein gewürfelt · 100 g Stangensellerie, fein gewürfelt · 125 ml Wasser oder Bio-Gemüsebrühe · frische Kräuter (zum Beispiel Basilikum, Rosmarin und Thymian), fein gehackt

- Die ungeschälten Kartoffeln dämpfen oder gar kochen. Leicht abkühlen lassen, schälen und würfeln.
- Die Steaks salzen und beiseitelegen. Etwas Kokosöl in einer Pfanne erhitzen und darin die Steaks unter mehrfachem Wenden nach Belieben braten. Dann die Kartoffelwürfel sowie das gehackte Rosmarin dazugeben.
- In einem Wok etwas Kokosöl erhitzen und das Gemüse unter ständigem Rühren braten. Nach einigen Minuten das Wasser bzw. die Brühe dazugießen und das Gemüse darin zugedeckt bissfest fertig garen. Dann den Deckel abnehmen und köcheln lassen, bis die Flüssigkeit verdampft ist.
- Die Steaks und das Gemüse auf Teller anrichten und servieren.

Quinoa-Kartoffel-Gnocchi mit Rahmspinat, Tomaten und Olivencreme

Für 4 Portionen

550 g Kartoffeln, geschält und gar gekocht · 4 Eigelb, verschlagen · 3 EL Kartoffelmehl · 100 g Quinoamehl · 1 Prise Steinsalz · 1 Prise geriebene Muskatnuss · 80 g Parmesan (plus ein wenig zusätzlicher Parmesan zum Garnieren) · 500 g frischer Spinat, gewaschen und Stiele entfernt · 1 TL Butter · 250 g Bio-Eiertomaten · 1 Handvoll frische Basilikumblätter, grob zerrissen

- Den Ofen auf 200 Grad (Gas Stufe 6) erhitzen. Die gegarten Kartoffeln durch ein Sieb drücken und in einer Schüssel mit den Eigelben, dem Kartoffelmehl, dem Quinoamehl, Salz, geriebener Muskatnuss und Parmesan vermengen. Dann mit den Händen zu einem glatten Teig verkneten.
- Den Teig in vier gleich große Portionen aufteilen und jede zu einer etwa 2 cm dicken Rolle formen. Diese in kurze Abschnitte aufschneiden und die Stücke zu Gnocchi rollen. Beiseitestellen und ruhen lassen.
- Die Tomaten auf ein Backblech geben und 10 Minuten im Ofen schmoren. Für die Olivencreme die entsteinten schwarzen Oliven und das Olivenöl zusammen pürieren, beiseitestellen.

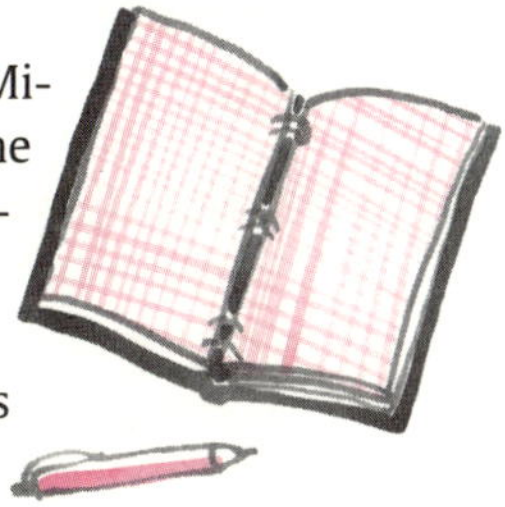

- In einem Topf leicht gesalzenes Wasser zum Kochen bringen und darin die Gnocchi 2 bis 3 Minuten garen. Abgießen.
- Dann den Spinat in einem großen Topf zugedeckt in nur ganz wenig Wasser dünsten. Den Deckel abnehmen und die restliche Flüssigkeit verdampfen lassen. Die Butter einrühren, salzen und mit geriebener Muskatnuss abschmecken.
- Auf jedem Teller ein Spinatbett anrichten, darauf die Gnocchi arrangieren und mit den Schmortomaten krönen. Auf jeden Teller einen Klecks Olivencreme geben und alles mit geriebenem Parmesan und Basilikumblättern bestreut servieren.

Tag vierzehn

Viva-Vitalitäts-Müsli

Für 2 Portionen

120 g frisches Obst der Saison, zerkleinert · 120 g gemischte Hafer-, Dinkel- oder Hirseflocken · 50 ml Kuh- oder Schafsmilch oder Sojadrink · 10 g Rosinen · 30 g Walnüsse, grob gehackt · etwas Honig

- Das Obst in einer Schüssel mit den Flocken vermischen und mit Milch übergießen. Mit Rosinen und Nüssen bestreuen und mit Honig beträufeln. Sofort servieren.

Risotto-Bratlinge mit Roter Bete und Spargel

Für 4 Portionen

500 g gekochter Risottoreis · 125 ml frische Sahne · 2 Eier, verschlagen · 1 Prise Steinsalz · 1 Prise geriebene Muskatnuss · 3 EL frische Petersilie, gehackt · Olivenöl · 1 kg Rote Bete, gewaschen und gewürfelt · 2 Nelken · ½ TL gemahlener Zimt · 1 TL Kartoffelmehl · 400 g Bio-Spargel, geschält · 1 TL Butter · frische Kräuter (zum Beispiel Kerbel, Thymian, Koriander, Basilikum und Petersilie), fein gehackt, zum Garnieren

- Den Reis, die Sahne, Eier, Salz, Muskatnuss und Petersilie in einer Schüssel vermengen und zu kleinen Bratlingen formen.
- Etwas Olivenöl in einer Pfanne erhitzen und die Bratlinge bei mittlerer Temperatur unter mehrmaligem Wenden goldbraun frittieren.
- Dann die Hälfte der Roten Bete entsaften und in einen Topf geben. Die restliche Rote Bete würfeln. Nelken, Zimt und etwas Salz hineingeben und die Rote Bete im Saft garen. Das Kartoffelmehl mit etwas Wasser glatt rühren und in den Rote-Bete-Sud

rühren. Während die Rote Bete köchelt, den Spargel dämpfen, bis er zart ist, und die Butter unterheben.

- Vor dem Servieren die Rote Bete auf einer Platte anrichten, die Risotto-Bratlinge daraufsetzen und den Spargel drumherum arrangieren. Mit frischen Kräutern bestreut servieren.

Brombeer-Creme

Für 4 Portionen

120 g Schafs- oder Ziegenfrischkäse · 50 ml Brombeer-Püree, ein wenig davon zum Garnieren beiseitestellen · 2 EL Honig · 250 g Crème double, aufgeschlagen · 4 frische Minzeblätter, zum Garnieren

- Den Frischkäse mit dem Brombeer-Püree und dem Honig verrühren und die geschlagene Sahne unterheben.
- Die Creme in vier Dessertgläser verteilen, auf jede Portion einen Klecks des restlichen Brombeer-Pürees setzen und mit den Minzeblättern verzieren.

Kartoffel-Liebstöckel-Suppe

Für 4 Portionen

1 l Wasser · 1 Prise Steinsalz · 250 g Kartoffeln, gewaschen und zerkleinert · 1 kleiner Bund frischer Liebstöckel, gehackt

- Das gesalzene Wasser in einem großen Topf zum Kochen bringen und die Kartoffeln darin gar kochen.
- Etwas abkühlen lassen und anschließend pürieren. Dann den Liebstöckel dazugeben und nochmals pürieren. Die Suppe nochmal im Topf erhitzen und sofort servieren.

Tee und andere Getränke

Am Tag fünf (siehe Seite 97) war bereits die Rede von köstlichen Kräutertees, die man zu Hause mühelos zubereiten kann. Übergießen Sie dafür einige Teelöffel getrockneter Kräuter mit kochendem Wasser und lassen Sie das Ganze zugedeckt ein paar Minuten ziehen. Dann abseihen – und fertig. Außerdem gibt es eine große Auswahl von Kräutertees im Teebeutel – so wird die Zubereitung noch einfacher! Zusätzliches Aroma können Sie dem Tee durch ein paar Spritzer Zitrone oder auch etwas Honig geben, wenn Sie möchten.

Frisch gebrühter Ingwertee

1 Stück Ingwer von 3–5 cm Länge · Honig, wer mag

- Dieser Tee erfordert etwas mehr Aufwand, hat aber vielfältigen therapeutischen Nutzen und schmeckt außerdem köstlich! Schneiden Sie den Ingwer in dünne Scheiben auf (man rechnet mit 5 Scheiben pro Person) und bringen Sie ihn in einem mit Wasser gefüllten Topf zum Kochen. Dann den Topf vom Herd nehmen und den Sud 10 Minuten ziehen lassen. Nochmals erhitzen und trinken. Wer mag, süßt den Tee mit ein wenig Honig.

Ingwer-Orangen-Drink

50 g frische Ingwerwurzel · Orangen, in Scheiben aufgeschnitten · 1 EL frische Minzeblätter, gehackt

- 1 l Wasser in einem Topf zum Kochen bringen. Den Ingwer reiben, ins Wasser geben und die Herdplatte ausschalten. 5 Minuten ziehen lassen und den Tee in einen Krug umfüllen. Abkühlen lassen und die Orangenscheiben sowie die frisch gehackte Minze hineingeben.

Grüner Tee mit Zitronenmelisse

1 TL grüner Tee · Limetten- oder Zitronenscheiben · 1 TL frische Zitronenmelisse, fein gehackt · Stevia oder Honig, wer mag

- 1 l Wasser in einem Topf zum Kochen bringen und den grünen Tee dazugeben. 10 Minuten köcheln lassen und dann den Topf vom Herd nehmen. Etwas abkühlen lassen, dann den Tee in einen Krug umfüllen. Einige Scheiben Zitrone oder Limette sowie die frisch gehackte Zitronenmelisse hineingeben. Wer mag, süßt mit ein wenig Stevia (siehe Seite 35) oder Honig. Am besten trinkt man diesen Tee tagsüber und nicht gegen Abend, da grüner Tee anregend wirkt.

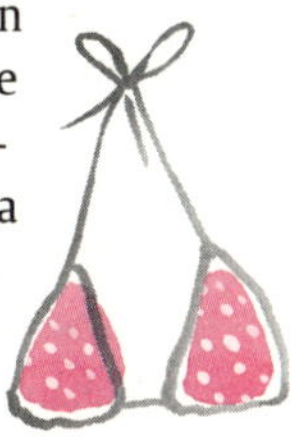

Kalter Gewürztee

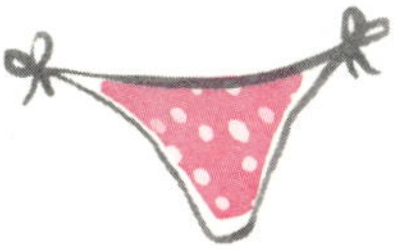

1 TL Nelken · 1 Zimtstange · 1 TL gemahlener Ingwer · 1 Prise geriebene Muskatnuss · Saft von 2 großen Orangen

- Die Gewürze in 1 l Wasser aufkochen und 10 Minuten ziehen lassen. Abseihen und abkühlen lassen. Dann den Orangensaft dazugeben und (wer mag) einige frische Minzeblätter. Kalt servieren.

Wiesenkräutertee

3 EL Wiesenkräuter (zum Beispiel Malve, Hibiskus, Verbene, Katzenpfötchen, Minze, Zitronenmelisse oder Mohn) · Saft von 2 Limetten, wer mag

- Die Kräuter mit 1 l kochendem Wasser übergießen und 5 Minuten ziehen lassen. Abseihen und warm oder kalt trinken. Wer mag, gibt etwas Limettensaft hinein.

Reinigungstee

½ TL Schafgarbe · ½ TL Wermut (das Kraut, nicht der Drink, den man daraus herstellt) · ½ TL Schachtelhalm (Zinnkraut) · ½ Birkenblätter · 2 Stängel Zitronengras, zerquetscht

- Alle Zutaten mit 1 l kochendem Wasser übergießen und 2 bis 4 Minuten ziehen lassen. Dann in einen Krug abseihen und das zerquetschte Zitronengras dazugeben. Warm oder kalt trinken.

Gemüsebrühe

2 l kaltes Wasser · 100 g Stangensellerie, in Scheiben aufgeschnitten · 100 g Karotten, in Scheiben aufgeschnitten · 100 g Pastinake, in Scheiben aufgeschnitten · 30 g Kartoffeln, geschält und in Scheiben aufgeschnitten · 30 g gemischte Kräuter (zum Beispiel Basilikum, Majoran, Fenchel, Petersilie, Kümmel, Muskatnuss und Wacholderbeeren) · 1 Prise Steinsalz

- Das Wasser in einen großen Topf geben, das Gemüse, die Kräuter und das Salz hinzufügen und langsam zum Kochen bringen. Dann die Temperatur sofort reduzieren und die Brühe bei niedriger bis mittlerer Hitze 45 Minuten leise köcheln lassen, bis das Gemüse weich ist.
- Dann die Brühe abseihen mit zusätzlichem Salz oder Muskatnuss abschmecken. Im Kühlschrank lässt sich die Brühe 2 bis 3 Tage aufbewahren.

Tipp:
Diese Brühe ist der perfekte basische Drink, den man zwischen den Mahlzeiten zu sich nehmen kann. Idealerweise trinkt man während des 14-Tage-Programms täglich ein bis zwei Becher davon.

▶ Alternatives Viva-Mayr-Brot

Wenn Sie keine Zeit haben, das Dinkelbrot zu backen, oder eine Abwechslung davon brauchen, probieren Sie das folgende köstliche Rezept, das man sowohl mit Kürbis- als auch mit Sonnenblumenkernen zubereiten kann.

Kürbiskernbrot

300 g Vollkornmehl · 300 g Weißmehl · 35 ml warmes Wasser · 20 g frische Hefe · 15 g Salz · 100 g Kürbis- oder Sonnenblumenkerne · 3 EL Sonnenblumenöl

- Mit den Knethaken des Handrührgeräts die beiden Mehlsorten, das Wasser, die Hefe und das Salz verrühren und etwa 10 Minuten kneten. Den Teig 30 Minuten ruhen lassen, dann nochmals durchkneten. Den Teig in kleine Portionen von jeweils etwa 50 g teilen und diese zu Fladen formen.
- Die Fladen auf ein dünn bemehltes Blech setzen, mit Wasser bestreichen und mit Kürbis- oder Sonnenblumenkernen bestreuen. Mit Alufolie zugedeckt 20 Minuten ruhen lassen.
- Den Ofen auf 180 Grad (Gas Stufe 4) vorheizen und die Brote dann 12 bis 14 Minuten backen.

Viva-Mayr-Aufstriche

Die folgenden Rezepte ergeben jeweils 4 Portionen und können die in den Tagesmenüs vorgeschlagenen Aufstriche und Dips ersetzen.

Kräuteraufstrich

200 g ungesalzener Ziegen- oder Schafsfrischkäse · 50 g gemischte Kräuter (zum Beispiel Kerbel, Petersilie, Basilikum, Koriander, Salbei oder Estragon), gehackt · 2–3 EL kalt gepresstes Olivenöl extra vergine · 1 Prise Steinsalz

- Alle Zutaten zu einer cremigen Masse pürieren.

Frischer Forellenaufstrich

200 g geräucherte Forellenfilets · 100 g Ziegen- oder Schafsfrischkäse · 100 g Kartoffeln, gekocht und durch ein Sieb gedrückt · 1 TL frischer Meerrettich · 1 TL frischer Dill, fein gehackt · 1 Prise Steinsalz

- Alle Zutaten zu einer cremigen Masse pürieren.

Mediterraner Gemüseaufstrich

1 TL Olivenöl · 150 g Zucchini, zerkleinert · 50 g Aubergine, zerkleinert · 40 g entsteinte schwarze Oliven · 60 g Schafs- oder Ziegenmilchjoghurt mit Lebendkulturen · 150 g Ziegen- oder Schafsfrischkäse · 2 EL frisches Basilikum, gehackt · 1 Prise Steinsalz

- Das Olivenöl in einer Pfanne erhitzen und darin die Zucchini und Auberginen unter gelegentlichem Rühren 3 bis 5 Minuten weich schmoren. Die Pfanne vom Herd nehmen und das angeschmorte Gemüse mit allen anderen Zutaten pürieren.

Avocadoaufstrich

2 reife, weiche Avocados, geschält und entsteint · Saft von ½ Limette · 200 g Ziegen- oder Schafsfrischkäse · 1 TL Basilikum, fein gehackt · 1 EL Sesamkörner · 1 Prise Steinsalz

- Alle Zutaten zu einer cremigen Masse pürieren. Abschmecken und servieren.

Vitaminaufstrich

200 g Karotten, zerkleinert · 200 g Stangensellerie, zerkleinert · 200 g Brokkoli, zerkleinert · 150 g Kartoffeln, zerkleinert (kann man durch Hanf- oder Sojatofu ersetzen, falls gewünscht) · 3 TL Hanf- oder Leinöl · 2 EL gemischte Kräuter (zum Beispiel Kerbel, Basilikum und Petersilie), fein gehackt · 1 Prise Steinsalz

- Karotten, Sellerie, Brokkoli und Kartoffeln zusammen mit etwas Wasser oder Bio-Brühe in einem Topf weich kochen, abgießen und anschließend zusammen mit den restlichen Zutaten cremig pürieren.

Kürbisaufstrich

100 g frischer Kürbis, geschält, Fasern und Kerne entfernt, das Fruchtfleisch zerkleinert · 350 g Ziegen- oder Schafsfrischkäse · 50 g Kürbiskerne, fein gemahlen · 3 EL kalt gepresstes Kürbiskernöl

- Den Kürbis in einen Topf geben, mit Wasser bedecken und 3 bis 4 Minuten weich kochen. Anschließend zusammen mit den restlichen Zutaten cremig pürieren.

Kartoffel-Tofu-Aufstrich

200 g frischer Seidentofu · 200 g Kartoffeln, gekocht und geschält · 2 EL Soja-, Hanf- oder Leinöl · 1 Prise Steinsalz · 1 Prise geriebene Muskatnuss

- Die Kartoffeln durch ein Sieb drücken und anschließend mit den restlichen Zutaten cremig pürieren. Sofort servieren.

Hilfreiche Kontakte

Das Viva Zentrum für Moderne Mayr Medizin liegt in Maria Wörth, einer kleinen Gemeinde am Wörthersee in der Nähe von Klagenfurt in Südösterreich. Es befindet sich in einem luxuriösen 5-Sterne-Hotel.

VIVA – Das Zentrum für Moderne Mayr Medizin
Seepromenade 11
A-9082 Maria Wörth

Weitere Informationen erhalten Sie unter (+43) (0)42 73-31 11 70 oder www.viva-mayr.com
E-Mail-Anfragen richten Sie an office@viva-mayr.com

Literatur

Rauch, Erich: Die Darmreinigung nach Dr. med. F.X. Mayr. TRIAS, 2011.

Rauch, Erich, Mayr, Peter: Milde Ableitungsdiät nach F.X. Mayr. TRIAS, 2011.

Rauch, Erich, Mayr, Peter: Milde Ableitungsdiät für Beruf und Alltag. TRIAS, 2011.

Rauch, Erich, Mayr, Peter: Die Kohlenhydrat-Lüge. TRIAS, 2011.

Stossier, Harald: F.X. Mayr: Medizin der Zukunft. TRIAS, 2008.

Bibliografische Information der Deutschen Nationalbibliothek
Die Deutsche Nationalbibliothek verzeichnet diese Publikation in der Deutschen Nationalbibliografie; detaillierte bibliografische Daten sind im Internet über http://dnb.d-nb.de abrufbar.

Programmplanung: Uta Spieldiener

Redaktion und Bildredaktion:
Kerstin Mendler

Umschlaggestaltung und Layout:
CYCLUS Visuelle Kommunikation, Stuttgart

Übersetzung:
Kirsten Sonntag, München

Illustrationen:
Kristina Heldmann, Berlin

Oswald-Hesse-Straße 50,
70469 Stuttgart

Die Originalausgabe erschien 2009 unter dem Titel »The Viva-Mayr-Diet« im Verlag Harper Collins Publishers, London.

Printed in Germany

Repro und Satz: Fototsatz Buck, Kumhausen
gesetzt in: Adobe Indesign 5.0
Druck: Offizin Anderson Nexö Leipzig GmbH, Zwenkau

Gedruckt auf chlorfrei gebleichtem Papier

ISBN 978-3-8304-6363-4 1 2 3 4 5 6

Auch erhältlich als E-Book:
eISBN (PDF) 978-3-8304-6364-1
eISBN (ePub) 978-3-8304-6365-8

Wichtiger Hinweis: Wie jede Wissenschaft ist die Medizin ständigen Entwicklungen unterworfen. Forschung und klinische Erfahrung erweitern unsere Erkenntnisse, insbesondere was Behandlung und medikamentöse Therapie anbelangt. Soweit in diesem Werk eine Dosierung oder eine Applikation erwähnt wird oder Ratschläge und Empfehlungen gegeben werden, darf der Leser zwar darauf vertrauen, dass Autoren, Herausgeber und Verlag große Sorgfalt darauf verwandt haben, dass diese Angaben dem Wissensstand bei Fertigstellung des Werkes entsprechen, jedoch kann eine Garantie nicht übernommen werden. Eine Haftung des Autors, des Verlags oder seiner Beauftragten für Personen-, Sach- oder Vermögensschäden ist ausgeschlossen.

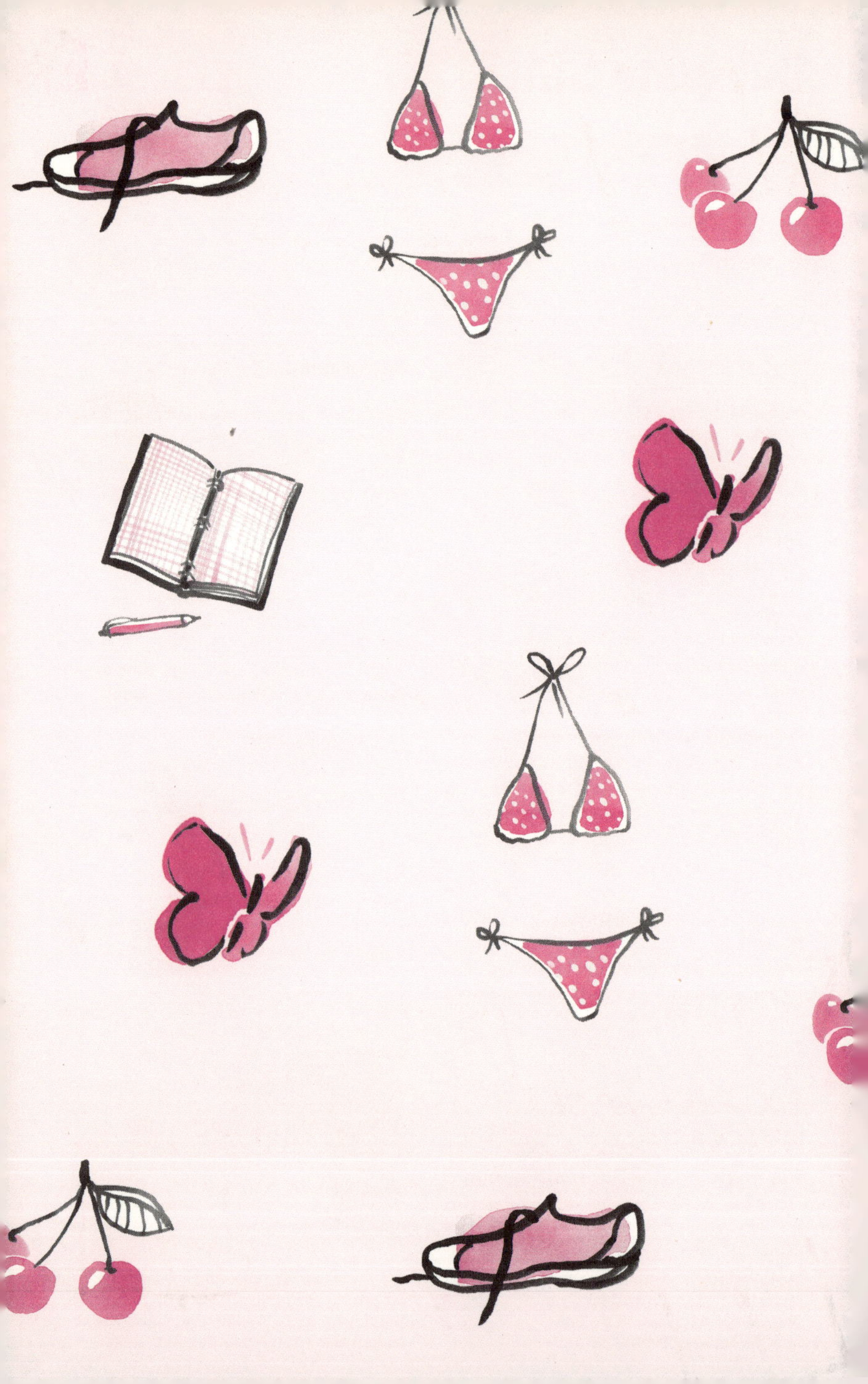